AF337209

FORMULAIRE SYNTHÉTIQUE DE MÉDECINE

PAR

le Dr L. PRON

———

PARIS

LIBRAIRIE MÉDICALE ET SCIENTIFIQUE

JULES ROUSSET

1, rue Casimir-Delavigne et 12, rue Monsieur-le-Prince

1908

FORMULAIRE SYNTHÉTIQUE

BIBLIOTHÈQUE NATIONALE
R. F.
IMPRIMÉS

8° Te¹⁴⁹
184

A LA MÊME LIBRAIRIE

DU MÊME AUTEUR

Influence de l'estomac sur l'état mental et les fonctions psychiques, 2ᵉ édition, 1904, 1 vol. in-18, 188 p. 3 fr. (Librairie Rousset).

La Neurasthénie : Pathogénie et traitement, 1 vol. in-18, 88 p. 1 fr. 50 (Librairie Rousset).

Traité clinique des maladies de l'Estomac. 1907, 1 vol. in-8, 450 p., 12 fr.

Quelques remarques sur la périodicité des crises et le traitement de la migraine. (Revue internationale de médecine et de chirurgie, 25 septembre 1902).

A propos d'un cas de rêve à répétition. (Société médico-psychologique, 26 janvier 1903).

Calcul biliaire très volumineux évacué spontanément par l'intestin. Migration effectuée sans symptômes graves. Guérison. (Société anatomique, 3 avril 1903, avec G. Leven).

Le rôle des organes internes dans l'évolution et la constitution de la vie mentale. (Société médico-psychologique, 27 avril 1903).

Des battements aortiques abdominaux chez les dyspeptiques. (Soc. de biologie, 23 mai 1903).

Hallucinations auditives et surtout visuelles durant depuis plusieurs années chez un vieillard et aboutissant à la démence sénile. (Société médico-psychologique, 28 novembre 1904).

Aphasie dans la tuberculose. (Société médico-psychologique, 29 janvier 1906).

Valeur très relative de l'analyse du suc gastrique comme moyen de diagnostic (Journal des Praticiens, 20 avril 1907).

Dyspepsies et Gastrites chroniques. (Journal des Praticiens, 13 juillet 1907).

Mérycisme volontaire et intermittent, sans troubles gastriques, ni nerveux. (Journal des Praticiens), 12 octobre 1907.

FORMULAIRE

SYNTHÉTIQUE

DE MÉDECINE

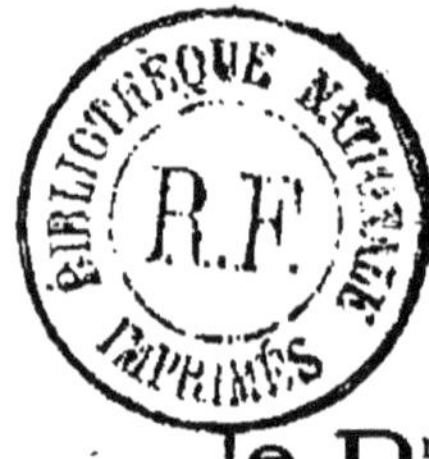

PAR

le Dr L. PRON

PARIS

LIBRAIRIE MÉDICALE ET SCIENTIFIQUE

Jules ROUSSET

1, rue Casimir-Delavigne et 12, rue Monsieur-le-Prince

1908

PRÉFACE

BIBLIOTHÈQUE NATIONALE — R. F. — IMPRIMÉS

> « De la pratique, encore de la pra-
> tique, toujours de la pratique. »
>
> (Huchard).

Les formulaires, que les praticiens ont à leur
disposition, sont nombreux et parmi eux, il en
est d'excellents, qui ont vu le jour tout récemment. Mais en tant que formulaires proprement
dits, ils ne peuvent guère renseigner que sur la
solubilité, la posologie, les propriétés souvent
multiples d'ailleurs des médicaments et sur l'origine de certaines substances tirées du règne animal ou végétal. Faits pour les médecins, ils conviennent aussi bien aux pharmaciens.

Les indications qu'ils renferment sur les régimes alimentaires, les eaux minérales, la sérothérapie, la climatothérapie et les résumés thérapeutiques qui leur sont joints à titre accessoire seraient
d'une utilité beaucoup plus grande, s'ils étaient
moins brefs, mais alors le volume ne serait plus
un formulaire.

D'autre part, les précis de thérapeutique d'un
format portatif, que le médecin peut avoir cons-

tamment avec lui pour les consulter à tout instant et qui peuvent être pour lui un guide utile et un moyen commode et rapide de se remémorer les règles de traitement de telle ou telle affection sont beaucoup plus rares et souvent pauvres en formules. Il semble permis de tenter de leur adjoindre un nouveau venu.

Tel pourtant n'a pas été seulement mon but.

Dans une foule de circonstances et malgré toute la rigueur et la justesse de la thérapeutique pathogénique, qui s'adresse à la cause même du mal, la principale indication à remplir, d'une façon souvent pressante, est motivée par *l'élément symptôme* seul et, selon le complexus pathologique auquel ce système est associé, ou dont il dépend, la médication, tout en portant le même nom : purgative, analgésique, hypnotique, toni-cardiaque, etc., peut être absolument différente. Efficace dans un cas, elle risque d'être sans effet ou nuisible dans un autre : on ne prescrira pas le même analgésique dans les douleurs lancinantes du tabès, que dans celles de la dysménorrhée, ni le même purgatif dans la grossesse ou l'ictère par rétention que dans l'hémorragie cérébrale ; le chloral, hypnotique excellent chez les maniaques devient nuisible chez les sujets atteints de lésion du cœur ; la digitale, toni-cardiaque de premier ordre, dans l'insuffisance mitrale non compensée, est contre-indiquée dans l'insuffisance aortique, où la période de diastole est déjà très longue.

Je me suis efforcé de donner, sous la dénomination générale d'un groupe de médicaments ayant mêmes propriétés, les *indications spéciales* de chacun d'eux et de signaler à part leurs contre-indications.

J'ai voulu fournir aux nombreux praticiens, qui n'ont pas le loisir de faire des recherches dans divers traités consécutifs, un ouvrage qui pût devenir le compagnon de leur vie quotidienne et être pour eux un précis suffisamment complet et avant tout pratique de thérapeutique médicale, en même temps qu'une synthèse de formules, applicables à des cas variés.

L. P.

La classification alphabétique que j'ai suivie n'est pas absolument rigoureuse ; j'ai préféré souvent sacrifier l'ordre à la logique. Je prie donc le lecteur de *toujours se reporter à la table des matières*, pour être sûr de rencontrer, sans faire fausse route, l'article, ou le médicament cherché, en même temps que les formules dans lesquelles se trouve ce dernier.

FORMULAIRE

A

ANTIABORTIFS

Accouchement prématuré par syphilis. — Traitement spécifique.

Par cause accidentelle. — Repos absolu. — Lavement à garder, de 1/4 de litre d'eau tiède, avec XXV gouttes de *laudanum de Sydenham*, à répéter au besoin une fois dans les 24 heures.

Accouchement prématuré répété, sans syphilis. — *Chlorate de potasse* : 0,20 cg. par jour, en solution, pendant toute la durée de la grossesse, sauf à la fin où on peut abaisser la dose à 0,15 cg. (RÉMY).

ABSORBANTS (*Voir page* 182).

Dyspepsie flatulente.

Carbonate de magnésie............	0.50 cg.
Salicylate de bismuth............	0.30 cg.

Pour un cachet. Un à deux, après chaque repas,

Ou mieux en paquets.

Ou : Carbonate de chaux............	0.40 cg.
Magnésie calcinée............	0.15 cg.
Phosphate de chaux............	0.20 cg.

Pour un paquet. Deux à six par jour, avec du liquide chaud.

Charbon pulvérisé. Effet le plus souvent nul.

ANTIACIDES

Gastralgie. — Hyperchlorhydrie.

Carbonate de chaux................	0.50 cg.
Phosphate de chaux...............	0.25 cg
Magnésie calcinée................	0.20 cg.
Poudre de belladone..............	0.02 cg.

Pour un paquet. Deux à trois par jour, dans un liquide chaud.

Ou :

Carbonate de magnésie............	0.60 cg.
Sucre............................	0.50 cg
S.-nitrate de bismuth............	0.20 cg
Craie préparée...................	0.30 cg
Codéine..........................	0.01 cg.

Pour un paquet. Trois ou quatre par jour, dans un peu d'infusion chaude.

Ou :

S.-nitrate de bismuth............	0.30 cg
Magnésie calcinée................	0.25 cg
Poudre d'opium...................	0.01 cg.

Pour un paquet. Deux à quatre par jour.

ACIDE PICRIQUE

Pour enlever les taches :

Carbonate ou benzoate de lithine.	10 gr.
Eau distillée....................	90 gr.

(SABATIER).

Frotter les parties tachées avec une solution d'un *monosulfuré ou d'un polysulfuré alcalin* et les laver *ensuite au carbonate de soude, au savon et à grande* eau.

(BOUCHAULT).

ACTINOMYCOSE

Au point de vue prophylactique, éviter le contact d'animaux contaminés et la consommation de leur viande et l'habitude de mettre dans sa bouche des brins de paille, des épis ou des grains de céréales.

Quand la maladie est constituée, administrer *l'iodure de potassium*, à haute dose (2 à 5 gr.), surtout dans les formes diffuses.

Intervention chirurgicale, quand les foyers sont localisés.

ADDISON (Maladie d').

Eviter toute cause de fatigue physique et morale
Injections *d'extrait glycériné de capsules surrénales* (2 c.c.) tous les deux ou trois jours.

Electricité.

Le plus souvent, on devra se borner au traitement symptomatique et s'adresser aux toniques : alimentation substantielle, *huile de foie de morue,* quinquina :

    Extrait fluide de quinquina....... 20 gr.
    Glycérine neutre.......... q. s. p. 150 c.c.

Deux à trois cuillerées à soupe par jour.

Ou :

    Lécithine.......................... 0.10 cg.

Pour une pilule. Cinq par jour.

    Lécithine....................... 0.50 cg.
    Huile d'olives stérilisée.......... 10 c.c.

Injection hypodermique de 3 à 4 c.c. par jour.

Ou :

    Glycogène....................... 0.10 cg.

Pour une pilule kératinisée. Cinq à dix par jour.

Ou :

> Glycérophosphate de soude à 50 °/...   2 gr.
> Eau distillée stérilisée......   q. s. p. 10 c.c.

Injecter 3 à 10 c. c. tous les deux jours.

ADÉNOPATHIES

Adénite aiguë simple. — Pansement humide à l'eau bori-quée.

Deux fois par jour, onction avec la pommade :

> Ichthyol.......................⎰
> Iodure de plomb............⎱   ââ 3 gr.
> Chl. d'ammoniaque..............   1 gr.
> Vaseline........................⎰
> Lanoline........................⎱   ââ 15 gr.

Recouvrir de taffetas chiffon.

Adénite tuberculeuse périphérique ou bronchique. — Trai-tement général (voir *Tuberculose,* page 434).

Bains de mer. Eaux chlorurées, sodiques et arsenicales *(Salins-Moutiers, Biarritz, La Mouillère, Salins, La Bourboule, le Mont Dore).*

Injections interstitielles.

> Naphtol B........................   5 gr.
> Alcool à 90°.....................   55 gr.
> Eau distillée.................... q.s. p. 100 gr. c.c.
>
>   (Comby).

Incision et grattage :

— A l'intérieur :

> Sirop iodo-tannique.............. 2 gr. par année.

Ou :

> Iode métallique.................. 0, 10 cg.
> Iodure de potassium............. 1 gr.
> Eau distillée................ .... 90 c. c.

Une cuiller à café; cinq milligr. d'iode et 0,05 cgr.

d'iodure. Deux à trois cuillers à café par jour pour un enfant de cinq ans, au moment des repas, dans de la bière ou un mélange d'eau et de vin.

VÉGÉTATIONS ADÉNOÏDES

TRAITEMENT MÉDICAL

LOCALEMENT. — *Irrigations* à l'eau salée tiède à 7°/₀₀ à l'aide du siphon de Weber, un ou deux par jour, matin et soir.

Immédiatement après, *insufflation* avec *borate de soude, tanin, alun, salive,* ou *attouchement* avec une des solutions suivantes :

— Décoction de roses de Provins à 40°/₀₀ ou de feuilles de noyer :

— Alun......................... 10 gr.
  Infusé de roses à 4 °/₀............ 250 gr.

— Tanin......................... 3 gr.
  Glycérine...................... 60 gr.

— Résorcine..................... 4 gr.
  Eau distillée................... 100 gr.

Ou *instillation* avec *l'huile de vaseline mentholée* à 1/50 ou *l'huile résorcinée* à 1/25, ou *l'huile gomenolée* à 1/20, qu'on introduit profondément (1 c. c.) à l'aide d'une seringue munie d'une canule nasale préalablement stérilisée.

Gymnastique respiratoire. — Faire exécuter une ou deux fois par jour, pendant 5 minutes chaque fois, des respirations profondes, bien à fond, lentes, régulières, la bouche très exactement fermée, les bras croisés derrière le dos. Cette manœuvre à elle seule suffit, non seulement à améliorer considérablement la respiration nasale, mais encore la respiration pulmonaire, toutes deux compromises par les végétations adénoïdes.

Traitement général. — En premier lieu, une *alimentation largement réparatrice*, sans excès de viande cependant, sauf l'emploi judicieux de la viande crue, selon les indications particulières, surtout œufs, farineux.

Séjour à la *campagne*, à la *mer*, à la *montagne* de 700 à 1000 mètres : Vosges, Jura, Auvergne, aux *stations hydrominérales*, les *sulfureuses* en particulier, par exemple Enghien, Eaux-Bonnes, Uriage, Challes, Cauterets, Luchon, les sulfureuses arseni_calées, St-Honoré, aux sulfureuses iodées., Allevard, les arsenicales, La Bourboule.

L'iode est le médicament de choix.

Huile de foie de morue iodée à 1 °/₀₀, ou *suriodée* à 2 ou 3 °/₀₀, en général très bien supportée, même aux doses de 2 à 3 cuillerées à café (jusqu'à 3 ans), à dessert (de 3 à 7 ans), à bouche (au-dessus de 7 ans).

Sirop de raifort iodé : 3 à 4 gr. par jour et par année d'âge.

Sirop iodotannique : 2 gr. par jour et par année d'âge.

Stimuler la circulation au moyen de l'*hydrothérapie* (douche froide le matin) et des frictions aromatiques à l'eau de Cologne, baume de Fioraventi, alcoolat de lavande, etc...

(D'après GILLET, *in Journal des Praticiens*).

Lapeyre donne la *teinture d'iode* à doses croissantes, en commençant par VI gouttes trois fois par jour pour les enfants de cinq à neuf ans, et en augmentant rapidement jusqu'à LX gouttes. Cette dose élevée de CLXXX gouttes par jour serait en général parfaitement supportée et permettrait d'éviter presque toujours l'intervention chirurgicale.

ALBUMINURIES

A. tuberculeuse. — Régime lacto-végétarien, avec jaunes d'œufs en abondance.

Lécithine : 0,10 à 0,50 cg. en pilules de 0,10 cg.

Ou : 0,05 à 0,10 cg. en injection (*huile lécithinée à 5 %*).

Arsénicaux : (*arséniate de soude* : cinq milligr. par jour, en solution : *acide arsénieux* : deux à six granules d'un millig. ; *liqueur de Fowler* : V à XV gouttes ; arrhénal : 0,06 cg. ; *cacodylate de soude* : 0,05 cg.)

Tanniques :

Tannin......................	0,10 cg.
Poudre de quinquina..........	0,15 cg.

Pour une pilule : 4 à 16 par jour, aux repas.

Tannin......................	10 gr.
Sirop d'ec. d'or. am..........	300 c c.

Une cuillerée à soupe, aux deux principaux repas. Tisanes diurétiques.

A. syphilitique. — Si la néphrite est grave, essayer le traitement mixte avec prudence.

Commencer par de faibles doses d'*iodure de potassium* (0,50 cg.) et augmenter jusqu'à 3 et 6 gr., quand l'état du rein le permet.

Injections quotidiennes, par séries de *lactate* ou *benzoate de mercure* (0,01 à 0,02 cg.)

A. toxique exogène. — Suppression du poison (plomb, phosphore, arsenic, etc. .) et institution du régime lacté.

A. toxique endogène.

Diabète.........

Albuminurie fonctionnelle : *Antipyrine* : 1 gr. à 1 gr. 50 par jour. *Bromure de potassium* : 1 à 2 g. et autres médicaments antidiabétiques.

Albuminurie organique *(néphro-sclérose)* : Eviter le régime anti-diabétique exclusif. Prescrire le régime lacto-végétarien avec œufs et réduction des chlorures. *Arséniate de soude* : 4 à 5 millig. par jour. Eau de Vichy.

Goutte..........

Albuminurie fonctionnelle : Eviter les viandes noires et les boissons alcooliques. Prescrire viandes blanches et tous les légumes. Eau de *Vichy, Contrexéville, Vittel, Evian.*

Albuminurie organique *(Rein goutteux)* : Régime lacto-végétarien de la sclérose rénale. Eviter la viande même sans sel.

A. gravidique. — Régime lacté exclusif.

A. cardiaque. (TARDIVE). — (Cardiopathies valvulaires à la période d'asystolie).

Régime lacté absolu.

Digitaline cristallisée : un quart de millig. par jour, pendant quatre ou cinq jours.

*— (PRÉCOCE). — (Cardiopathies artérielles).
Régime lacté ou lacto-végétarien.

Théobromine : 1 à 2 gr. en cachets de 0,50 cg. entre les repas.

Quand se montrent l'hypotension et des signes de dilatation cardiaque, prescrire la *digitaline cristalisée* : un dixième de milligr. pendant dix jours.

A. nerveuse. — (PAR ÉPILEPSIE). — Diagnostic avec urémie épileptiforme : *hémorrhagie cérébrale. tabès, paralysie générale*.

Pas de traitement spécial.

*— PAR HYSTÉRIE OU NEURASTHÉNIE.

Douches froides ou tièdes.
Eaux de *Néris, Plombières, St-Nectaire*.

A. par néphro-sclérose. — Régime lacté ou lacto-végétarien.

Théobromine : 1 gr. à 1 gr. 50, en cachets de 0.50, entre les repas.

Digitaline cristallisée : un dixième de miligr. par jour pendant dix jours. Interrompre quinze jours et reprendre.

(D'après HUCHARD et FIESSINGER).

ALCALINISANTS

Du sang.— Diverses manifestations de l'arthritisme : goutte, gravelle, lithiase hépathique, migraine, diabète, uricémie, etc...)

Bicarbonate de soude : 5 gr. par jour, au repas ou entre les repas.

Ou :

Bicarb. de potasse	1 à 3 gr.
Sucre	50 gr.
Teinture de vanille	5 gr.
Eau	1 litre

(BOUCHARDAT).

A prendre dans la journée.

Des tissus. — *Carbonate de K.* chimiquement pur. (0 gr. 50 à 2 gr.) en solution (Inconvénient d'être irritant pour les voies digestives).

ALCOOLISME AIGU

Ammoniaque liquide : Dix à vingt gouttes dans un verre d'eau.

Ou :

Acétate d'ammoniaque	4 gr.
Teinture de cannelle	5 gr.
Sirop d'éther	10 gr.
Sirop simple	q.s. 60 cc.

A prendre une fois.

DÉLIRE ALCOOLIQUE. — (Voir page 144).

ALCOOLISME CHRONIQUE

(Voir CIRRHOSE HÉPATIQUE et NÉVRITES, pages 149 et 284).

ALIÉNÉS (CERTIFICAT POUR L'INTERNEMENT DES)

M. Rayneau conseille la formule ci-dessous, qui peut servir de cadre dans tous les cas :

Je soussigné, docteur en médecine (suivent les titres et qualités), demeurant à..., certifie que M. (nom, prénoms, âge, état civil, profession, domicile), est atteint depuis environ... de troubles mentaux caractérisés par les symptômes suivants :

(Description de l'activité générale, nature et caractère des idées délirantes, des hallucinations, des impulsions ou tendances morbides).

Cette affection... (ici quelques mots sur son évolution et les actes de l'aliéné) tend à faire admettre (appréciation du diagnostic et, au besoin, diagnostic ferme s'il est faisable.

Dans ces conditions, j'estime que M... doit être placé d'urgence (s'il y a lieu), et retenu dans un établissement spécial, afin qu'on puisse lui assurer les soins et la surveillance que réclame son état.

(Journal des Praticiens).

ALIMENTATION PAR VOIE SOUS-CUTANEE

Pour être injectable, l'aliment doit être stérile, nutritif, facilement absorbé et présenté sous forme liquide, il doit être facilement obtenu et d'une préparation rapide. L'albumine de l'œuf semble l'aliment tout désigné dans ce but. La région de l'injection et les instruments doivent être soigneusement stérilisés. Après l'injection, la plaie est recouverte d'ouate stérilisée et de collodion.

Pour chaque injection, on emploie deux tablettes toutes préparées contenant chacune :

Chlorure de sodium......	0 gr. 55
Sulfate de soude......	0 gr. 02
Carbonate de soude......	0 gr. 01
Phosphate de soude......	0 gr. 007
Phosphate de magnésie......	0 gr. 0025

Ces tablettes sont dissoutes dans 250 grammes d'eau qu'on fait bouillir pendant dix minutes. On prend des œufs frais, on les brosse avec du savon et de l'eau chaude, on les lave à la solution de sublimé au 1 0/00 et on les met ensuite dans l'eau stérilisée! Les œufs sont alors cassés et les blancs versés dans des verres, on ajoute alors la solution saline dans la proportion de 350 c. c. environ pour chaque œuf, on délaye et on filtre la solution sur du coton stérilisé dans des flacons stérilisés, puis bouchés avec du coton. La solution peut servir 36 heures et même davantage ; avant de s'en servir on chauffe les bouteilles par immersion dans de l'eau à 40°5.

L'injection doit être faite dans un point où la peau est lâche, dans le dos, sur les côtés de la poitrine ou sous le sein. Elle doit être poussée lentement en réglant la force du courant par la hauteur à laquelle on tient le réservoir. On peut donner toutes les quatre heures une injection contenant un blanc d'œuf et 360 grammes de solution saline. Ces injections sont complètement inoffensives et peuvent alimenter les malades dans une situation critique, alors que toutes les autres méthodes ont échoué, et tout au moins prolonger leur existence.

(SOUTHGATE LEIGH. D'après *R. I. Méd. et Ch.*).

ALIMENTATION DES JEUNES ENFANTS

1° ALLAITEMENT

AGE	NOMBRE DE TÉTÉES par 24 heures		DISTRIBUTION DES TÉTÉES	VOLUME DE CHAQUE TÉTÉE	VOLUME TOTAL PAR JOUR	POIDS MOYEN
1 à 2 jours	ou 4	Lait coupé d'un tiers d'eau bouillie légèrement sucrée.	—	10 à 15^{cc}	40 à 50	2.000^{gr}
4 jours	8		Chaque 2 heures	35	280	2.800
8 —	8		—	50	400	3.000
15 —	8		—	65	520	3.300
21 —	8		—	70	560	3.600
4 semaines	7	Lait coupé au quart	Chaque 2 h. 1/2	90	630	3.800
6 —	7		—	100	700	4.150
2 mois	7		—	110	770	4.500
3 —	7		—	120	840	5.000
4 —	6	Lait pur	Chaque 3 heures	150	900	5.600
5 —	6		—	155	930	6.100
6 —	6		—	160	960	6.700
8 —	6		—	165	990	7.457
10 —	6		—	170	1.020	8.200
12 —	6		—	180	1.080	9.000

2° SEVRAGE

A partir de 9 mois, remplacer une tétée par une bouillie (farine de riz, fécule de pommes de terre, arrow-root, semoule tapioca (2 cuillers à café pour 150 gr. de lait, — puis phosphatine, farine de froment, crème d'orge, racahout, farine lactée — en dernier lieu, farine d'avoine et de maïs.

Si l'on donne deux bouillies quotidiennes, supprimer trois biberons.

A 12 mois, deux bouillies ou une bouillie et un œuf à la coque, panades faites avec du pain grillé ou des biscottes, un demi-litre de lait, pris en quatre fois. Répartir la nourriture de la journée en quatre repas.

De 12 à 18 mois, un litre de lait, un œuf, purée de pommes de terre, potages.

A partir de 18 mois, ajouter des crèmes, des fruits cuits en compotes, des pâtes, des poissons légers, des biscuits et donner 6 à 800 gr. de lait.

A 2 ans, bouillie ou potage, le matin ; à 11 heures potage avec cervelle ou œuf, purée de légumes secs ou légumes verts passés au tamis, un peu de pain ; à 3 heures, lait et biscuit ; à 7 heures un potage. Eau ou lait comme boisson.

(D'après Budin).

ANALEPTIQUES

Viande crue (bœuf ou mouton). — Plus digestible sous forme de pulpe et à cause de l'absence de graisse et de parties non digestibles (tendons, aponévroses). Rend les selles fétides. A craindre tœnia inerme et tuberculose. 100 gr. par jour ou davantage, mélangée à froid avec un bouillon au tapioca ou roulée en boulettes et additionnée de sucre ou de sel.

Poudre de viande. — Théoriquement plus nutritive, puisqu'elle est privée d'eau, plus facilement peptonisée et pas de danger de transmissibilité de maladie.

L'administrer à froid (à chaud, odeur très désagréable), dans du lait avec du sucre vanillé ou du chocolat. Commencer par 25 gr. jusqu'à 200 par jour.

Peptones. — A employer seulement, dans les cas où l'alimentation rectale est seule possible. (Voir *lavements nutritifs.*) Elles sont difficilement tolérées par l'estomac (HAYEM) et ralentissent la digestion stomacale (DUJARDIN-BEAUMETZ).

Légumine. — Principe azoté soluble des végétaux, employé sous forme de *biscottes,* plus riches en albumine que le pain ordinaire et beaucoup plus digestibles.

A conseiller dans les affections de l'estomac, l'obésité, le diabète, les néphrites chroniques.

Huile de foie de morue. — La plus absorbable des huiles animales, à cause de son émulsion facile et de sa facilité à traverser les membranes animales. Son oxydation plus complète que celle des autres huiles, épargne les albuminoïdes de l'économie. Sa richesse en lécithines et en combinaisons organiques du phosphore, en fait un réparateur puissant des tissus. D'après Gautier et Mourgues, les alcaloïdes qu'elles contient excitent l'appétit et stimulent le système nerveux.

Les extraits d'huile de foie de morue sont inférieurs (A. GAUTIER).

A employer dans la tuberculose pulmonaire, sauf les formes fébriles et lorsqu'il y a signes d'intolérance (vomissements, diarrhée), — dans la scrofulose et le rachitisme.

Dose : 30 à 100 gr. par jour chez l'adulte, au moment du repas, quand l'estomac contient des aliments. Avant le repas, il peut y avoir dégoût et perte d'appétit. Pour masquer le goût, verser l'huile dans un verre contenant de la bière mousseuse ; l'huile se trouve ainsi entre la mousse et la bière.

Une semaine de repos toutes les 3 semaines, à cause de la saturation des villosités intestinales.

En cas d'intolérance, ajouter 0 gr. 50 d'éther par 15 gr. d'huile.

Beurre. — Excellent aliment gras, mieux supporté que l'huile de foie de morue.

Glycérine. — Rapidement oxydée dans l'organisme, produit de la chaleur et épargne l'usure des tissus : 40 à 50 gr. par jour, en deux ou trois fois.

Kéfir. — Lait de vache fermenté par l'adjonction de graines de Kéfir. Graduellement : un verre à trois bouteilles en 24 heures, selon la tolérance du malade.

Koumys. — Mélange de 2 parties de lait d'ânesse et une partie de lait de vache qu'on fait fermenter par le Saccharomyces cerevisiæ.

Lait (V. page 248).

Phosphate de chaux. — Douteux.

Phosphate de soude. — 1 à 4 gr. en solution ou sirop.

Hypophosphite de chaux ou de soude. — 0,20 à 0,50 en sirop.

Sirop de codex, à 0,20 par cuillerée, à soupe.

Ou sirop polyphosphaté :

Chlorhydro-phosphate de chaux.. ⎫
Lacto-phosphate de chaux........ ⎬ āā 5 gr.
Biphosphate de chaux........... ⎭
Eau ou sirop simple............. q. s. 500 c.c.

Une cuillerée à soupe : environ 0 gr.45 de médicaments.
Une à deux par jour au début du repas.

Arsenicaux. — *Acide arsénieux* : 2 à 6 granules
de 1 milligr. (DIOSCORIDE).

> Pilules asiatiques à cinq milligr. Une par jour.
> *Liqueur de Boudin :* solution aqueuse à 1 0/00.
> Une cuiller à café ou 5 gr. = 0,005 milligr. d'acide
> arsénieux.

Arsénite de potasse. — *Liqueur de Fowler* à 1 %.
2 à 20 gouttes. 1 gr. = 0,01 cg.

Arséniate de soude. — Trois fois moins actif que
l'acide arsénieux. Granules à un milligr.

> Cinq à dix par jour.
> *Liqueur de Pearson* à 1/600. Dix à cent gouttes.
> Une cuiller à café ou 5 gr. = 0.008 mg. 1 gr. =
> 0.0016.

D'une façon générale, dans l'emploi des arsenicaux, il faut commencer par une faible dose, qu'on
élève progressivement, puis qu'on diminue pour arriver à la même dose que celle initiale. A prendre pendant le repas, pour éviter l'irritation de la muqueuse
gastrique. Prescrire l'exercice pendant le traitement
pour activer l'élimination. Périodes de repos égales
à celles du traitement, qui n'excéderont pas dix
jours.

Acide phosphorique. — Acide phosphorique officinal : 0,50 cg. à 2 gr. en solution aqueuse, au début
des repas.

ANALGÉSIQUES.

Douleurs tabétiques. — *Santonine* : 0,15 cg. par jour, en
trois fois. (COMBEMALE).

    — Exiagine.............................   2 gr. 50
    Kirsch................................   40 gr.
    Eau distillée.........................   80 gr.
    Sirop simple..........................   q.s. 150 c. c.
         (BARDET).

Deux à trois cuillerées à soupe par jour.

— *Acétanilide* : 0,50 à 1 gr., en cachets ou potion alcoo-lique.

(A éviter chez les cardiaques et les chlorotiques ; poison du sang, transformation de l'hémoglobine en méthémoglobine).

    — Bleu de Méthylène................   0,30 cg.
    Lactose...........................   0,50 cg.

Pour un cachet. — A prendre 3 par jour, aux repas, pendant trois jours.

    — Solanine...........................   0,05 cg.
    Craie préparée....................   0,50 cg.

Pour un cachet. — Deux par jour, aux repas.

    — Nitrite de soude...................   0,10 cg.
    Eau distillée stérilisée..........   10 gr.

Une injection de 1 c. c. par jour, pendant 10 jours.

Suspendre 10 jours et recommencer avec une dose double, soit 0,02 cg. par jour. Suspendre de nouveau 10 jours et reprendre le traitement 10 jours, avec 0,03 cg. par jour (RAYMOND). Le mieux se produit après 40 ou 50 injections ; il est à peu près constant.

Cancer. — *Levure de bière* :

Fraîche : 2 à 5 cuillers à soupe par jour dans de l'eau ou de la bière.

                    (BERTHOLON, dé Tunis).

Sèche : 3 à 10 gr. par jour, en cachets ou paquets.

— *Acide acétique* en badigeonnages. (Voir *Cancer*, p. 84).

> — Chlorydrate de cocaïne.................   1 gr.
> Orthoforme...........................   10 gr.
> Vaseline............................   60 gr.

en applications plusieurs fois par jour.

— *Aspirine* : 0,50 cg. à 2 gr. par jour, en cachets de 0,50 cg.

(GOTH, RUHEMANN).

Blennorrhagie. — *Bleu de Méthylène* : 0,20 à 0,60 cg. par jour, en cachets avec 0,50 cg. de poudre inerte (lactose) phosphate de chaux, etc..) au milieu du repas.

Douleurs menstruelles chez les vierges. — 3 à 4 jours avant l'apparition des règles, prescrire comme emménagogue 15 gouttes *extrait fluide de seneçon*, 3 fois par jour, dans une infusion de tilleul.

Cesser quand les règles viennent.

Si les douleurs continuent, repos, cataplasmes laudanisés, boissons chaudes (tilleul, mélisse), lavement, à garder, laudanisé, chloraté ou avec :

> Teinture d'opium................   Dix gouttes
> Camphre pulv...................   0,20 cg.
> Jaune d'œuf....................   N° 1
> Eau bouillie...................   125 gr.
> Ou :
> Extrait de chanvre indien. } āā   0,02 cg.
> Extrait de belladone..... }
> Beurre de Cacao..............   3 gr.

Pour un suppositoire ; trois par jour.

— *Antipyrine*, s'il y a des hémorrhagies avec douleurs.

— **Contre les douleurs de reins :**

> Chloroformé...................   10 gr.
> Huile de muscade......... {
> Essence de girofle........ { āā   5 gr.
> Ether.........................   15 gr.
> Alcool........................   90 gr.

Pour fractions à volonté.

D'après *R. I. Méd. et Ch.*

Essence de girofle : V à X gouttes par jour.

Algies grippales (PÉRIPHÉRIQUES) :

Alcool camphré..........	} āā 100 gr.	
Baume de Fioraventi.....		
Ether acétique.............	} āā 5 gr.	
Laudanum de Rousseau...		
Salicylate de méthyle......		

— *Pour frictions.*

— Vaseline................	} āā 15 gr.	
Lanoline................		
Gaïacol................	3 gr.	
Menthol................	2 gr.	

Pour applications à volonté. Recouvrir de taffetas et d'ouate.

— **(CENTRALES)** :

Sulfate de quinine........	} āā 0,20 cg.	
Pyramidon.............		

Pour un cachet, 5 fois par jour.

Sulfate de quinine.............	0,15 cg.
Salophène....................	1 gr.

Pour un cachet, trois ou quatre par jour.

Sulfate de quinine..............	0,30 cg.
Chl. d'héroïne.................	cinq milligr.

Pour un cachet. Un, matin et soir.

Douleurs oculaires. (GLAUCOME, IRITIS).

Dionine	0,10 cg.
Chl. pilocarpine..............	0,05 cg.
Salicylate d'éserine...........	0,02 cg.
Eeau distillée................	10 gr.
	(DARIER).

Instiller deux gouttes, trois fois par jour.

Névrites.

En plus des analgésiques ; usuels *Antipyrine :* 2 à 4 gr. — *Exalgine :* 0,40 à 0,80 cg. — *Acétanilide :*

0,20 à 0,50 cg. — *Phénacétine* : 1 gr. à 1 gr. 50. — *Salicylate de soude* : 4 à 8 gr. en solution étendue), essayer le *bleu de Méthylène* :

> Bleu de Méthylène .... 0,20 cg.
> Lactose.......................... 0,50 cg.

Pour un cachet. Trois par jour, au milieu du repas.

Et les enveloppements froids localisés (deux ou trois fois en 24 heures.

Au besoin, injection intra-arachnoïdienne de *cocaïne* (0,01 à 0,02 cg.).

Douleurs banales localisées :

> Menthol................)
> Antipyrine............. } ââ   3 gr.
> Alcool.................) q.s. pour obtenir une pâte
> (CAPITAN).

En friction avec le bout du doigt, si la douleur est nettement localisée ; en badigeonnages, si elle est plus étendue.

> — Gaïacol...................... 3 gr.
> Menthol...................... 2 gr.
> Vaseline.....................)
> Lanoline..................... } ââ 15 gr.

Pour applications à volonté. Recouvrir de taffetas et d'ouate.

> — Menthol .... 5 gr.
> Teinture d'iode............. 15 gr.

Une couche, une fois par jour.

> — Iode métallique........... 2 gr.
> Chloroforme................ 30 c. c.

Pour badigeonnages quotidiens.
> (CHASSEVANT .

Ulcère de l'estomac :

> Sous-nitrate de bismuth........... 10 gr

*A prendre matin et soir, dans un quart de verre d'eau
tiède, l'estomac étant vide. (A. MATHIEU). Meilleurs
résultats qu'en prenant une seule dose massive de
20 gr.*

Céphalée (ANÉMIQUE) :

  Sirop d'opium........................ 60 gr.
  Eau de laurier-cerise.............. 5 gr.
  Sirop simple.............. q. s. p. 150 c. c.

Une à deux cuillerées à soupe par jour.

 — (NERVEUSE).

  Chlorhyd. d'ammoniaque.......... 3 gr.
  Eau de laurier-cerise............. 5 gr.
  Eau distillée..................... 50 gr.
  Sirop simple............ q. s. p. 150 c. c.

Deux cuillerées à soupe par jour.

  — Antipyrine..................... 0,50 cg.
  Bicarb. de soude................ 0,40 cg.

Pour un cachet. Deux à quatre par jour.

  Pyramidon....................... 0,30 cg.

Pour un cachet. Deux à trois par jour, entre les repas.

  Acétopyrine..................... 0,50 cgs

Pour un cachet. Deux à six par jour.

  Salophène....................... 1 gr.

*Pour un cachet. Deux à cinq par jour, avec une tasse
de liquide chaud.*

  Aspirine........................ 0,50 cg.

Pour un cachet. Deux à trois par jour.

 — (BRIGHTIQUE)...................................

  Ou

Ponction rachidienne de cinq c. c. environ (MARIE et
 GUILLAIN).

 — (DES SUJETS LYMPHATIQUES) :

  Lactate de calcium............. 1 gr.

Pour un paquet. En prendre trois par jour, chacun

dans un tiers de verre d'eau (augmentation de la viscosité du sang).

(W. Row).

Fissure anale. — Veiller soigneusement à la constipation, qu'on combattra par une ou deux cuillers à café de la poudre suivante, prise le soir :

    Magnésie calcinée.................... 15 gr.
    Lactose........................ 30 gr.
    Poudre de réglisse................ 10 gr.

— Lotions locales avec une décoction chaude astringente (*racines de ratanhia, de bistorte, de fraisier*, etc., à 20 0/00).

— Matin et soir et au moment des douleurs, faire une application avec :

    Extrait de belladone............ |
         »   d'opium.............. | aa 0,25 cg.
    Chl. de cocaïne............... 0,50 cg.
    Ergotine.................... 1 gr.
    Vaseline.................... 15 gr.

Ou :

    Extrait de ratanhia........... 0,30 cg.
         »   belladone........... |
         »   d'opium............. | aa 0,02 cg.
    Chl. cocaïne................. 0,03 cg.
    Beurre de cacao.............. 3 gr.

Pour un suppositoire. Deux en 24 heures.

— Imbiber du mélange ci-dessous, préalablement chauffé et agité, une mèche d'ouate hydrophile de la grosseur d'une aiguille à tricoter :

    Chlorhydr. de cocaïne......... |
    Extrait de belladone.......... | aa 0,50 cg.
    Ichthyol..................... 6 gr.

et l'introduire au moyen d'une sonde mince. Le soulagement est immédiat.

Après chaque défécation, une nouvelle mèche est introduite. Guérison après 8 à 15 jours.

(KATZENSTEIN).

— Cautérisation au *nitrate d'argent*, tous les 3 ou 4 jours.

— *Traitement de S. Lewis* (DE BROOKLYN).

Chercher le siège de la fissure, après insensibilisation à l'aide d'une *solution de cocaïne* à 6 0/0. En cas de spasme du sphincter, passer une grosse bougie flexible et la laisser en place quelques minutes.

Une fois la fissure trouvée, lavage à l'eau chaude et application d'une *solution saturée de permanganate de potasse*, à l'aide d'un tampon.

Introduire dans le rectum, deux fois par jour, un suppositoire au *sulfo-ichtyolate de bismuth* et veiller à la constipation.

Une seule application suffirait parfois pour amener la guérison. Dans le cas, où l'on ne constaterait pas de soulagement immédiat, il y aurait lieu de soupçonner l'existence d'autres fissures et de procéder soigneusement à leur recherche ; si l'on en trouvait point, on cocaïniserait toute la région et on appliquerait le permanganate de potasse à l'aveuglette.

Les bons effets de la médication seraient dus à la destruction des terminaisons nerveuses exposées au niveau de la fissure, ainsi qu'à la désinfection et à la stimulation des tissus de la surface ulcérée.

Douleurs des tuberculeux.

— **Pointes de feu.**
— **Petits vésicatoires.**

— *Camphorate de pyramidon* : 0 gr. 30 par jour en deux cachets.

— Gaïacol...................... 2 gr.
Teinture d'iode..............
Glycériné .... } àà 20 gr.

Une ou deux applications par jour.

— *Compresse de Priessnitz*. Serviette trempée dans de l'eau à la température de la chambre et appliquée sur le thorax ; recouvrir d'une couche d'ouate et de taffetas gommé.

Coliques de plomb.

Extrait de belladone............. 0.10 cg.
Julep gommeux................ 150 c. c.

A prendre en 24 heures, par cuillerées à soupe.

Huile d'olives : 20 à 100 gr. par jour.

Traitement de A. Robin et des Frères de la Charité.

Le premier jour :

Follicules de séné lavés à l'alcool.. 20 gr.

Faire infuser une demi-heure.

Ajouter :

Sirop de nerprun.................. 30 gr.

A avaler par petites gorgées.

Cette purgation provoque des garde-robes qui soulagent le malade. Le second jour, on recourra à un purgatif plus doux. La casse et la manne sont à recommander :

Casse....................
Manne.................... } àà 30 gr.

Faire infuser dans un demi-litre d'eau bouillante. A prendre à jeun.

Le 3e jour, lavement avec un électuaire de l'ancienne pharmacopée : l'électuaire diaphœnix :

> Électuaire diaphœnix............ 15 gr.
> Eau tiède....................... 300 gr.

Cet électuaire pourra être absorbé par la bouche et dès le second jour, en place de l'infusion de casse et de manne, si les coliques sont faibles.

En cas de forte intensité des coliques, on renforcera au contraire l'action de l'infusion de casse en y ajoutant du tartre stibié :

> Casse............................ 30 gr.
> Tartre stibié.................... 0 gr.05
> Eau bouillante .... 300 gr.

Cette infusion qui sera bue par petites gorgées, provoque une action à la fois vomitive et purgative.

Douleurs dentaires.

Carie au second degré. — En attendant l'obturation, pansement occlusif avec une boulette de coton hydrophile, imbibée de :

> Menthol................. 0,50 cg. à 1 gr.
> Chloroforme............. }
> Laudanum de sydenham... } aa 5 gr.

Ou :

> Teinture de benjoin............ 6 gr.
> Chloroforme.................... }
> Acide phénique................. }

Carie au troisième degré. — Appliquer sur la pulpe gros comme un tête d'épingle de :

> Chlorhydrate de cocaïne.. }
>   de morphine. }
> Essence de girofle........ q. s. p. une pâte épaisse.

Ou bien :

Chlorhydrate de cocaïne............ 1 gr.
Solution d'adrénaline au 1/1000... q. s. p. faire
                                        pâte épaisse
                                                (Roy).

Recouvrir de gutta-percha, en interposant un petit
morceau de papier d'amiante et en foulant très légèrement.

Ou appliquer une boulette de coton hydrophile imbibée de :

Hydrate de chloral................. 2 gr.
Chl. cocaïne...................... 0,50 cg.
Camphre pulv..................... 2 gr.
Eau distillée..................... q. s. p. liquéfier.

Ou de :

Bicarbonate de soude
                                        (Dyce Duckworth).

— Ordonner, en même temps, pour calmer l'agitation et qg. un les complications locales :

Teinture de benjoin............... 10 gr.
Laudanum de Sydenham...........)
Créosote.......................... } āā 2 gr.
Chloroforme......................)
                                                (Pouchet).

— *Pour la destruction de la pulpe*, appliquer une
petite boulette de coton trempée dans le mélange
suivant :

Acide arsénieux................... 1 gr.
Chlorhydrate de cocaïne. 5
Essence de girofle.......... q. s. p. faire une pâte épaisse.
                                                (Roy).

On peut dans cette formule remplacer l'essence de
girofle par l'adrénaline en solution à 1/1000. Laisser
ce pansement en place 24 heures.

Douleurs de dentition. — Badigeonner une ou deux fois par jour les gencives avec :

    Teinture d'iode.................... 0,50 cg.
    Glycérine......................... 15 gr.

ou :

    Bromure de potassium........... 1 gr. 50
    Sirop de belladone............... 15 gr.

ou cinq à six fois par jour avec :

    Safran............................ 0,30 cg.
    Tamarin........................... 3 gr.
    Eau............................... 10 gr.
    Miel.............................. 20 gr.
                        (Sirop DELABARRE).
ou :

    Bromure de potassium........... 3 gr.
    Sirop de fleur d'oranger....... 30 gr.

Formule très simple et anodine, qui donne néanmoins des résultats excellents.

— Ordonner, en même temps, pour calmer l'agitation et prévenir les complications nerveuses.

    Bromure de sodium.............. 1 gr.
    Hydrate de chloral............. 0.30 cg.
    Eau de laurier-cerise.......... 1 gr.
    Sirop de fl. d'oranger......... 90 c. c.

6 cuillers à café en 24 heures.

et des bains tièdes ordinaires ou de tilleul. (50 à 100 gr.).

Douleurs d'origine utérine ou péri-utérine.

    Salophène....................... 1 gr.

Pour un cachet. Trois par jour.

ou :

    Aspirine........................ 0,50 cg.

Pour un cachet. Trois par jour.

Névralgie rebelle aux médicaments internes :

        Antipyrine.......................... 5 gr.
        Chl. cocaïne..................... 0,05 cg.
        Eau distillée stérilisée q.s. p...... 10 c. c.

Pour injections hypodermiques, jusqu'à cinq c.c. dans la journée.

Névralgie faciale :

— Teinture de racine d'aconit : 5 à 30 gouttes par jour en plusieurs fois.

  Ou :

Teinture de feuilles : 1 à 5 gr.

(Se méfier de l'aconitine cristallisée).

— Bleu de Méthylène : 0 gr. 25 par jour, en un cachet, avec 0,50 cg. de lactose, pris au milieu du repas.
— Quinine : 0 gr. 50 à 1 gr.

    — Vératrine..................... 0,15 cg.
    Vaseline..................... 30 gr.

Pour frictions locales.

— Gelsemium sempervirens : Teinture de racine : 0,50 cg. à 1 gr. par jour.

    — Antipyrine..................... 6 gr.
    Bromure de potassium......... 6 gr.
    Extrait de chanvre indien...... 0,15 cg.
    Extrait de belladone............. 0,10 cg.
    Alcoolature de racines d'aconit. 80 gouttes
    Julep gommeux................. 180 c. c.

A prendre une cuillerée à soupe une demi-heure avant le moment habituel de l'accès ; une seconde une heure après ; ne pas dépasser quatre en 24 heures.

Plaies :

    Vaseline..................... 200 gr.
    Antipyrine..................... 5 gr.
    Acide borique................. 3 gr.
    Salol......................... 3 gr.
    Iodoforme..................... 1 gr.
    Acide phénique neigeux........ 1 gr.
    Sublimé..................... 0,10 cg.
                          (RECLUS).

Pour pansements sur gaze stérilisée.

Sciatique. — Pulvérisations de *chlorure de méthyle*, sur le trajet du nerf.

— Fumigations obtenues en plaçant quelques morceaux de *chaux vive*, de la grosseur du poing, dans un récipient et versant petit à petit une certaine quantité d'eau par dessus. En ajoutant de l'essence de térébenthine, on réalise l'étuve oléorésineuse. *(Journal des Praticiens)*.

— Saupoudrer le membre de *soufre* et entourer *d'ouate*. Il se produit des sueurs, qui amènent une sédation des douleurs. (KIENER).

— Bleu de méthylène............ 0,15 cg à 0,30cg.
  Lactose........................ 0,50 cg.

Pour un cachet ; un au milieu des deux repas.

— Bleu de méthylène........... 0,50 cg.
  Eau distillée stérilisée.......... 10 gr.
                                   (D'après ERLICH).

En injections intra-musculaires, 1 c. c. par jour.

— Chlorure de sodium.......... 0,50 cg.
  Sulfate de soude............... 1 gr.
  Eau distillée.................. 100 gr.
                                   (LAUNOIS).

Injecter 5 c. c. de la solution tiédie, au niveau des points douloureux classiques.

SCIATIQUE CHRONIQUE.

    Phosphate de soude............ 0,50 cg.
    Sulfate de soude ....
    Iodure de sodium.............. } aä 1 gr.
    Eau stérilisée................. q. s. 10 c. c.
                                   (LUTON).

Une injection de 2 c. c. dans la région trochantérienne, tous les 3 ou 4 jours.

A l'intérieur :

— Ichthyol....................... 0,10 cg.

Pour une capsule 6 à 8 par jour.

Et frictions avec :

Ichthyol................................	50 gr.
Glycérine............................	20 gr.
Eau......................................	30 gr.

(CROCQ.)

Coliques intestinales. — Lavement laudanisé (SYDEN-HAM), X à XXX gouttes pour 200 d'eau, à garder.

Cataplasmes de farine de lin, arrosés de 2 à 5 gr. *de laudanum de Sydenham.*

— Extrait thébaïque................	} àà 0,04 cg.
Extrait de belladone............	}
Julep gommeux....................	150 c. c.

A prendre dans la journée, par cuillerées à soupe.

Entéro-colite muco-membraneuse. — Cataplasmes laudanisés, compresses d'eau chaude.

Grands bains chauds.

Petits lavements d'huile d'olive chaude (50 gr.).

A l'intérieur :

Codéine............................	0,20 cg.
Eau de laurier-cerise..........	10 gr.
Sirop simple.......................	q. s. 150 c. c.

Deux à quatre cuillerées à soupe dans la journée.

Ou bien :

Extrait de chanvre indien..	(àà 0,10 cg.
Extrait de belladone........	(
Julep gommeux.................	150 c. c.

Deux à quatre cuillers à soupe par jour.

Ces médicaments sont à préférer à l'opium ou la morphine qui constipent.

— En même temps et contre l'état nerveux général :

Bromure de sodium..........	10 gr.
Eau distillée....................	150 gr.

Une à deux cuillers à soupe par jour.

Ou :

> — Extrait de valériane.......... 0,10 cg.
> Camphre pulv.............. 0,05 cg.
> Poudre de valériane......... q. s.

Pour une pilule. Cinq par jour.

Ou :

> Suc de valériane.............. 20 gr.
> Eau distillée.................. q.s.p. 150 c.c.

Deux cuillers à soupe par jour.

Orchite blennorrhagique. — Emissions sanguines locales : 6 à 10 sangsues au niveau du cordon.

Application prolongée de glace (tenir les bourses relevées).

Applications d'eau chaude à 55°, pendant dix minutes. (RECLUS).

> — Gaïacol........................ 0,50 à 2 gr.

En badigeonnages, une fois par jour.

Ou :

> — Gaïacol....................... 3 gr.
> Menthol....................... 2 gr.
> Vaseline.......................⎫
> Lanoline.......................⎭ ää 15 gr.

En applications à volonté. Recouvrir de taffetas et d'ouate.

— Petit lavement avec 1 gr. *d'antipyrine* et XV gouttes de *laudanum de Sydenham*. Deux par jour, au besoin.

> — Salicylate de soude............ 10 gr.
> Eau distillée.................. 300 gr.

4 gr., soit 8 cuillerées à soupe par jour.

(HENDERSON).

Colique hépatique. — Pas de purgatifs ni de laxatifs, pendant la crise

— Extrait de belladone............) àà 0,02 cg.
  Extrait d'opium.................)
  Beurre de cacao................   3 gr.

Pour un suppositoire. Deux à quatre en 24 h. ; le second, une demi-heure après le premier.

Donner le moins possible de médicaments à l'intérieur (mal tolérés).

Badigeonnages de la région douloureuse, avec un pinceau imbibé de *salicylate de méthyle*.

Ou :

Baume tranquille................   130 gr.
Chloroforme....................   20 gr.
Laudanum de Rousseau........   20 gr.
Extrait de belladone............   2 gr.

En compresses toutes les heures.

Grands bains chauds à 35° ou 38°, si possible.

Applications chaudes locales (compresses, cataplasmes laudanisés).

Lavement composé de 2 à 3 gr. d'*hydrate de chloral*, dans un verre de lait contenant un jaune d'œuf délayé.

— Essence de thérébentine......   4 gr.
  Ether sulfurique..............   6 gr.
  Bicarbonate de soude..........   3 gr.
  Sirop de menthe..............)
  Eau distillée.................) àà 50 gr.
                                        (POUCHET).

Une cuillerée à soupe toutes les demi-heures.

— Si la colique est très violente, ne pas essayer ces divers moyens et faire d'emblée une injection d'un c. c. de solution de morphine et d'atropine, ce dernier médicament agissant contre les vomissements :

— Chlorhyd. morphine... ....   0.05 cg.
  Sulf. neutre d'atropine........   5 milligr.
  Eau distillée stérilisée ....   10 gr.

A renouveler une ou deux fois, au besoin, selon la dou-
leur et la susceptibilité du malade, à l'égard de la
morphine.

Colique néphrétique. — Injection d'une à trois seringues
de Pravaz de la solution ci-dessus en plusieurs fois.

Suppositoires *belladonés et opiacés.*

Lavement avec 2 ou 3 gr. d'*hydrate de chloral.*

Grand bain chaud d'une heure, si possible.

Ne pas donner trop de boissons, qui augmentent, par leur quantité, la tension rénale. Un litre
d'eau de Vittel, Contrexéville ou Evian, en 24 h.

Douleurs de l'accouchement. — *Antipyrine* : 0,25 cg. à
1 gr. en potion ou lavement, à renouveler, selon
besoin. N'arrête pas les contractions utérines.

— Chl. de morphine.......... ...　0,05 cg.
　　Eau distillée..................:....　10 gr.
Injecter 1 c. c., à répéter au besoin.

— Chloroforme, à la reine........

— Inhalations de *bromure d'éthyle.*　[5 à 10 gr.]

Douleurs d'oreille. — Quatre à six sangsues, au devant
du tragus.

Bains d'oreille à l'*eau boriquée* ou *goménolée*
tiède.

Introduire dans l'oreille des boulettes de coton
hydrophile imbibées d'huile phéniquée chaude au
1/20 chez l'adulte, au 1/40 chez l'enfant.

(LERMOYEZ).

ou de :

— Chl. cocaïne..............................　0,30 cg.
　　Laudanum de Rousseau............)
　　Huile d'amandes douces............)　āā 5 gr.

ou :

— Hydrate de chloral............　0,40 cg.
　　Menthol....................................　0,30 cg.
　　Chl. cocaïne........................　0,25 cg.
　　Huile de vaseline................　10 gr.

ou :

— Chloral camphré................ 4 gr.
　Glycérine...................... 30 gr.

Frictionner aussi avec cette mixture le pourtour de l'oreille.

ANASARQUE (Traitement mécanique le l').

Dans les cas où les diurétiques échouent et où les mouchetures provoquent un écoulement insuffisant de sérosité, M. Miura *(de Tokio)*, a préconisé récemment un *procédé d'aspiration* qui consiste à appliquer *au niveau d'une moucheture* faite à la région œdémateuse, une *ventouse munie d'une branche latérale reliée à un tube en caoutchouc*. La ventouse, ainsi que le tube, sont préalablement remplis de solution physiologique stérilisée de chlorure de sodium. Le tube en caoutchouc, qui plonge dans un récipient contenant déjà une certaine quantité de liquide, fait office d'aspirateur. Cet arrangement est comme on le voit, simple et facile à réaliser, mais il présente deux inconvénients : avec lui, la force d'aspiration est insignifiante ; en outre, la ventouse se détache facilement de son point d'application, entraînée qu'elle est par le poids du tube en caoutchouc agissant sur un bras de levier relativement long.

Par un dispositif un peu plus compliqué, M. H. Citron est parvenu à augmenter la force d'aspiration de cet appareil, ainsi que l'adhérence de la ventouse à la peau. A cet effet, il se sert d'une ventouse à embranchement latéral, situé tout près de sa base et d'un flacon aspirateur, de la capacité d'un litre environ, dont le bouchon laisse passer trois tubes en verre. Le premier est relié à la branche latérale de la ventouse par un court tube en caoutchouc ; au second, qui descend jusqu'au fond du flacon, s'adapte un long tube en caoutchouc, dont l'extrémite libre est maintenue, à l'aide d'un poids, au fond d'un vase gradué, posé à terre et destiné à servir de récipient au liquide de l'anasarque. Entre ces deux tubulures, le bouchon du flacon aspirateur est percé d'un troisième orifice, pour le passage d'un tube en verre, muni d'un robinet et coiffé d'un entonnoir.

On applique à la cuisse la ventouse aseptisée et reliée au flacon aspirateur, qui se trouve déjà rempli d'eau boriquée bouillie, versée par l'entonnoir de la tubulure moyenne. On remplit de ce même liquide, en soufflant par l'entonnoir, la ventouse et le long tube en caoutchouc. On ferme ce dernier au moyen d'une pince ; on ferme aussi le robinet au-dessous de l'entonnoir. On n'a plus alors qu'à ouvrir le long tube en caoutchouc, pour que l'aspiration du liquide de l'anasarque commence. On laisse l'appareil fonctionner pendant plusieurs heures, voire même toute une journée, mais on l'enlève pour la nuit. A ce moment, on lave la peau de la cuisse avec de l'eau boriquée récemment bouillie, on la sèche, on y répand une poudre antiseptique contenant de l'itrol (citrate d'argent) et on la recouvre d'abord d'une compresse de gaz stérilisée, puis d'une couche de coton aseptique, le tout étant maintenu en place par quelques tours de bande de tarlatane. (In *Médecine Moderne*).

ANÉMIES.

A. Saturnine.

Iodure de potassium............... 10 gr.
Sirop d'iodure de fer............... 300 c. c.

A prendre une cuillerée à soupe, au début des deux principaux repas.

A. Symptomatiques. — (Syphilitique, cancéreuse, etc.). Traiter la cause et s'adresser aux toniques reconstituants. (Voir page 427).

A. Banale. — Mettre le sujet au repos physique et moral.

Éviter les vins et quinquinas divers, qui ne sont que des stimulants éphémères, ayant l'inconvénient d'irriter l'estomac.

S'occuper avant tout des fonctions digestives et *rejeter* non seulement comme inutiles, mais comme nocifs *la suralimentation carnée et les bons vins.*

Placer *au tout dernier plan*, le *fer*, dont la pratique montre l'inutilité.

A. Robin conseille dans le traitement des anémies plasmatiques, (Déminéralisation du plasma entraînant la diminution du nombre des globules rouges) les trois étapes thérapeutiques suivantes :

1° Etape digestive. — La dyspepsie par insuffisance gastrique étant le premier acte morbide, c'est elle qu'il convient de combattre en premier lieu :

Sulfate de potasse.............. }	
Azotate................ .... } aâ 0 gr. 05	
Bicarbonate de soude.	0 gr. 30
Poudre d'yeux d'écrevisses...	0 gr. 25
— d'Ipéca....,,.............	0 gr. 01

Pour un cachet à prendre cinq minutes avant chacun des deux principaux repas.

L'alimentation consistera dans la suppression du lait ; car le lait ne convient pas dans l'hyposthénie, où le vin *largement coupé d'eau*, donne des résultats meilleurs.

Des viandes rôties, très cuites, hachées menu, des légumes secs en purées préparées avec le moins de beurre possible ou de graisse, des œufs, du poisson bouilli, des fruits cuits entreront dans le régime habituel. (Voir *Régime des dyspeptiques*, page 474).

Le repas terminé, administrer 8 gouttes du mélange suivant :

Teint. de fèves de St-Ignace...   5 gr.
    — d'ipéca.....................   2 gr.
    — de badiane..............   5 gr.

Ces VIII gouttes seront prescrites dans une cuillerée à soupe d'une solution de *fluorure d'ammonium* à 0 gr. 20 pour 300 gr. d'eau distillée contre les fermentations gastriques, s'il en existe.

Après le repas, immobilité pendant trois quarts d'heure, dans la position renversée sur un fauteuil.

Grâce au traitement, les digestions se régularisent, le poids augmente, les forces commencent à revenir.

— 2° ETAPE PLASMATIQUE.

— Chlorure de sodium...........   27 gr.
      —   — potassium..........   2 gr.
    Phosphate de soude.............   4 gr. 60
      —   — potasse...........   12 gr.
      —   — chaux............   1 gr. 95
      —   — magnésie.........   1 gr. 40
    Sulfate de potasse...............   2 gr.
    Bicarbonate de soude...........   11 gr. 50
    Carbonate de fer.................   1 gr.
    Poudre d'hémoglobine...........   5 gr.

Divisez en 80 cachets. Prendre deux cachets avant le déjeuner et le dîner.

Cette formule reproduit à peu de chose près les rapports dans lesquels les sels se trouvent dans les cendres du sang total.

— 3° Continué pendant 20 jours, ce traitement sera suivi et alors seulement, de la médication ferrugineuse :

```
Tartrate ferrico-potassique........  )
Extrait de quinquina.............  )  āā 0,10 cg.
Magnésie calcinée...............  )
Poudre de rhubarbe.............  )  āā 0,05 cg.
```

Pour une pilule. Une au début des deux repas.

Anémie pernicieuse progressive. — Repos absolu au lit et à l'air.

Lait, Képhyr, jus de viande, viande crue.

Médication arsenicale : dix à vingt gouttes de *liqueur de Fowler*, par jour, pendant dix jours, ou mieux.

```
Cacodylate de soude ou arrhénal.    1 gr,
Eau distillée stérilisée............  10 gr,
```

Injecter 1 c. c. par jour pendant 10 jours de suite.

Quand il y a réaction myéloïde, même très faible (présence de globules nucléés, de myélocytes, etc.), administrer la *moëlle osseuse crue* de bœuf ou de veau : 100 gr. par jour.

Anémie cérébrale. — (PAR INSUFFISANCE AORTIQUE).

```
Solution alcoolique de trinitrine à  1/100 XXX gout.
Eau distillée....................  300 gr.
```

Une cuillerée à soupe matin, midi et soir.

Inhalations de *nitrite d'amyle.*

— (PAR HÉMORRHAGIES).

Position horizontale.
Ligatures à la racine des membres.
Injection de *sérum artificiel* (500 gr. à 2 litres).

— (PAR ANÉMIE GÉNÉRALE).

Traitement général.
Injections salines concentrées, pour relever la pression artérielle :

Acide phénique neigeux................ 1 gr.
Chlorure de sodium .... 2 gr.
Phosphate de soude.................. 4 gr.
Sulfate de soude.................. 8 gr.
Eau distillée stérilisée............ q. s. p. 100 c.c.
(CHÉRON).

5 à 10 c. c. par jour.

— Opium, pour favoriser la congestion cérébrale :

Laudanum de Sydenham............ 10 gr.

Dix gouttes par jour, en deux fois.

Ou :

Extrait thébaïque................ 0.01 cg.

Pour une pilule. Deux par jour.

ANESTHÉSIQUES GENÉRAUX.

— CHLOROFORME. Le sujet à endormir doit être à jeun depuis 7 ou 8 heures, étendu dans la position horizontale, le ventre, la poitrine et le cou libres.

S'assurer qu'il n'y a ni fausses dents, ni ratelier.

L'action toxique porte sur le centre cardiaque.

Surveiller *la face* qui doit être pâle et *non bleuâtre*, *la pupille*, qui à l'état de constriction pendant l'anesthésie normale, *se dilate brusquement* quand l'intoxication mortelle est imminente, la *respiration*, qui doit être calme et régulière, *le pouls*, qui doit être régulier, plein et serré.

— ETHER SULFURIQUE. — Peut être moins dangereux que le chloroforme.

Dilatation du réseau vasculaire, au lieu du resserrement obtenu par le chloroforme.

L'action toxique porte sur le centre respiratoire.

Convient pour les opérations de longue durée et chez les sujets à lésions abdominales et cardia-

ques, mais quand il n'y a pas à craindre d'hémorrhagie.

— SCOPOLAMINE.

Bromhydr. de scopolamine.....	Un centigr.
Chloryd. de morphine.........	0, 10 cg.
Eau distillée stérilisée.........	10 c. c.
	(TERRIER).

*Injecter 1 c. c. 4 h. avant l'opération, puis 2 h. avant et
1 h. avant, anesthésie suffisante, sans addition de
chloroforme, dans 26 % des cas.*

— ALCOOL CHLOROFORMIQUE ET MORPHINE (GRÉHANT).
Injection de 1 à 2 cg. de chl. morphine ; une demi-
heure après, introduction, dans l'estomac, d'une solution de chloroforme dans l'alcool très dilué (quelques c. c. de chloroforme). Résultats excellents chez
le chien.

— BROMURE D'ÉTHYLE. A employer dans les opérations de courte durée.

Anesthésie presque instantanée, pas de période
d'excitation, réveil facile.

Dilate le réseau capillaire (congestion modérée de
la face et du cou, au début). Ptyalisme à craindre.

10 à 20 gr. à doses massives, sur une compresse.

On additionne en général le bromure d'éthyle de
1/10 d'éther, de manière à éviter les contractures.

— PROTOXYDE D'AZOTE. Tombé en désuétude.

ANESTHÉSIQUES LOCAUX.

Interventions chirurgicales. Extractions dentaires. — Mélange
de 2 parties de glace pilée et d'une partie de sel, à
appliquer sur le champ opératoire.

Bromure d'éthyle, en pulvérisations ; permet

l'emploi simultané du thermo-cautère, sans crainte de brûlure ou d'explosion.

Stypage au *chlorure d'éthyle* ou kélène.

— Chl. cocaïne.......................... 0,10 cg.
Solution chl. d'adrénaline à 1 °/₀₀ 1 gr.
Eau distillée stérilisée................ q. s. 10 c. c.
(Foisy).

— Tropacocaïne....................... 0,10 cg.
Sérum artificiel....................... 10 gr.

— Chlorhyd. cocaïne.............. 0,20 cg.
Eau distillée stérilisée............ 20 gr.

2 à 5 c. c. en injections intra-dermiques.

Avoir soin que le malade ait pris quelque nourriture et qu'il soit étendu complètement, pour éviter une syncope.

— Stovaïne........................... 0,15 cg.
Eau dist. stérilisée................ 20 gr.

Jusqu'à 20 c. c. en inj. hypod.

Avantage d'être un tonique du cœur. Toxicité deux fois moindre que la cocaïne.

Chlorhyd. d'eucaïne A et B. Toxicité moindre, mais action analgésique inférieure à celle de la cocaïne.

— Chlorhyd. cocaïne.................. 0,20 cg.
Chlorhyd. morphine.............. ,05 cg.
Chlorure de sodium............... 0,20 cg.
Eau distillée bouillie............. 100 gr.
[Schleich].

On peut employer 25 c. c.

— Nirvanine....................... 0,40 cg.
Eau distillée stérilisée............ 20 gr.

2 à 10 c. c. en injections hypodermiques.

Toxicité huit fois moindre que celle de la co-caïne, mais action plus lente (10 minutes). Irritante pour la conjonctive.

— Emploi simultané de pulvérisations avec 100 gr. d'*éther sulf.* et 25 gr. d'*essence* et injection d'eau stérilisée dans l'épaisseur du derme.

(SCHLEICH).

Chirurgie oculaire.

— Chlorhyd. cocaïne............... 0,40 à 1 gr.
Eau distil. stérilisée............ 20 gr.

Instiller sept à huit gouttes en plusieurs fois.

Contre-indiqué dans le glaucôme.

— *Dionine.* Même posologie.
— *Stovaïne* à 4 %.

Anesthésie des muqueuses. — *Cocaïne, dionine, stovaïne ;* solution à 2 ou 3 % en badigeonnages.

Anesthésie préalable. — (En vue d'injections de substances irritantes sous-cutanées ou sous-conjonctivales).

Acoïne................................. 0,02 cg.
Sérum physiologique............. 10 c. c.

Un c. c. = deux milligr.
L'action persisterait une heure.

— *Liquide anesthésique de Bonain.*
Menthol.............................. }
Acide phénique neigeux........... } ââ   1 gr.

A liquéfier au-dessus d'un bain-marie et ajouter :

Chlorhyd. cocaïne.......................... 2 gr.

Imbiber un tampon de coton hydrophile et appliquer sur la partie à anesthésier (Une à deux minutes pour une muqueuse ; cinq pour la peau).

Le mélange est très légèrement caustique pur ; il le devient beaucoup plus, en présence de l'alcool.

Chauffer au-dessus d'une lampe, en cas de solidification.

ANÉVRYSMES (EN GÉNÉRAL).

Gélatine........................... 2 gr.
Laudanum de Sydenham.......... cinq gouttes.
Eau simple bouillie.............. 100 gr.

Pour un lavement à prendre tiède, le soir et à garder.

Ou :

Gélatine.........................⎫
Chlorure de sodium..............⎬ àà 10 gr.
Eau.............................⎭

Eau............................   100 gr.

(Lancereaux et Paulesco).

De 50 à 150 c. c. dans le tissu cellulaire fessier, tous les deux ou cinq jours.

— Iodure de potassium : 0,50 cg. à 1 gr. par jour.

En cas de syphilis, porter d'emblée la dose à 3 et 4 gr.

— Révulsion locale (pointes de feu).

— *Traitement hypotensif de Huchard.*

Repos presque absolu au lit, pendant toute la durée du traitement.

Régime alimentaire lacto-végétarien régulièrement suivi.

Médicaments hypotenseurs et éliminateurs (*trinitrine, tétranitrol, nitrite de soude, théobromure*).

Voir pages.

ANEXOSMOTIQUES.

Sialorrhée. Salivation mercurielle. — *Atropine*, en granules de 1/2 milligr., 2 à 4 en 24 h.

Catarrhe gastrique.

— Chlorure de sodium...,....... ⎫
Bromure de sodium......... ⎬ àà 2 gr.
Phosphate de soude........ ⎭
Eau distillée............... 180 gr.

Une cuillerée à soupe avant les deux principaux re₁ as.

— Teinture de coque du Levant
»   veratrum viride.... } ââ 3 gr.
»   belladone............
»   thébaïque............ } ââ gr. 50
»   badiane.............
Ergotine.................... ââ 2 gr.
(A. ROBIN).

Cinq gouttes, deux à 5 fois par jour, avant le repas.

Gastro-succorrhée.

Craie préparée .... 0,50 cg.
Phosphate de chaux .... 0,25 cg.
Carbonate de magnésie..... 0,30 cg.
Poudre de f. de belladone... 0,01 cg.

Pour un paquet. 6 par jour.

Diarrhée. — (Voir page 158).

— *Sous-nitrate de bismuth*, 4 gr. par jour en paquets
ou potion gommeuse.
— Eau albumineuse.
— Tisane de riz à 40 °/₀₀.

ANHYDROTIQUES

Sueur des pieds ou sueurs fétides. — Lavage à *l'eau blanche*

— Semelles de papier à filtrer ou de toile, trempées dans
une solution de *permanganate de K* à 1 °/₀. Renou-
veler chaque jour.
— Badigeonnage quotidien avec cette solution à 1 ou 5 °/₀

— *Formol* (VAILLARD, FOLDIASSON ET VIELA). *Employer
la solution pure à 40 °/₀. 3 applications le premier jour,
une le lendemain. Guérison pour 3 semaines. S'il y a
plaie, diluer à 4 ou 10 °/₀.*

— Saupoudrer avec :

Poudre de talc..................... 90 gr.
Oxyde de zinc......... .... 10 gr.
Acide salicylique................... 1 gr.
Dermatol .... 5 gr.
Poudre de benjoin.......... .... 5 gr.

ou :

Poudre de riz	30 gr.
Talc	5 gr.
S. n. de bismuth	15 gr.
Permanganate de K	5 gr.

— Badigeonnage quotidien avec une solution saturée alcoolique ou éthérée d'acide picrique.

— Lavages plusieurs fois par jour avec :

— Tanin	1 gr.
Alcool	250 gr.

— Teinture de belladone	15 gr.
Eau de Cologne	120 gr.

— Acide chromique	5 gr.
Eau distillée	100 gr.

Un à 5 badigeonnages à une semaine d'intervalle.

Sueurs des tuberculeux. — *Sulfate d'atropine.* Granules au 1/4 de milligr.

Trois à quatre : un toutes les deux heures.

— *Tellurate de soude :* 0,02 à 0,05 maximum, en pilules de 0,01 cg.

— *Poudre d'agaric :* Un cachet de 0,20 à 0,30, au coucher.

— *Agaricine :* Une pilule de un centigr. à 6 h. et minuit.

— *Acide camphorique :* 1 à 3 gr. en cachets. Pronostic grave, si le médicament reste sans effet.

— *Camphorate de pyramidon :* 0,50 cg. en cachets.

— *Phosphate de chaux tribasique :* 4 à 8 gr. par jour (POTAIN).

— *Acétate de thallium :* 3 à 4 pilules de 0.10 cg. prises à 3 jours d'intervalle empêchent les sueurs pendant un mois. Inconvénient de faire tomber les cheveux.

— *Sauge :* Infusion à 12/250 et même 10 %. Action au bout de 2 h.   [LIÉGEOIS].

ANTIPYRINE (POUR FAIRE TOLÉRER L').

Aussitôt après avoir avalé une cuillerée à soupe
de la solution :

    Antipyrine..........................   4 gr.
    Bicarbonate de soude.............   2 gr.
    Sirop de sucre...................   15 gr.
    Eau............................   45 gr.

absorber une cuillerée de la préparation suivante :

    Acide citrique....................   2 gr.
    Sirop de limon...................   15 gr.
    Eau............................   45 gr.

                              (COMBEMALE).

AORTITE.

Aiguë. — Au moment des crises, injection de *mor-*
phine ou inhalations de *nitrite d'amyle*.

Ventouses scarifiées *loco dolenti*.

Quand les crises sont moins aiguës, révulsifs
(vésicatoire, pointes de feu); pendant la période
de crises et contre l'éréthisme cardiaque, administrer les bromures :

    Bromure de potassium............⎫
       —   d'ammonium...........⎬   āā 2 gr.
       —   de sodium...........⎭
    Sirop d'éther....................   16 gr.
    Eau de laurier-cerise.............   6 gr.
    Eau de valériane.................   q.s.p. 100 c.c.
                              (ROBIN).

A prendre dans la journée par cuillerées à soupe.

Quand l'éréthisme cardiaque est calmé, diminuer
les doses ci-dessus et y ajouter de l'*iodure de po-*
tassium(0,50 à 1 gr. par jour).

Chronique.—Régime hypotenseur de l'*artério-sclérose*. Voir page 234.

APÉRITIFS.

Tuberculose (au début).

— Trèfle d'eau...................... 10 gr.
   Vin rouge...................... 100 gr.
(Faire bouillir et filtrer).

(A. ROBIN)

Deux cuillerées à soupe, avant le repas.

— Tannate d'orexine............... 0.10 à 0.20 cg.

Pour un cachet. Un au début des deux repas. (Risque d'être irritant pour l'estomac).

— Métavanadate de soude........... 0.03 cg.
   Eau distillée...................... 150 gr.

(A. ROBIN).

Une cuillerée à café, une demi-heure avant les repas.

(Ne pas continuer plus de 4 jours de suite).

— Persulfate de soude............... 1 gr.
   Eau distillée...................... 150 gr.

Une cuillerée à soupe, une demi-heure avant chaque repas.

Paludisme.

Macération de quinquina à 20 %.

Un verre à madère avant les repas.

— Extrait de quinquina............. 40 gr.
   Alcool........................ ⎫
   Glycérine.................... ⎭ àà q. s. p. 100 c. c.

Une cuillerée à café, dans un peu d'eau, un quart d'heure avant les repas.

Neurasthénie.

— Hypophosphite de soude.......... 3 gr.
Sulfate de strychnine............... 0.02 cg.
Sirop simple..................... 150 c. c.

Une cuillerée à soupe, cinq minutes avant les deux prin-
cipaux repas.

— Phosphate de soude..............)
Bromure de sodium................ } āā 2 gr. 50
Sulfate de soude.................)
Eau distillée..................... 210 gr.

Même mode d'emploi.

— Solution de persulfate de soude comme plus haut.

Dyspepsie hypo.

Teinture de noix vomique... 5 gr.
» gentiane.........) āā 2 gr.
» badiane.........)

Dix à vingt gouttes, dans un peu d'eau, un quart d'heure
avant les repas.

— Gouttes amères de Baumé.

Cinq à 10 gouttes.

— Solution de persulfate de soude.
— Phosphate de soude.........)
Sulfate de soude........... } āā 2 gr.
Bromure de sodium........)
Eau distillée............... 150 gr.

Une cuillerée à soupe, dix minutes avant les deux
repas.

Teinture de condurango.....) āā 50 c. c.
Glycérine neutre...........)

Une cuillerée à café, dans un peu d'eau, 1/4 d'heure avant
les repas.

— Infusion de sommités fleuries de sauge à 50 °/₀₀, une
demi-heure avant les repas.

APHRODISIAQUES.

— Eviter les préparations de *cantharides*, qui irritent le tube digestif et l'appareil génito-urinaire.

— Teinture de benjoin..............)
—   cannelle............... } ää 30 gr.
—   vanille...............)

Une à 5 cuillers à café par jour.

— Liqueur d'Hoffmann..............)
Teinture de cannelle............. } ää 4 gr.
—   noix vomique..........)
—   vanille.............. } ää   gr.

VIII à X gouttes, 5 fois par jour.

— Acide phosphorique officinal...)
Ecorce de quinquina pulvérisée) ää 0 gr. 04 centigr.
Camphre pulvérisé.............   0 gr. 012 millig.
Extrait de cascarille...........   Q.S.
                    (WULZER).

Pour 1 pilule : 4 à 15 par jour.

— *Phosphure de zinc : Pilules* à 0,008 mg. = 0,002 phosphore. Une à cinq par jour.

— *Strychnine. Sirop* du codex à 0.005/20. Cinq à 10 gr. par jour.

Granules du codex à 0,001 mg. : deux à cinq par jour.

— *Dans l'impuissance neurasthénique :*

Yohimbin ou son chlorhydrate.....   0,20 cg.
Eau dist. stérilisée..............   10 gr.

Un 1/2 à un c. c. le soir, en injection dans la région de la cuisse ; l'érection se produit vers le matin (Eu-lerburg). Au bout de plusieurs jours de résultat interrompre 1 ou 2 jours.

— *Solution* à 1°/₀. XV à XXX gouttes par jour.
Cette solution perd son efficacité au bout de quelques semaines.

— *Tablettes* à cinq milligr. : 3 par jour.

Chez la femme.

— Extrait de chanvre indien....⎫
—   de noix vomique......⎬ àà 0,02 cg.
—   d'aloès.............. ⎭ 0,06 mg.
Pour une pilule. Trois par jour.

(HAMMOND).

ANAPHRODISIAQUES.

— Bromure de camphre.......... 0,25 cg.
Pour une capsule. Trois à 5 par jour.

ou :

— Bromure de camphre......... 10 gr.
Alcool............... ....⎫
Glycérine...................⎬ àà 75 c. c.
Une à trois cuillerées à café par jour, dans un peu de liquide.

— Extrait aqueux de ciguë......... 0,05 cg.
Pour une pilule. Deux à quatre par jour.

— Lupulin................... 0,05 cg.
Pour un cachet. Deux à quatre par jour.

— Bromure de potassium......... 20 gr.
Eau distillée................. 150 gr.
Deux cuillerées à soupe par jour.

APPENDICITE.

Traitement classique. — Glace sur la région cœcale, en permanence.

— Extrait d'opium................ 0,01 cg.
Pour une pilule : 5 à 15 par jour.

Injection de sérum artificiel.

Diète absolue (Fragments de glace, eau ou champagne par cuillers à café).

Intervention chirurgicale, si la douleur, la fièvre, le pouls ne se sont pas modifiés au bout de deux ou 3 jours.

Traitement de A. Robin. — Rejet absolu de l'opium.

Débarrasser au contraire l'intestin au moyen de 30 gr. *d'huile de ricin* ou 0,40 cg. de *calomel*, en cas d'échec.

Après les premières évacuations, pratiquer des *irrigations intestinales* au moyen d'une sonde molle, avec un litre et demi d'eau bouillie, additionnée de dix gouttes de *teinture de sauge*, pour exciter les contractions intestinales.

Régime lacté absolu.

Si l'hyperesthésie de la peau est très douloureuse, pratiquer au niveau du cœcum, des frictions douces avec *l'onguent mercuriel belladoné*.

En cas de vives douleurs, injection de un demi à un centigramme de chl. de morphine.

Provoquer une selle journalière, par un lavement ou l'huile de ricin.

(Sur 250 malades ainsi soignés, 244 ont été guéris par ce traitement exclusivement médical et qui est en opposition absolue avec les idées régnantes).

ARSENICAUX (CONTRE-INDICATIONS DES).

Diarrhée.
Affections du foie.
Affections organiques du système nerveux.

ARTÉRIO-SCLÉROSE.

Générale. — Vie paisible. Eviter tous les efforts.
Régime lacto-végétarien.
Médication hypotensive. Voir page 234.

— *Sérum de Truncceck.*

Sulfate de soude..............	0 gr. 41 cg.
Chlorure de sodium...........	4 » 92 cg.
Phosphate de soude...........	0 » 15 cg.
Carbonate de soude..........	0' » 21 cg.
Sulfate de potasse...........	0 » 40 cg.
Eau distillée stérilisée.........	q. s. 100 c. c.

Un à deux c. c. en injections, chaque semaine.

— *Sérum de Luton.*

Phosphate de soude...........	3 à 5 gr.
Sulfate de soude...............	
Iodure de sodium..............	} àà 10 gr.
Eau distillée stérilisée.........	q. s. 100 c. c.

Un à deux c.c. en injections, chaque semaine.

— Iodure de potassium...........	5 à 10 gr.
Sulfate de spartéine	0,40 cg.
Sirop d'éc. d'or. am..	300 c. c.

*Une cuiller à soupe au début des deux principaux repas
pendant 20 jours par mois.*

— Extrait fluide d'hydrastis canadensis.
L à C gouttes par jour.

Cérébrale. — En plus de la médication générale, faire
de la *révulsion intestinale* à l'aide des drastiques,
qu'on conseillera tous les huit ou quinze jours :

5 à 15 gr. *d'eau-de-vie allemande.*

Dans l'intervalle, prendre tous les 3 ou 4 jours, à
jeun un verre d'eau purgative saline (Hunyadi-Janos ;

Apenta ; Carabana, etc...) ou une des pilules suivantes, au coucher :

   — Aloès.............................. 0,05 cg.
     Podophylle...................... 0,02 cg.
     Extrait de belladone............ 0,01 cg.
Pour une pilule.

Révulsion cutanée au moyen de frictions ou compresses alcooliques, d'applications de teinture d'iode, etc...

Nephro-Sclérose (ET BRUIT DE GALOP). Ne pas chercher d'emblée à tonifier le cœur ; mais le soulager, en favorisant la diurèse.
Régime lacté absolu pendant 8 à 15 jours ou Képhir si le lait est mal toléré.

   — Théobromine.................... 0,50 cg.
Pour un cachet : 5 à 5 par jour, selon la tolérance (céphalée).

Quand l'hypertension diminue et que le second bruit aortique est moins claquant et le pouls moins serré, passer au régime lacto-végétarien et tonifier alors le cœur, qui ne rencontre plus d'obstacle. Donner la *digitaline, à petites doses* (X à XV gouttes par jour de la solution alcoolique de digitaline crist. à $1^o/_{oo}$) ou la *digitale*, si le malade est infiltré (la digitale totale étant plus diurétique que la digitaline).

     Poudre de f. de digitale......... 0,75 cg.
     Eau distillée.................... 180 gr.

     Faire macérer 24 h., filtrer et ajouter :
     Sirop des cinq racines .... 50 gr.
A prendre 5 cuillerées à soupe par jour.

Quand la digitaline ne soulage plus le malade, s'adresser aux autres toniques cardiaques. Pendant 8 jours, XV gouttes de teinture de *cratægus oxya-*

cantha, à 10 h. et 4 h. ; la semaine suivante, deux
milligr. d'*extrait de strophantus*, par jour, en deux
pilules ; puis :

Extrait de convallaria malalis.   0,15 cg.
Sulf. de spartéine...............   0,05 cg.

Pour une pilule, deux par jour avant le repas.

Continuer la théobromine, pendant l'administration de ces médicaments.

Dans les cas urgents, pratiquer matin et soir une
injection sous-cutanée avec :

Huile d'olives stérilisée.........   10 gr.
Camphre.......................   2 gr. 50

Si le danger est pressant, on usera d'éther camphré :

Camphre.......................   2 gr. 50
Ether sulfurique.............   10 gr.

2 à 3 injections par jour.

(D'après HUCHARD).

ARTHRITISME. — HERPÉTISME

CHEZ L'ADULTE.—Régime antidyspeptique. Voir p. 475

Exercice modéré et régulier.

Hydrothérapie. (Douches écossaises, douches
froides très courtes). Bains de rivière de 3 à 5
minutes, bains froids de moins d'une minute.

Lotions à l'eau froide, additionnée d'eau de
Cologne ou d'alcool.

Traitement hydro-minéral. Dans la période
des désordres nerveux, conseiller *Bourbon-Lancy,
Bains, Luxeuil, Néris, Plombières.*

S'il existe en même temps une anémie prononcée, conseiller *Forges, Spa, Schwalbach*. S'il existe un certain degré de lymphatisme, la *Bourboule, Bourbon-l'Archambault, St-Nectaire*.

Contre les dermatoses, concomitantes, eaux sulfureuses : *Cauterets, Eaux-Bonnes, Luchon, Uriage*. Contre les lésions articulaires, *Aix-en-Savoie*. Contre les affections bronchiques, *Allevard*.

Traitement médicamenteux, contre les troubles vaso-moteurs (migraine, névralgie, bruissement d'oreille) :

Sulfate neutre de quinine : 0,75 à 1 gr. 25 et jusqu'à 3 gr. par jour.

(Accessoirement le bromure de *potassium* et *l'opium*.)

Contre les poussées aiguës des articulations, de la peau, des muqueuses, des phlébites :

Antipyrine. .... jusqu'à 3 gr. par jour.

(Pas de salicylate de soude, qui ne convient qu'au rhumatisme franc).

Quand la douleur est vive, le pouls accéléré et l'excitation nerveuse prononcée, donner :

Teinture de semences de colchique : 2 à 4 gr. par jour.

Contre les reliquats des poussées articulaires :

Iodure de potassium....... 2 à 4 gr. par jour

Alterner avec :

Liqueur de Fowler : Quatre à six gouttes, deux fois par jour aux repas.

Contre l'artério-sclérose au début:

Iodure de potassium....... 1 gr. par jour.

(D'après LANCEREAUX).

Chez l'enfant. — Alimentation réglée, à heures
fixes ; laitages, œufs, viandes tendres, bien cuites,
à un seul repas ; légumes très cuits ou en purée ;
fruits cuits ou en purée ; fruits cuits ou bien mûrs.
Pas de viande en excès, pas de viande avancée, ni
de gibier, ni de crustacés ; pas d'épices, de vin,
de café, de thé.

Comme boisson : le lait à tous les repas, et, quand
l'enfant s'en lassera, de la bière légère, amère,
coupée d'eau.

S'il y a déjà eu des manifestations (rhumatismes, névralgies, migraines, asthme, etc.), donner, un mois
sur deux, pendant quinze jours, avant les repas,
dans un peu d'eau, une à quatre gouttes de *liqueur
de Fowler* ; et pendant quinze jours, avant chaque
repas, une cuillerée à café de la préparation :

Iodure de sodium................   5 à 10 gr.
Sirop d'écorce d'orange amère.   200 gr.

Et le mois suivant donner aux repas de l'eau de
Vals.

Deux jours par semaine, suspendre le traitement et
donner, le matin, dans un quart verre d'eau,
une cuillerée à café de :

Soufre sublimé................ ⎰
Crème de tartre................ ⎱ ââ 20 gr.
Magnésie....................... ⎱
Essence d'anis................   1 gr.

Vêtements de laine, flanelle, endurcissement aux variations de température par des pratiques hydrothérapiques et des frictions, le matin, sur tout le
corps, avec un gant de flanelle ou de crin.

Vie au grand air, dans un climat et un logement secs.

Exercice, vie active, gymnastique, équitation, es-
crime, jeux, etc., et pas trop de sédentarité.

Pas de surmenage intellectuel.

En été, station d'altitude moyenne.

(D'après PÉRIER).

ASCITE

Veineuse mécanique. *(Par troubles de circulation de la veine porte et de la veine cave).*

En cas de cardiopathie, régime lacté absolu. Diurétiques toni-cardiaques : *(digitale, seille, caféine).*

Ponction lente entre l'épine iliaque antéro-supérieure et l'ombilic faite avec toutes les précautions antiseptiques désirables et précédée d'une injection toni-cardiaque, en vue de prévenir la syncope :

> Sulfate de spartéine............ 0,50 cg.
> Eau distillée stérilisée............ 10 gr.

Intervention chirurgicale, en cas de tumeur.

Péritonitique. *(Par inflammation. aiguë ou chronique de la séreuse ou par la présence de tumeurs végétantes intra-abdominales.*

Traitement causal ou chirurgical *(Tuberculose. Voir page 345).*

Dyscrasique. *(Par néphrite ou cachexie).*

Traitement purement palliatif.

ASPHYXIE LOCALE DES EXTRÉMITÉS.

Courants continus.
Contre la douleur :

> Baume tranquille.............................. 150 gr.
> Laudanum de Rousseau.............. } áá 10 gr.
> Chloroforme................................. }

Ou :

        Alcool camphré................... } àà 100 gr.
        Baume de Fioraventi............ }
        Laudanum de Rousseau.......... } àà 10 gr.
        Ether acétique.................. }

Pour agir sur la contractilité des vaisseaux :

        Sulfate de quinine.............. 0.25 cg.

Pour un cachet. Deux par jour, aux repas.

Contre l'élément nerveux :

        Bromure de sodium,...........,   20 gr.
        Sp d'éc. d'or. am...............   300 c. c.

Deux cuillerées à soupe par jour.

Alterner avec la préparation suivante :

        Suc de valérianne................   40 gr.
        Eau distillée................... q.s. p. 300 c. c.

Une cuillerée à soupe, matin et soir.

ASTHME

Essentiel. *Traitement de l'accès.* — Si l'accès est violent, injection de 0,01 cg. de *chl. de morphine.*

Dans les cas moyens, faire respirer au malade
des vapeurs de *solanées* en combustion :

        Feuilles de belladone pulv..... } àà 10 gr.
          —   — stramoine,......... }
        Nitrate de potasse.............   2 gr.
        Opium pulvérisé................   1 gr.
Une cuiller à café dans une soucoupe, à allumer.

   — Iodure d'éthyle : X à XXX gouttes, en inhalations.
                                        (G. Sée).

— Teinture de lobélie............   4 gr.
Sirop de morphine...........   30 gr.
Eau de laurier-cerise..........   10 gr.
Eau de laitue.................   90 gr.

(D'après LAUBRY).

Une cuillerée à soupe par demi-heure, jusqu'à quatre.

Traitement de la diathèse. — Régime lacto-végétarien.

— Iodure de potassium..........
Teinture de lobélie............   ȧȧ 10 gr.
Sp d'éc. d'or. am............   300 c. c.

(HUCHARD).

A prendre deux fois par mois, en deux périodes de 10 j. (une cuillerée à soupe au début des deux repas) entre lesquels on prendra :

Arséniate de soude............   0,05 cg.
Eau distillée..................   300 gr.

Une cuillerée à soupe avant les deux repas.

Si l'agitation nerveuse est marquée :

Suc de valériane (1)...........   10 gr
Eau distillée..................   q.s.p. 150 c. c.

Deux à 3 cuillerées à soupe par jour.

Si la sécrétion bronchique est trop abondante, interrompre l'iodure et prescrire :

Extrait de Datura...................   5 milligr.
—   belladone.............   0.01 cg.
—   d'opium................   5 milligr.

Pour une pilule. Trois ou quatre par jour.

Conseiller une saison dans une station sulfureuse (*Cauterets, Bagnères-de-Bigorre, Challes, Allevard, Enghien, St-Honoré*). Recommander la *Bourboule*

______

(1) Correspond à son poids de plante fraîche : est *très actif* et n'a qu'une faible odeur (POUCHET).

aux herpétiques et le *Mont-Dore* aux emphysémateux.

Infantile. — Fréquemment causé par des troubles locaux (végétations) ou digestifs. Surveiller le régime, en conséquence :

Au moment de l'accès, injection d'un milligr. de chl. de morphine, par année d'âge, dans les cas violents.

ou faire respirer des vapeurs de *solanées* en combustion, comme plus haut.

ou quelques gouttes d'*iodure d'éthyle*, sur un mouchoir.

Après l'accès, si les bronches restent embarrassées, donner un vomitif ou :

Poudre de Dower.....................	0.05 cg.
Sucre pulv...........................	0.50 cg.
	(COMBY).

Pour un paquet. Quatre à cinq par jour, pendant 4 ou 5 jours, pour un enfant de 5 ans.

Ou :

Teinture de belladone..............	
Teinture de drosera................	āā 3 gr.
Alcoolature de racines d'aconit.....	

Trois à quatre gouttes, trois fois par jour, pour un enfant de 2 ans.

Pour prévenir le retour de l'accès, traitement alternativement *ioduré* et *arsenical* comme pour l'adulte. Affusions froides ou tièdes et médicaments nervins chez les nerveux.

Cardiaque. — Réduire l'encombrement pulmonaire, par une saignée ou des ventouses scarifiées.

Calmer l'excitation de l'élément nerveux par des

inhalations d'éther [ou des injections de *mor-phine* ou d'*héroïne* (cinq milligr.) au moment de l'accès. Entre temps, prescrire la *valériane* (suc de valériane : 2 à 4 gr. par jour, en potion).

Tonifier le cœur, par des injections d'*huile camphrée* et de *caféine* ; par la *théobromine* (1 gr. 50) par jour, en 3 cachets ; par la *digitaline cristallisée* (1/4 de milligr., 4 jours de suite).
A titre préventif, régime lacté d'abord, déchloruré ensuite.

(MERKLEN).

ASTRINGENTS.

Coryza aigu.

  Chlorhydrate d'adrénaline............ 1 °/₀₀
Pour badigeonnages de la cavité nasale.

Conjonctivite catarrhale.

  Solution de chl. d'adrénaline à 1 °°/₀₀ 2 gr.
  Eau distillée........................ 6 gr.
Instiller quelques gouttes, plusieurs fois par jour.

Leucorrhée. — Injection chaude bi-quotidienne avec 20 gr. de *tannin*, d'*alun* ou d'*alumnol* ou 2 gr. de *sulfate de cuivre* ou 20 gr. d'*acétate* de plomb pour deux litres d'eau, ou avec un décocté de *racines de tormentille* à 50 °/₀₀, de *feuilles de noyer* à 20 °/₀₀, de *roses de Provins*, de *feuilles d'eucalyptus*,

  Ou :
  Chlorate de potasse............... 30 gr.
  Teinture d'opium................... 30 gr.
  Eau de goudron..................... 470 gr.
HENKE.

Deux cuillerées à bouche dans un litre d'eau matin et soir.

Le soir, introduire haut dans le vagin, un tampon imbibé de :

Glycérine......................... 100 gr.
Acide lactique.................... 10 gr.

Contusions. — *Acétate de plomb,* sous forme d'*eau blanche* ou d'*eau de Goulard,* en compresses.

Impetigo: — Eau d'Alibour, coupée du tiers au dixième.

ATROPINE (CONTRE-INDICATIONS DE L').

Ulcération de la cornée, avec menace de perforation.

Dans tous les cas où la tension oculaire est augmentée.

B

BAINS MÉDICAMENTEUX.

Dermatoses aiguës *(Bains émollients).*

Bain de son. 1 à 2 kilogrammes de son pour un bain;

Bain d'amidon. Amidon 500 grammes, eau 1.000 gr. que l'on ajoutera à l'eau du bain;

Bain de gélatine. On mêlera à l'eau du bain 2 livres de gélatine;

Bain émollient de Cazenave :

Espèces émollientes............ 2 000 gr.
Graines de lin................. 250 gr.
Eau............................ 5.000 gr.

On fait bouillir, on passe, on exprime et l'on verse dans l'eau du bain.

Ichthyose *(Bain glycériné)*.

    Glycérine......................... 56 gr.
    Gomme adragante............. 20 gr.

Prurits. Psoriasis. Lichen *(Bains alcalins)*.

A faible dose (125 grammes de *carbonate de soude*), c'est un *calmant* ; à haute dose (500 à 1.000 grammes de carbonate de soude), il devient un *irritant* et un substitutif véritable).

Voici une formule qui a réussi à Cazenave dans les prurits et a amélioré le psoriasis et le lichen.

    Bicarbonate de soude........ 1.000 gr.
    Chlorure de sodium........... 30 gr.
       — de calcium......... 150 gr.
    Sulfate de calcium............. 150 gr.
       — de magnésie........... 45 gr.
       — de fer.................. 2 gr.

Au lieu de carbonate de soude, on peut se servir d'*eau de lessive* (60 grammes à 120 grammes pour effets calmants, 350 grammes à 450 grammes pour effets excitants) ou de *bain au borax* (80 grammes à 190 grammes par bain). Il est bon d'ajouter 30 grammes d'acide tartrique dans ces différents bains, afin d'augmenter la quantité d'acide carbonique mis en liberté.

Sous le nom de *bain de Plombières*, on prescrit la formule suivante, qui réussit dans les prurits et le pityriasis versicolor (Cazenave).

Bain de Plombières :

Carbonate de soude	58 gr.
Sulfate de soude	37 gr.
Na Cl	17 gr.
Gélatine	17 gr.

— *(Bains aromatiques).*

Bains de *tilleul* (200 gr. à 500 grammes de fleurs), de *camomille*, de *menthe poivrée*, de baies de *genièvre*, d'extrait de gemmes de *pin* (150 grammes à 200 grammes contre les prurits).

Voici une formule qui pourra convenir et représente une formule de Leslie simplifiée.

Huile de romarin	1 gr.
— de lavande	1 gr.
— de thym	1 gr.
Teinture de quassia amara	50 gr.
Carbonate de soude	300 gr.

Séborrhée. Eczémas secs. Prurits. Gale. Erythème tenace. Pemphigus. *(Bains sulfureux).*

Le bain sera à 33°, car il est excitant et risque à 36° ou 37° de produire de l'insomnie ou un léger mouvement fébrile.

Bain au trisulfure de potassium. — A l'état de pureté, le sel est difficile à se procurer : 30 grammes par bain.

Bain au sulfure de potassium. — 25 grammes à 100 grammes, si l'on veut obtenir un effet résolutif et astringent. 100 grammes à 150 grammes, pour un bain irritant et substitutif.

Bain au sulfure de sodium :

Sulfhydrate de soude	30 gr.
Carbonate de soude	30 gr.
Na Cl	30 gr.

Ou bien :

 Sulfure de calcium............... 90 à 120 gr.
 Acide chlorhydrique... .... 60 à 90 gr.
            (LESLIE).

Très actif dans les cas rebelles d'acné, devra être surveillé.

Ou bien :

 Chaux vive .... 1 gr
 Fleur de soufre................. 2 gr.
 Eau........................... 20 gr.
           (VLEMINGKS).

20 à 30 grammes de cette solution dans un bain, pour un enfant, 60 à 90 grammes chez un adulte.

Scrofule. *(Bains salés).*

(1 à 4 kilogrammes de chlorure de sodium par bain).

Affections parasitaires et syphilitiques *(Bains antiseptiques).*

Bain au sublimé :

 Sublimé...................... 20 gr.
 Alcool....................... 50 gr.
 Eau.......................... 200 gr.

Bain phéniqué :

 Phénol....................... 30 gr.

Pour un bain de 300 litres.

Dans l'eczéma vésiculaire rebelle, prescrire le bain suivant :

 Acide phénique................. 10 gr.
 Acétate de plomb............... 250 gr.

Bain boriqué. — 100 grammes à 250 grammes d'acide borique par bain (eczémas infectés, folliculites).

On peut encore prescrire le *bain naphtolé*, 5 gr. à 10 grammes de naphtol préalablement solubilisé dans l'alcool (gale, phtiriase) ; ou le *bain résorciné*, 30 grammes à 90 grammes de résorcine (affections parasitaires) ; ou au *permanganate de potasse*, 10 grammes par bain (pemphigus foliacé, eczéma chronique, ulcérations buccales ou syphilitiques).

Sciatique. Rhumatisme blennorrhagique. *(Bain térébenthiné)*.

     Essence de térébenthine............ 100 gr.
     Emulsion de savon noir............. 200 gr.

Psoriasis *(Bain de goudron)*.

     Goudron de houille................. 300 gr.
     Alcool à 95°....................... 200 gr.
     Ether.............................. 100 gr.

Enduire le malade avec cette solution, laisser sécher, après quoi le malade entre dans le bain suivant :

     Huile de cade...................... 50 gr.
     Jaune d'œuf........................ n° 1
     Extrait fluide de quillaya......... 10 gr.
     Eau Q. S. pour..................... 250 gr.
                                        (BALZER).

Cette émulsion se mélange parfaitement à l'eau du bain. On peut remplacer l'huile de cade par le goudron de Norvège, l'huile de bouleau ou de hêtre.

                                   (D'après TANSARD).

BLENNORRHAGIE.

Aiguë (CHEZ L'HOMME).

Repos. Porter un suspensoir.

Grands bains tièdes.

Tisanes diurétiques (chiendent, tisane des voyageurs, maïs, etc...) ; eaux alcalines, lait. Eviter les épices, le vin pur, la bière, l'alcool.

Contre les érections douloureuses :

> Bromure de camphre............ 0 50 cg.
>
> *Pour un cachet. Un, le soir.*

Aux deux repas, prescrire 5 à 10 capsules de *baume de copahu*, ou d'*essence de santal*, à continuer pendant une quinzaine de jours, ou :

Si les douleurs persistent fortes :

> Salicylate de soude................ 15 gr..
>
> Extrait de belladone.............. 0 » 15 cg.
>
> Eau distillée...................... 60 gr.
>
> Sirop simple..................... 30 gr.
>
> (KLOTZ).
>
> *5 à 6 cuillers à café par jour, dans un peu d'eau.*

Quand les phénomènes douloureux se sont amendés et que la sécrétion est moins épaisse et moins purulente, passer aux injections uréthrales, à pratiquer après avoir uriné et à prendre tièdes :

> Protargol......................... 1 gr.
>
> Eau distillée bouillie............ 100 gr.
>
> — Hermophényl.................... 0 » 50 cg.
>
> Eau distillée bouillie............ 125 gr.
>
> — Sulfate de quinine.............. 1 gr.
>
> S. n. bismuth.................... 5 gr.
>
> Gomme pulv..................... 10 gr.
>
> Glycérine....................... 30 gr.
>
> Eau distillée bouillie............ 100 gr.
>
> (JULLIEN).

Eau oxygénée à 6 vol.

(SCHALL).

— Résorcine...................... 2 gr.
Eau distillée bouillie............ 100 gr.

— Permanganate de potasse......... 0 10 cg.
Eau distillée bouillie............ 100 gr.

— Acétate de plomb............... }
Sulfate de zinc................. } ÀÀ 0, 75 cg.
Glycérine neutre................ 5 gr.
Eau distillée bouillie............ 100 gr.

CHEZ LA FEMME. — Repos au lit, si les phénomènes inflammatoires sont intenses.

—Injection bi-quotidienne au *permanganate de potasse* à 1 %₀ avec chaque fois 4 ou 5 litres de liquide.

— Lavages fréquents de la vulve, dans la journée, avec cette même solution.

—Le soir, ovule au *nitrate d'argent* ou à *l'iohthyol*.

S'IL Y A ENDOMÉTRITE, injections *intra-utérines* quotidiennes avec :

Argentamine...................... 1 gr.
Eau distillée bouillie............ 1 litre

ou :

Lygosine........................ 1 à gr.
Eau distillée bouillie............ 1 litre

(PARADI).

Ou instillations deux ou trois fois par semaine de 2 à 4 c. c. d'une solution de *nitrate d'argent* à 1 %₀, après injection vaginale à l'eau bouillie. Faire suivre d'un tamponnement vaginal antiseptique, à enlever le lendemain.

Chronique. — CHEZ L'HOMME.

> Nitrate d'argent.................... 1 à 2 gr.
> Eau distillée bouillie.............. 50 gr.

Instillations, chaque deux jours, avec 10 ou 20 gouttes, au moyen d'un explorateur flexible, à bout olivaire.

(GUYON).

> — Acide picrique................... 2 gr.
> Eau distillée bouillie............. 100 gr.

(Faire tiédir avant l'emploi).
Instillations chaque jour.

(DERAMOND).

BLÉPHARITES.

Traitement géneral. — Combattre avant tout la diathèse : chez les scrofuleux, ordonner l'huile de foie de morue, les bains salés, les stations maritimes salines, Salies de Béarn ; chez les arthritiques, une saison à Uriage, Challes, Luchon, et l'antisepsie intestinale chez les auto-intoxiqués.

Prescrire un régime d'où seront exclus tous les aliments excitants et les alcools. Au besoin, le régime lacté absolu pendant quelque temps ; interdire les endroits où l'on fume et dont l'air est confiné ; recommander une hygiène régulière.

Traitement local. — BLÉPHARITE ÉRYTHÉMATEUSE.

Dans la journée, compresses chaudes *d'eau boriquée.*

Le soir, appliquer des pommades en commençant par la moins irritante, la *vaseline neutre* ou un mélange à parties égales de *vaseline et lanoline* d'abord, puis lorsque le malade ira mieux, la pommade au *précipité blanc.*

> Vaseline neutre...................... 5 gr.
> Précipité blanc...................... 0 » 10 cg.

Le traitement sera poursuivi tant qu'il existera de la rougeur et continué au moins trois semaines après sa disparition. A la moindre rechute il sera repris.

Il peut arriver que la forme érythémateuse soit le début d'un *orgelet* ou d'un *chalazion* ; dans ce cas, les pommades ne conviennent pas, mais *l'antisepsie* et les *applications chaudes*. Le cataplasme Langlebert remplit bien ce but, il s'applique le soir et s'enlève le lendemain matin.

— BLÉPHARITE ECZÉMATEUSE.

Traitement hygiénique essentiel. Eviter la fatigue, les écarts de régime et la constipation.

Blépharite de moyenne intensité. — Simple nettoyage à l'eau bouillie tiède et compresses au cyanure d'hydrargyre au 10.000e pas trop chaudes.

Si le catarrhe conjonctival n'est pas complètement guéri, employer les pommades suivantes, classées d'après le degré de réaction qu'elles déterminent :

Axonge fraîche seule.

Vaseline neutre.

Vaseline neutre..............................	5 gr.
Oxyde de zinc..............................	0,10 cg.
Vaseline neutre..............................	5 gr.
Précipité blanc..............................	0,10 cg.
Vaseline neutre..............................	5 gr.
Oxyde jaune d'hydrargyre finement porphyrisé..............................	0,10 cg.
Vaseline neutre..............................	5 gr.
Précipité rouge..............................	0,03 cg.
Vaseline neutre..............................	5 gr.
Acide phénique..............................	0,05 cg.

Vaseline...................... ⎫ āā 5 gr.
Lanoline..................... ⎭

Huile de cade..................... 0,10 cg.

Huile d'olive.................. ⎫ āā
Huile de bouleau............... ⎭

Vaseline neutre... .... 5 gr.
Ichtyol........................... 0,05 cg.

On commencera donc au premier échelon et l'on essayera successivement les autres, jusqu'à la guérison. Il ne faut pas s'effrayer, s'il existe un peu de réaction, et l'on persévérera un ou deux jours ; mais si, dès le début, il se produit une violente irritation, c'est qu'il s'agit de la deuxième forme ou :

Blépharite aiguë irritable.

Le but sera de revenir au type moyen :
Trois choses s'imposent, il faut :

1. *Calmer l'irritation*, par des lavages à l'eau bouillie ou avec une solution salée, en appliquant en même temps des ouataplasmes. Quelquefois, ce dernier traitement détermine une poussée aiguë, il faut alors se contenter des lavages à l'eau bouillie, puis avec de l'eau additionnée de 10 p. 1.000 de bicarbonate de soude. Quand le malade ne réagit plus, recourir aux antiseptiques.

2. *Guérir les ulcérations* qui sont la cause de la chute des cils ; il faudra arracher tous ceux qui sont malades, pour permettre à d'autres de repousser, désinfecter soigneusement les ulcérations, puis appliquer des antiseptiques en compresses. Il est quelquefois bon de toucher les bords des paupières avec une *solution de nitrate d'argent* à 2 p. 100.

3. *Atténuer les symptômes douloureux*. Poudrer le bord des paupières avec de la *poudre d'ami-*

don, du *talc* ou un mélange de 10 parties de *craie préparée* et de 1 de *bicarbonate de soude*. Les lavages à l'eau très légèrement alcoolisée ou mentholée sont assez bien supportés A l'intérieur, *sulfate de quinine*.

L'irritation calmée, il faut revenir au type précédent de moyenne intensité et traiter comme il est indiqué plus haut.

Forme chronique ou torpide. — D'emblée on emploiera les antiseptiques et les pommades, même un peu fortes. L'irritation se produit-elle ? On reviendra au traitement de la forme moyenne ou même de la forme aiguë. La guérison obtenue, on surveillera les récidives.

BLÉPHARITE PITYRIASIQUE OU SÉBORRHÉIQUE.— Simples lavages à la boricine et pommades à *l'oxyde de zinc* ou à *l'oxyde jaune*. Les démangeaisons pourront être calmées par des lotions avec :

      Eau................................. 500 gr.
      Acide phénique...................... 2 gr.

BLÉPHARITE HYPERTROPHIQUE. — Doit être traitée comme la précédente. Si l'hypertrophie est trop prononcée, on peut sacrifier le bord des paupières, ou même les perforer complètement avec le thermo ou le galvano-cautère.

BLÉPHARITE ULCÉREUSE. — Il faudra faire tomber les croûtes pendant la nuit, au moyen de cataplasmes aseptiques, qu'on remplacera par des compresses au sublimé ou à l'eau phéniquée le matin : épiler ensuite soigneusement tous les cils malades. Les savonnages au *protargol* peuvent être essayés, de même que les cautérisations légères à la teinture d'iode ou au nitrate d'argent.

Quand l'épiderme sera reconstitué, la blépharite pourra être traitée comme les autres variétés, avec les pommades.

BLÉPHARITE PHTYRIASIQUE. — On enlèvera les pédiculi ou les lentes, et on prescrira des lavages au sublimé à 1 p. 5.000. Au besoin on appliquera l'onguent mercuriel.

De tout ceci, il résulte qu'il n'existe pas un traitement, mais des traitements pour les blépharites et que cette maladie nécessitera, plus qu'aucune autre, du tact, des tâtonnements et de l'expérience.

(D'après TROUSSEAU, in *Gazette des Hôpitaux*).

BOUCHE

Fétidité buccale.

    — Eau de laurier-cerise.............. 200 gr.
    Teinture de benjoin .... 100 gr.
    Teinture de patchouli............ ......   50 gr.
    Liqueur de Labarraque...........   30 gr.

Une cuillerée à soupe, trois fois par jour, dans un verre d'eau, en gargarisme. (Bull. gén. de thérap.)

    — Mâcher des feuilles de *sauge* fraîches.   (LIÉGEOIS).

    — Saccharine.......................) ̄aa̅   1 gr.
    Bicarbonate de soude.. ......)
    Acide salicylique................. ....   4 gr.
    Alcool............................. 200 gr.

Quelques gouttes dans un verre d'eau, en gargarisme.
                              (DUJARDIN-BEAUMETZ).

Aphtes.

    — Acide salicylique.................. .....   1 gr.
    Glycérine..................... ....   30 gr.

Pour badigeonnages.

    — Borate de soude......... ......   3 gr.
    Glycérine....................   30 gr.

Pour badigeonnages.

— Eau oxygénée à 12 vol.

Pour attouchements.

— Infusion forte de *prêle*, en applications externes (DE MONTMOLLIN) contre les aphtes rebelles.

Ulcérations tuberculeuses.

— Poudre de bleu de Méthylène, en applications locales et quotidiennes.   (RÉNON et GÉRAUDEL).

Muguet.

    — Borate de soude..................... 3 à 10 gr.
      Glycérine ou miel rosat........... 30 gr.
Pour badigeonnages quatre ou cinq fois par jour.

    — Bicarbonate de soude............. 3 à 10 gr.
      Miel rosat....................... 30 gr.

— *Suçon boriqué*, chez les petits enfants.
                    (ESCHERICH).

On prend un petit tampon de coton aseptique, on l'imprègne d'acide borique finement pulvérisé et additionné d'une petite quantité de saccharine, en utilisant chaque fois 0 gr. 20 environ d'acide borique en poudre, puis on le renferme dans un petit sac de soie ou de batiste soigneusement stérilisé, et on l'introduit dans la bouche de l'enfant, qui d'ordinaire le garde volontiers, en le suçant dans les intervalles de tétées et parfois même pendant le sommeil.

    — Nitrate d'argent.................... 1 gr.
      Eau distillée...................... 30 à 100 gr.
                    (MAYOUD).
Un badigeonnage en 24 heures.

Stomatites. BANALE. — Eau oxygénée à 12 vol.

5 à 5 cuillers à soupe par verre d'eau bouillie, pour gargarismes.

— **Gangréneuse** — Eau oxygénée à 12 vol.

Applications locales et prolongées, à l'aide de tampons d'ouate hydrophile. En outre, gargarismes avec eau oxygénée à 6 vol.

(GODET).

— **Hydrargyrique.**

— Chlorate de potasse............:......	4 gr.
Eau distillée	60 gr.

Pour badigeonnages, plusieurs fois par jour.

— A l'intérieur, 2 à 6 gr. de chlorate de potasse, à cause de son élimination par la salive :

Chlorate de potasse..............	2 à 6 gr.
Sirop de limon ou de framboise.	30 gr.
Eau distillée...................	150 gr.

(HERPIN).

A prendre dans la journée.

— Gargarismes à l'*eau oxygénée* à 5 %.

— **Ulcéreuse et diabétique.**

Alcoolature de cochléaria....	10 gr.
Teinture de quinquina.......	8 gr.
— cachou...........	4 gr.
— benjoin.........	2 gr.
Eau de Botot.................	200 gr.

(J. SIMON)

Une à 2 cuillers à soupe dans un verre d'eau pour gar_ garismes.

— Eau oxygénée à 12 vol.

Pour applications avec un tampon d'ouate.

— **Ulcéro-membraneuse.**

— Acide chromique.............	}
Eau distillée.................	} àà 15 gr.

Pour badigeonnages, une ou deux fois par jour, avec un tampon d'ouate légèrement imbibé. Faire rincer soigneusement la bouche, ensuite :

— Chlorate de potasse.............   6 gr
Alcoolature de cochléaria....   30 gr.
Sirop de quinquina..........   60 gr.
Décoction de quinquina........   250 gr.

(JACCOUD).

Pour gargarismes.

— Acide lactique.................   10 gr.
Eau...........................   20 à 30 gr.

(TENNESON).

Pour badigeonnages trois fois par jour.

Brûlures. — SUPERFICIELLES. — Décoctions de graine de lin, guimauve, pavots, pour gargarismes.

— Petits morceaux de glace dans la bouche.

— LOCALISÉES.

Borate de soude..................   1 gr.
Chloral hydraté..................   0,50 cg.
Glycérine........................   30 gr.

Ou :

Menthol..........................   1 gr.
Goménol..........................   10 gr.
Huile d'olives.... ⎫
Eau de chaux.. ⎬ àà   30 gr.

En badigeonnages *(Journal des Praticiens).*

Leucoplasie bucco-linguale.— Supprimer toutes les causes d'irritation (tabac, alcool, mets épicés) et soigner les dents.

Éviter les caustiques (acide chromique, salicylique, lactique, nitrate d'argent, teinture d'iode) qui sont trop irritants et exposent aux dégénérescences.

Éviter le traitement mercuriel, même s'il y a eu syphilis. Donner seulement *l'iodure* par périodes de 10 jours, à dose moyenne (1 à 2 gr.)
Bains de bouche avec de *l'eau boriquée* à 4 %,

bicarbonatée à 2 %, *salicylée* à 1 %, quatre ou cinq fois par jour.

— Après chaque bain, badigeonnage avec :

Hydrate de chloral................	1 gr.
Menthol..........................	0,25 cg.
Borax............................	20 gr.
Glycérine neutre.................	100 gr.

(VIAUD).

S'il y a des fissures et des excoriations, sécher, après le bain, avec un linge fin et appliquer à l'aide d'un pinceau :

Acide chromique.................	0,30 cg.
Eau distillée	30 gr.

Se rincer ensuite la bouche.

Conseiller une saison à *St-Christau* (Basses-Pyrénées).

— Si la plaque est limitée, l'enlever au *thermocautère*.

BRONCHITES

Bronchite aiguë. (ADULTES). — A. Robin conseille d'abord *l'ipéca* (1 gr. 50 en trois fois). S'il y a, après les vomissements, des signes d'asthénie cardiaque, prescrire la potion cordiale du Codex ou :

Teinture de cannelle............	10 gr.
Extrait de quinquina............	4 gr.
Sirop d'éc. d'or. am............	
Glycérine......................	àà 75 c. c.

A prendre dans la journée.

— Faciliter l'expectoration, au moyen de la potion suivante :

Benzoate de soude..................   3 gr.
Oxyde blanc d'antimoine..........   6 gr.
Sirop d'ipéca.......................   20 gr.
Julep gommeux..................   q. s. 180 c. c.

A prendre 4 cuillers à soupe par jour.

— Si la toux est fatigante et quinteuse, ordonner :

Extrait d'opium...................
Extrait de datura...............   } àà cinq milligr.

Pour une pilule. Quatre par jour.

Ou :

Sirop de codéine................   90 c.c.
Dionine.........................   0,20 cg.

4 à 6 cuillers à café en 24 h.

— Antithermiques, si la fièvre est prononcée.
— (VIEILLARDS). — S'occuper surtout du cœur et
  des complications pulmonaires à craindre.
Éviter les vomitifs, qui affaibliraient le malade.
Ventouses sèches. Cataplasmes sinapisés.
Digitaline cristallisée : un quart de milligr. par
  jour pendant quatre jours, ou un dixième, pen-
  dant 10 jours.
Potion expectorante comme plus haut.

— ENFANTS.

Si la température atteint 39°, donner des bains
  chauds, à 35° environ, pendant dix minutes.
  Prendre la température toutes les 3 heures.
— Cataplasme sinapisés ou bains sinapisés.
— Si la poitrine est très encombrée, donner un
  vomitif :

Sirop d'ipéca.....................   30 gr.
Poudre d'ipéca...................   0.10 par année

*Une cuiller à café, de cinq en cinq minutes, jusqu'à
vomissement (effets très variables).*

Dans la journée, une cuiller à café chaque heure de la potion :

    Acétate d'ammoniaque.............   1 gr. par année
    Sirop de fl. d'oranger...........   60 cc.

Faciliter la fluidification des sécrétions bronchiques au moyen de la potion suivante :

    Oxyde blanc d'antimoine..........   1 gr.
    Benzoate de soude................   1 gr.
    Julep gommeux....................   120 c. c.

A prendre huit cuillers à café par jour (enfant de 5 ans).

Bronchite capillaire infantile.

Bains sinapisés.

Asseoir fréquemment l'enfant pour éviter la congestion des poumons.

Rendre l'air de la chambre humide, en tenant constamment sur le feu une casserole d'eau contenant deux cuillers à soupe de mélange :

    Eucalyptol.................. ....)
    Gaïacol................................. } àà 10 gr.
    Menthol................................)
    Alcool................................. q. s. 150 c. c.

Stimuler l'enfant au moyen de l'*acétate d'ammoniaque* (1 gr. par jour) ou de l'*extrait de quinquina* (0,50 par année) ou de la *liqueur d'Hoffmann* (0,50 à 1 gr. par année) ou des injections d'*huile camphrée éthérée* (1/2 à 1 c. c.)

— Favoriser la contraction des muscles bronchiques, au moyen de l'*ergotine* soit en injection hypodermique, (0, 05 cg d'ergotine Yvon par année), soit en potion :

    Ergotine Yvon....................   0,05 cg. par an.
    ou : Ergotine Bonjean............   0,10 cg.
    Sirop simple.....................   q. s.

— Enveloppement humide permanent du thorax.
Pièce de gaze en huit ou dix doubles, trempée
dans l'eau, à la température de la chambre
et appliquée autour du thorax. Recouvrir
de taffetas et d'ouate et maintenir le tout à
l'aide d'une bande. Renouveler toutes les 3 ou
4 heures.

Bronchite chronique (ADULTES). — S'enquérir de la cause
et la soigner avant tout (goutte, arthritisme,
albuminurie, cardiopathie, etc...)
Ensuite, modifier la toux, si elle est fréquente et
nocturne, par une des préparations suivantes :

> Sirop de codéine................... 150 c. c.

Deux à 3 cuillers à café, au coucher.

> Dionine........................... 0,20 cg.
> Sirop de fl. d'oranger............. 150 c. c.

Une à 3 cuillers à soupe, la nuit.

> Chl. d'héroïne.................... 0,05 cg.
> Sirop de fl. d'oranger............ 150 c. c.

Une à deux cuillers à soupe, la nuit.

— Contre la broncorrhée, prescrire :

> Terpine........................... 0,30 cg.

Pour un cachet. Un au début des 3 repas.

Ou :

> Capsules de goménol.

Six par jour, aux repas.

— Agir ensuite sur la musculature bronchique, au
moyen de :

> Sulfate de quinine............... }
> Ergotine......................... } àà 0,10 cg.

Pour une pilule, 4 par jour, aux repas.

Ou :

> Sulfate de strychnine............ un millig.

Pour une pilule : deux à quatre par jour, aux repas.

— Terminer le traitement par l'emploi des sulfureux.

> Soufre lavé.................... 1 à 3 gr.

A prendre le matin dans une tasse de lait chaud.

Ou :

> Monosulfure de sodium...... 0,30 cg.
> Sirop de goudron............. 300 c. c.

Une cuillerée à soupe, matin et soir.

Ou :

> Eaux-Bonnes ou Eau de Challes.

2 à 4 cuillers à soupe, le matin, dans du lait chaud.

On conseillera une saison d'eaux minérales, variables selon la diathèse : *Le Mont-Dore, La Bourboule,* aux tuberculeux ; *Barèges, Uriage, Saint-
Gervais,* aux scrofuleux ; *Saint-Nectaire,* aux
obèses ; *Brides, Contrexéville, Vittel,* aux arthritiques et goutteux.

— (Enfants). — Soigner la diathèse souvent concomitante.

Prescrire aux lymphatiques l'huile de foie de morue, de 20 à 60 gr. par jour. Si elle est mal supportée, la remplacer par :

> Sirop iodo-tonique

Ou :

> Sirop de raifort iodé.

2 gr. par année d'âge et par jour.

— Aux rachitiques :

Sirop ou solution de chlorhydro-phosphate de chaux du
codex, à 0,25 cg. par 20 gr.

— 5 gr. par année d'âge et par jour.

Ou lactophosphate de chaux, même forme et même dose
ou hypophosphite de chaux ou de soude, même forme
et même dose.

— Aux débilités et aux anémiques.

Sirop d'iodure de fer (du codex).
0,10 cg. par cuiller à soupe.

Une demi à deux cuillers à soupe par jour.

— Aux prétuberculeux.

Arséniate de soude................ 0,02 cg.
Eau distillée..................... 100 gr.

Une cuiller à café, au début des deux repas : un millig.

ou :

— Arrhénal...................... 0,20 cg.
Eau distillée.................... 100 gr.

*Une cuiller à café : un centigr., au début des deux re-
pas (enfant de 10 ans).*

Tarir les sécrétions, par l'emploi des balsamiques :
Sirop de tolu, sirop de térébenthine ou des astringents (*sirop iodo-tannique* ; *tannin* en potion
sirupeuse : 0,20 cg. par année d'âge ; *ratanhia* :
0,20 cg. d'extrait par année d'âge ; *quinine* : 0,05
cg. par année d'âge, en pilules.

M. Saint-Philippe vante beaucoup l'*iodure d'arsenic*.

Iodure d'arsenic................. 30 cg.
Eau distillée.......... .... 30 gr.
Faire dissoudre à froid.
— 20 gouttes représentent 1 centigr.

Débuter par cinq gouttes à chaque repas, augmenter d'une goutte matin et soir, et arriver progressivement à quinze et même vingt gouttes à
chaque repas. Rester à la dose maxima pendant
environ un mois. Redescendre en sens inverse

et en suivant les mêmes proportions jusqu'à cinq. Se reposer huit ou dix jours et recommencer comme avant.

— D'une façon continue et dans tous les cas, ordonner les sulfureux : une à deux cuillers à soupe d'Eaux-Bonnes, le matin, dans du lait chaud ou sirop sulfuré :

> Monosulfure de sodium.......... 0,10 cg.
> Sirop de goudron.............. 150 c. c.

Une cuiller à café, matin et soir, entre les repas (enfant de 10 ans).

Bronchite fétide.

> Hyposulfite de soude............. 5 gr.
> Julep gommeux.................. 150 gr.
>> (LANCEREAUX).

A prendre dans les 24 h. par cuillerées à soupe.

> — Alcoolature d'eucalyptus.......... 5 gr.
> — Julep gommeux. .... 150 gr.

Même emploi.

> — Eucalyptol :   capsules de 0,20 cg.

Trois à huit par jour.

> — Myrtol............. capsules de 0.20 cg.

Deux à cinq par jour.

> — Essence d'eucalyptus.............. 1 gr.
> Huile d'olives stérilisée.... .... 20 c. c.
>> (MENDEL)-

Pour injections intra-trachéales : un à deux c. c. par jour.

C

CANCERS (EN GÉNÉRAL). (*Traitement palliatif dans les cas non opérables*).

— TRAITEMENT QUINO-ARSENICAL. — 0,50 cg. de *quinine*, en deux fois, au moment du repas.

Si la quinine est mal supportée par l'estomac, la donner en injections hypodermiques :

                Clhorhyd. neutre de quinine......   2 gr. 50
                Eau distillée stérilisée.... ......   q.s.p. 10 c. c.
        Un c. c. matin et soir.

— Injection quotidienne de *cacodylate de soude* :

                Cacodylate de soude....... ....   1 gr. 50
                Eau distillée stérilisée....... ....   30 gr.

Commencer par 1 c. c. et augmenter d'un c. c. tous les 4 jours, jusqu'à arriver à 5 ou 6 et même davantage, si le malade ne présente pas de signes d'intolérance marqués. Continuer le traitement arsenical 3 semaines et l'interrompre 10 à 15 jours.

TRAITEMENT PAR LE LYSOL. — Cinq à dix gouttes, 4 fois par jour, pendant 15 jours, dans une infusion d'orge ou dans du lait.

Puis prendre pendant le même temps de l'ioduro de potassium.   (BEHLA-LUCKAU).

TRAITEMENT PAR LE CHLORATE DE SOUDE.

                Chlorate de soude........... ....   20 gr.
                Eau distillée............... ......, ..   100 gr.
                Sirop simple.............. ....   q.s.p. 300 c. c.

Commencer par deux cuillers à soupe par jour et arriver à quatre ou cinq, si l'estomac le permet.

— Faire des applications locales avec une petite quantité du mélange suivant :

                Chlorate de soude.. ....   20 gr.
                Iodoforme...... ....   10 gr.

S'il s'agit d'un cancer utérin, une injection quotidienne d'un litre d'eau bouillie avec 10 gr. de chlorate de soude diminuera les métrorrhagies et la fétidité de l'écoulement.

Traitement par les applications de formol. — Partant de ce fait que la formaline exerce une action coagulante sur l'albumine et durcit les tissus, un médecin anglais, M. Powell s'est demandé si l'on ne pourrait pas utiliser ces propriétés de l'aldéhyde formique contre les tumeurs malignes, de façon à transformer celles-ci en corps étrangers, qui seraient ensuite éliminés. Il applique sur le néoplasme de la charpie anglaise imbibée d'une *solution de formaline à 2 %*, que l'on obtient en additionnant 1 partie de formaline du commerce de 19 parties d'eau distillée ; puis il recouvre la charpie de mousseline et de coton, et il fixe le tout au moyen d'une bande. Ce pansement doit être renouvelé toutes les six heures. Après la troisième ou la quatrième application, on verrait disparaître toute sécrétion fétide, et, au bout de trois à sept jours, la tumeur deviendrait friable et insensible, en même temps qu'on assisterait à la formation d'une ligne de démarcation entre la masse cancéreuse et les tissus sains. La séparation se produirait de la même manière que l'élimination des parties nécrosées dans la gangrène et nécessiterait un laps de temps variable suivant les dimensions et la nature du néoplasme. Elle peut d'ailleurs être complétée par quelques coups de ciseaux. La tumeur une fois détachée, on se trouve en présence d'une couche de bourgeons charnus, sur lesquels les nouvelles applications de formaline restent sans effet (ce qui prouve qu'il n'y a plus trace de tissu cancéreux) et qui ne tardent pas à cicatriser.

Il importe de n'employer que des solutions de formaline de 1,5 à 2 %, les solutions plus faibles agissant trop lentement et les applications de formol trop concentré étant douloureuses, sans compter qu'elles rendent l'élimination de la masse néoplasique plus difficile.

Traitement par les injections de térébenthine
ou d'eau savonneuse. — Injecter chaque deux jours
dans le tissu cellulaire profond de la fesse, d'abord
cinq gouttes, puis jusqu'à soixante gouttes de la
solution :

> Térébenthine... .... 10 gr.
> Huile d'olives stérilisée............ q. s. 50 c. c.
>
> (Schaw-Mackenzie).

Les injections *d'eau savonneuse* selon la méthode
de Webb — sont pratiquées soit au bras, soit dans
le voisinage de la tumeur, tous les quatre jours. On
utilise une solution stérilisée d'eau de savon à 1 %.
On commence par cinq gouttes et l'on augmente de
cinq gouttes chaque fois, jusqu'à la dose maxima de
soixante gouttes.

Les injections de térébenthine ou d'eau savonneuse
ont pour effet constant de supprimer les douleurs et
l'écoulement fétide.

CATARACTE (au début) :

> Eau distillée bouillie............... 300 gr.
> Iodure de potassium ou de sodium. 7 gr. 50

*En bains oculaires, deux fois par jour, à l'aide d'une
œillère appliquée contre l'œil, les paupières entr'ou-
vertes pendant une minute ou deux.*

> Eau distillée bouillie............... 10 gr.
> Iodure de potassium ou de sodium. 0 gr. 50

Instiller quelques gouttes matin et soir.

> (Badal).

CAUSTIQUES.

Conjonctivite granuleuse.

     Sulfate de cuivre...................   1 gr.
     Orthoforme.......................   0 gr. 50
     Chlorhydrate d'holococaïne........   0 gr. 40
     Gomme adragante................   0 gr. 10
     Eau distillée.....................   q. s.
                          (MÉDECINE MODERNE).

Pour faire un crayon de 5 centimètres de longueur
et renfermant la moitié de son poids de sulfate de
cuivre.

Ce crayon présente le double avantage d'être *caustique* et *indolore*. Le chlorhydrate d'holococaïne agit
sur les muqueuses enflammées ; l'orthoforme a une
action lente et persistante.

— Epithéliomas cutanés :

Badigeonnages quotidiens avec :

     Acide arsénieux...................   1 gr.
     Alcool...........................   0 gr.
     Eau............................   50 gr.
     Ether...........................   0 gr.
                               (MIBELLI).
 Ou :

     Orthoforme.......................   1 gr.
     Acide arsénieux..................   0 gr. 10
     Alcool..........................   7 gr. 50
     Eau distillée....................   7 gr. 50

*Augmenter la dose d'acide arsénieux, jusqu'à 1 gr., si
possible.*

                          (GINESTOUX).

Ou :

Injection hypodermique tous les 2 ou 8 jours avec
1 c. c. de la solution suivante :

    Acide arsénieux........................   0,20 cg.
    Chl. cocaïne...........................   1 gr.
    Eau distillée bouillie.................   100 gr.
                               (F. HUE).

— Badigeonnage à l'*acide acétique cristallisable*,
tous les 3 jours.

Gingivite ulcéreuse :

    Acide chromique................   6 gr.
    Eau distillée....................   30 gr.

*Pour badigeonnage léger, à renouveler au bout de deux
ou trois jours.*

Cautérisation de la pulpe dentaire. — Introduire dans la
cavité une petite boulette de coton imbibée d'un mélange d'*acide arsénieux* et d'*acide phénique*.

Verrues-Condylômes. — *Acide nitrique* du commerce et
Acide acétique pur en applications légères.

Plaques muqueuses. — Attouchements au crayon de *nitrate d'argent* ou une goutte de *nitrate acide de
mercure* déposée à l'aide d'une baguette de bois.

Ophtalmie purulente.

    Nitrate d'argent................   0,30 à 0,50 cg.
    Eau distillée...................   30 gr.

Retourner les paupières et passer à plusieurs
reprises un pinceau imbibé de la solution ; neutraliser ensuite avec une solution de Na Cl. Deux
fois par jour.
Toutes les heures, grand lavage à l'eau boriquée

chaude ou avec une solution de permanganate de potasse à 1/5000.

Uréthrite chronique.—Solution de nitrate d'argent à 1/50. Instiller quelques gouttes, plusieurs fois, avec intervalle de deux à 3 jours (explorateur olivaire en gomme flexible).

Piqûres d'insectes.—Une goutte *d'ammoniaque liquide*.

Morsures de vipères, Charbon. — Thermo-cautère. (Voir page 401).

Lupus.

Acide acétique cristallisable.....}
Teinture d'iode........................} āā

(GAUCHER).

Deux ou trois applications par semaine.

APOPLEXIE CÉRÉBRALE.

(PAR HÉMORRHAGIE, CONGESTION OU RAMOLLISSEMENT)

Si le malade est pâle, ce qui est l'exception, et le pouls rapide, petit, irrégulier, l'on parera au plus pressé :

Huile d'olives stérilisée .... 10 grammes
Camphre............................... 2 gr. 50

3 injections par jour.

Associées, si nécessaire, à une ou deux injections de 0,25 de caféine :

Caféine................................. 2 gr. 50
Benzoate de soude................... 3 grammes
Eau distillée.......................... q. s. p. 10 c. c.

Ou à une injection de 50 gr. à 100 gr. de solution salée à 7/1000.

Une potion stimulante pourra être adjointe :

> Liqueur ammoniacale anisée....... 2 gr. 50
> Liqueur d'Hoffmann.............. 5 grammes
> Hydrolat de mélisse............... 100 gr.
> Sirop de cannelle................. 50 gr.

Une cuillerée à soupe toutes les 2 heures.

Comme boisson : infusion *d'arnica*. L'infusion sera faible, l'arnica étant un remède actif et pouvant provoquer à hautes doses de la diarrhée et des vomissements (infusion à 2 p. 1.000). En plus, un peu de thé ou de café.

Comme moyens externes, *sinapismes ou cataplasmes sinapisés* aux mollets et aux cuisses.

Si le malade est congestionné, le pouls fort, plein, tendu, une saignée de 200 à 300 gr. sera indiquée ou une application de dix à douze sangsues derrière les apophyses mastoïdes. Des vessies de glace seront maintenues à demeure sur la tête ; on ordonnera un purgatif plus ou moins violent, suivant les forces du malade. Le plus anodin est l'huile de ricin (30 gr.) ou un verre d'eau minérale purgative.

La scammonée, le jalap, les autres drastiques sont plus actifs.

> Scammonée...................... 0,25 cg.
> Jalap.......................... 0,10 cg.

P. 1 paquet. F. 2 paquets semblables ; à donner à jeun à demi-heure d'intervalle.

Si l'effet évacuant ne se produit pas, M. Grasset conseille la mixture suivante par cuillerées à soupe, de 1/4 d'heure en 1/4 d'heure :

> Huile de croton tiglium.............. Une goutte
> Huile de ricin...................... } àà 30 gr.
> Huile d'amandes douces........... }
> Sirop de limon..................... 60 gr.

Les jours suivants, l'action purgative du premier jour sera continuée par l'emploi de laxatifs plus légers (une cuiller à café d'huile de ricin ou de magnésie calcinée). Si la tête reste lourde, l'application d'un vésicatoire à la nuque rendra des services. Si les accidents ont été graves, appliquer à la nuque un séton qu'on laissera en place plusiéurs mois.

L'emploi de *l'électricité* contre les paralysies consécutives ne sera tenté qu'un mois à six semaines après l'attaque. S'en abstenir complètement en cas de contracture.

Les courants faradiques intenses sont contre-indiqués ; ils font plus de mal que de bien à l'hémiplégique (LARAT). On usera de courants galvaniques pour l'électrisation des membres : pôle positif à la nuque ; le pôle négatif est constitué par un bain d'eau tiède, où le courant est amené par une électrode en charbon et où le sujet plonge la main, puis le pied. Courant continu de 10 à 15 milliampères ; durée, 5 minutes pour chaque membre. Ne pas aller au delà de 20 à 30 séances ; passé ce terme on n'obtiendra rien de plus.

L'hygiène générale du malade (diète lactée, potages au lait les premiers jours, régime lacto-végétarien par la suite, suppression des spiritueux, etc.), aura une importance de premier ordre. Quant à l'action résolutive qu'on accorde aux iodures, elle ost bien précaire en réalité. Tout au plus prescrira-t-on les *iodures* à faibles doses (0,30 par jour, 20 jours par mois), en cas d'artério-sclérose concomitante.

(D'après le *Journal des Praticiens*).

CONGESTION CÉRÉBRALE.

PAR SUPPRESSION D'UN FLUX SANGUIN. — Tenter de le
ramener, par une irritation cutanée (sinapisme,
bains de siège) ou interne (purgatif drastique) et
par l'administration d'un emménagogue, en cas
d'aménorrhée (Voir page 173).

PAR MÉNOPAUSE.

— Teinture de digitale.

Vingt gouttes par jour, pendant 4 ou 5 jours.

— Ovarine, tablettes à 0,10 cg.

Deux à quatre gouttes par jour.

PAR PLÉTHORE. — Saignée. Purgatif drastique. Régime lacté absolu.

— Ergotinine........................ 0,01 cg.
  Acide lactique..................... 0,02 cg.
  Eau de laurier cerise............. 10 gr.
                                    (HUCHARD).

Injecter 1 à 4 c. c. par jour.

A titre préventif, prescrire de l'exercice, un régime
lacto-végétarien, des laxatifs répétés et l'*iodure* à
dose faible (0,50 cg. par jour).

CHEZ LES ENFANTS. — Bottes d'ouate ou sinapismes
aux jambes. Glace sur la tête :

— Scammonée...................... 0,05 cg. par année d'âge.

Ou :

— Jalap............................   id.

Ou :

— Eau-de-vie allemande........... 1 gr. id.

4

CHEVEUX.

Hygiène conservatrice. — Lavage du cuir chevelu, tous les quinze jours avec :

                Eau bouillie....................... 500 gr.
                Jaune d'œuf....................... n° 1.
                                                    (BESNIER).
        Ou :

                Eau de chaux...................... 500 gr.
                Jaune d'œuf....................... n° 3.   !
                                                    (JACKSON).

Ou eau savonneuse chaude, ou décoction de *bois de panama*, ou une cuillerée à soupe de *coaltar saponiné* pour 1 litre d'eau.

— Bien sécher et graisser légèrement ensuite.

Hygiène curative. — CHEVEUX SECS. (Cheveux cassants, pellicules. Troubles généraux.)

Lavages rares. *Corps gras à dose modérée.* Huile d'amandes douces. Vaseline. Moelle de bœuf. Baume du Pérou avec une essence aromatique.

Tonifier le cuir chevelu par :

    Acide acétique en solution alcoolique à   5 %
    Pilocarpine   »   »   0,50/200
    Quinine   »   »   1 %
Teinture de cantharides   »   »   10 %

— Cheveux gras. — Indice d'une calvitie future. Lavages fréquents *alcalins* (Décoction de panama, coaltar ; eau sédative au 1/6).

Poudres inertes ou médicamenteuses laissées quelques heures en place :

            Acide salicylique............ ..... 3 gr.
            Poudre d'amidon...............,.. 30 gr.
                                                (BROCQ).

Poudre de talc.................... 20 gr.
Oxyde de zinc.............. ⎫ àà 5 gr.
S. n de bismuth........... ⎭

(D'après GASTOU).

TEINTURES POUR CHEVEUX.

En noir ou brun foncé. — *Éviter* les teintures à base *d'aniline*, qui sont dangereuses.

La teinture suivante est inoffensive.

Elle donne rarement lieu à des accidents d'irritation cutanée qui sont, d'ailleurs, bénins, et né brûle pas les cheveux.

Solution nº 1   Nitrate d'argent........ 5 gr.
              Eau distillée.............. 70 gr.
Solution nº 2   Sulfure de sodium...... 5 ou 6 gr.
              Eau distillée............. 70 gr.

(GAUCHER).

—**En flacons séparés.**

Avec 5 grammes de sulfure de sodium, on a une coloration noire, car la réduction du nitrate est plus intense ; avec la dose de 6 grammes, on obtient une couleur palissandre foncé.

On dégraisse d'abord soigneusement les cheveux, puis avec une brosse on applique la solution nº 1 et aussitôt après la solution nº 2 ; au bout de 5 minutes, on lave la chevelure à l'eau chaude. — Pour éviter les taches noires, que peut produire l'écoulement des liquides, enduire le front d'une couche de vaseline et mettre des gants.

On peut employer la préparation suivante :

Liquide nº 1.

Soluté de potasse au 1/20.. .... 12 gr.
Eau distillée................. ⎫ àà 30 gr.
Sulfure d'ammonium.......... ⎭

Liquide n° 2.

Nitrate d'argent...................... 4 gr.
Eau distillée........................ 60 gr.

(SABOURAUD).

En châtain.

Eau de roses...................... 120 gr.
Eau de cologne.................... 10 gr.
Acide pyrogallique................ 3 gr.

En lotions.

— Huile d'olives.................. 100 gr.
Cire blanche...................... 50 gr.
Charbon de peuplier porphyrisé.. 25 gr.

Pour applications, matin et soir.

(Quinzaine médicale).

En blond. — *Doré.*— Infusion de feuilles de *henné.*

Lotions avec une éponge et laisser sécher.
En faisant une autre lotion avec une infusion de
feuilles d'indigo, on obtiendra une teinture noire.

— *Roux.*

Rhubarbe pulvérisée.............. 150 gr.
Faire infuser dans vin blanc...... 500 gr.

Laisser réduire de moitié.
Lotions avec une éponge ; puis laisser sécher.

— *Clair.* — Eau oxygénée (Inconvénient de rendre
les cheveux cassants).

Alopécies chez la femme. — Toutes les lotions excitantes
sont utiles. Sabouraud recommande les formules
suivantes, dont on alternera l'emploi. La variété
dans les remèdes renforce leur efficacité. En outre,
les applications seront faites par brossage dur,
plutôt qu'à l'aide d'une boulette d'ouate hydrophile
à l'aide d'un des topiques :

N° 1 Liqueur d'Hoffmann..................   200 grammes
    Alcool camphré.....................⎫
      — de lavande...............⎬ àà 25 gr.
    Eau distillée.....................   50   —
    Nitrate de potasse........ ....   0 gr. 50
    Formol du commerce.............   1   —

N° 2 Acétone......................⎫
    Alcool à 90°.....................⎬ 100 grammes
    Ammoniaque liquide............   5   —
    Eau distillée....................   50   —
    Caféine..........................   0 gr. 50
    Extrait de violettes.............   30   —
    Teinture de capsicum...........   15   —

N° 3 Chlorhydrate de quinine.........   0 gr. 50
    Alcool à 90°.....................   250 grammes
    Tétrachlorure de carbone........   25   —
    Teinture de pyrèthre............   15   —
       — de romarin............   10   —

N° 4 Acide acétique...................   2   —
    Alcool...........................   270   —
    Résorcine........................   1   —
    Teinture de mélisse....   20   —
    Teinture d'arnica.....   10   —
    Formol au 1/40°..................   1   —

N° 5 Chlorhydrate de pilocarpine......   0 gr. 50
    Eau de roses....................   50 grammes
    Alcool à 90°.....................   200   —
    Ether officinal...................⎫
    Alcoolat de lavande.............⎬ 25   —

Au bout de deux à trois mois, les cheveux nouveaux reparaissent. Leur pousse continue régulièrement; au bout de quinze mois de traitement, ils peuvent atteindre une longueur de 11 à 12 centimètres. Les plus beaux succès s'observent chez les femmes qui usent d'un *brossage vigoureux*. Celles qui craignent

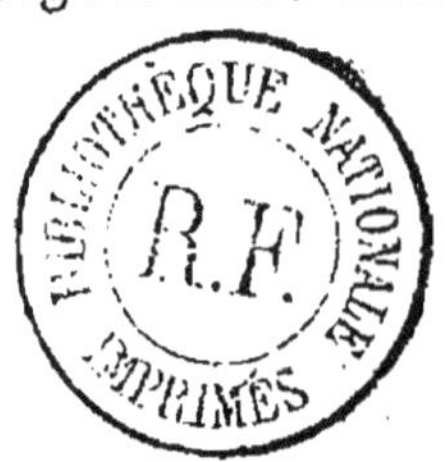

de faire tomber leurs cheveux par des frictions trop
rudes, n'obtiennent que des résultats médiocres.

Si un trouble général (anémie, entérite muco-membraneuse, coliques hépatiques, neurasthénie, constipation), accompagne l'alopécie, ce trouble général
sera traité par la médication habituelle. Il semble en
effet que la papille pilaire chez la femme soit beaucoup plus sensible que chez l'homme aux plus faibles désordres de l'organisme.

(Journal des Praticiens).

Dans la chute des cheveux, consécutive à la *grossesse, à la fièvre typhoïde,* on emploiera de préférence la lotion suivante :

— Chloroforme.......................⎞
  Teinture de benjoin................⎬ àà 4 gr.
  Huile de ricin.....................⎠
  Goudron végétal.................... 0 gr. 40
  Alcool............................. 200 gr.

(GAUCHER).

Alopécie constitutionnelle chez l'homme. — Tenir compte
de l'état général. Traitement tonique et diète. Eli-
miner, avant tout, la séborrhée, badigeonner ensuite
le cuir chevelu avec les alcoolats :

  Teinture de benjoin.............. 15 gr.
  Acide salicylique................ 2 gr.
  Alcool de vin de France........ 50 gr.

  Ou :

— Résorcine....................... 3 à 5 gr.
  Huile de ricin................... 30 gr.
  Alcool........................... 10 gr.
  Baume du Pérou................... 0 gr. 35

A appliquer, chaque matin, à l'aide d'un linge de flanelle.

— Vaseline........................... 50 gr.
Baume du Pérou.................... 5 gr.

Pour onctions, matin et soir.

— Tannate de quinine.............. 1 gr.
Onguent émollient............:...... 10 gr.
Huile de roses....................... 5 gouttes

Pour onctions, matin et soir.

— Acide salicylique................... 1 gr. 50
Teinture de benjoin.................. 2 gr.
Huile de pieds de bœuf............. 40 gr.

Pour onctions, matin et soir.

— Huile de cannelle de Chine....... 5 gr.
Ether sulfurique..................... 20 gr.

*En badigeonnage (chaque jour pendant quelques se-
maines).*

(d'après le *Journal des Praticiens*).

— Acide lactique..................... 100 gr.
Eau distillée........................ 200 gr.

Pour frictions.

(BALZER).

— Chlorhydrate de quinine........... 4 gr.
Tannin.............................. 10 gr.
Alcool à 60°........................ 880 gr.
Teinture de cantharides......... 10 gr.
Glycérine pure..................... 60 gr.
Eau de Cologne..................... 40 gr.
Vanilline........................... 0 gr. 10
Bois pulvérisé de santal........... 0 gr. 5

(Médecine moderne).

*Laissez reposer quatre ou cinq jours et filtrez. En fric-
tions tous les deux jours sur le cuir chevelu.*

Alopécie syphilitique secondaire. — Si le cuir chevelu est
encrassé, faire tous les deux ou trois jours un sa-

vonnage avec une décoction chaude de *bois de panama* et de *savon au goudron*. Laver ensuite à l'eau chaude et bien essuyer avec une serviette chauffée.

L'homme devra porter les cheveux courts ; la femme évitera les brosses dures et le peigne fin qui tiraillent les cheveux.

— Teinture de cantharides........... 5 gr.
   Chlorhyd. de quinine............... 2 gr.
   Alcoolat de Fioraventi............. 40 gr.
   Alcool camphré.................... 60 gr.
(THIBIERGE).

2 ou 3 frictions par jour.

— Liqueur de Van Swieten........... 100 gr.
   Eau de Cologne.................... 50 gr.
(BALZER)

2 ou 3 frictions par jour.

— Moëlle de bœuf..... .... 30 gr.
   Sulfate de quinine................ }
   Turbith minéral................... } àà 0.50 cg.

Faire alterner, tous les deux jours, cette pommade avec la lotion :

Eau distillée..,................... 300 gr.
Carbonate de soude........,.... }
Borax........................... } àà 1 gr.
(MAURIAC)

Ou :

Calomel........................ 1 gr.
Vaseline .... 20 gr.
(BALZER).

- S'il y a, en même temps, de la *séborrhée*, user des préparations soufrées, selon la formule :

Soufre précipité................. 3 gr.
Vaseline....................... 30 gr.
(GAUCHER).

Psoriasis et Séborrhée du cuir chevelu.— Lavage fréquent des cheveux, avec un liquide non alcoolique, pour ne pas rendre les cheveux cassants. Ensuite, les graisser légèrement avec de la *vaseline* ou de *l'huile d'amandes douces*.

— Huile de cade........................	
Vaseline........	10 gr.
Lainine..........................	
Acide pyrogallique................	1 —
Acide chrysophanique	0 gr. 30

(SABOURAUD).

Pour applications quotidiennes.

Si l'huile de cade n'est pas acceptée à cause de son odeur, la remplacer par :

Vaseline jaune.....................	50 grammes
Chrysarobine.....................	1 —
Ichthyol........................	5 —
Extrait de violettes..............	q. s.

(HODARU).

Ou :

Précipité rouge Hg...............	3 grammes
Baume du Pérou..................	1 —
Axonge fraîche..................	30 —

Ou :

Chloroforme......................	
Glycérine........................	25 —
Chrysarobine.....................	
Ichthyol.........................	2 gr. 50
Acide salicylique................	

(HODARU).

Les médicaments contenant de l'acide chrysophanique comportent divers inconvénients ; ils peuvent, en atteignant la conjonctive, provoquer une conjonctivite intense ; ils entraînent parfois vers la peau des érythèmes chrysophanique, teignent la peau en rouge orangé et aussi les cheveux, mais plus à la longue.

L'acide chrysophanique, substance très active, peut être associé à d'autres agents :

Précipité rouge...................⎫
Acide pyrogallique................⎬ 1 gramme
  — salicylique. ....⎭
  — chrysophanique...............   0 gr. 30
Vaseline..........................   30 gr.

Tous ces médicaments devront être appliqués par *massages* quotidiens, de façon à pénétrer les squames cornées et denses du psoriasis. Il faudra ensuite détacher par le grattage ou au peigne fin toutes les squames mortes, de façon à faire pénétrer plus profondément l'application suivante.

L'association des remèdes dans une même formule renforce leur action :

Acide pyrogallique................⎫ 1 gramme
  — salicylique.................⎭
  — chrysophanique..............   0 gr. 30
Résorcine.........................⎫
Ichthyol..........................⎬ 1 gramme
Turbith minéral...................⎭
Huile de cade.....................⎫ 15 grammes
Lanoline..........................⎭

La maladie récidive aisément ; pour empêcher les retours, une fois l'affection guérie, on continue journellement des frictions avec des lotions plus faibles, pendant 2 à 3 mois :

Acide chrysophanique..............   0 gr. 30
Huile de cade.....................   6 gr.
Teinture de quillaya..............   q. s. p. émuls.
Alcool à 60°......................   q. s. p. faire
                            300 gr.

Ou bien :

```
Alcool à 90°... ...................... 300 grammes
Chrysarobine........................... 0 gr. 30
```

(D'après le *Journal des Praticiens*).

Quand les pellicules ont disparu, étendre tous les 2 jours, le soir, avec un bout d'allumette recouvert d'ouate, un peu de :

```
— Oxyde jaune de Hg................. 0,75 cg.
  Vaseline pure...................... 20 gr.
```

(BROCQ).

Tous les matins, frictions avec ouate imbibée de *coaltar saponiné* étendu de 6 fois son volume d'eau.

Graissage fréquent avec :

```
— Huile de ricin....................... 30 gr.
  Teinture de Jaborandi...........)
  —        quinine................} ãã 8 gr.
  —        romarin................)
```

(BROCQ).

Pityriasis du cuir chevelu. — **A)**. *Traitement général.*— Soigner le tube digestif par le régime spécial qui convient aux arthritiques, et la constipation par des laxatifs appropriés.

B). *Traitement local.* — Trois indications qui sont :

1° Dissoudre les matières grasses ;

2° Modifier les sécrétions glandulaires ;

3° Exciter la repousse des cheveux.

1° Pour dissoudre les matières grasses, on peut employer l'une des solutions suivantes :

Lotion au bicarbonate de soude : 10 à 15 grammes de bicarbonate pour 100 grammes d'eau.

Solution d'Hillairet, dont voici la formule :

— Borax.............................. 12 gr.
　Ether sulfurique................... 15 gr.
　Eau............................... 250 gr.

M.S. A. Avoir soin d'agiter le flacon avant de s'en servir.

— Décoction de *bois de Panama* coupée à parties égales avec de l'alcool à 90°.

— *Ether de pétrole* rectifié à 0,700. Avoir soin de n'employer l'éther de pétrole que le matin, loin de toute lumière.

— Ammoniaque.: 2 à 3 gr. pour 100 gr. d'eau.

2° Pour modifier les sécrétions glandulaires, on a le choix entre les *préparations soufrées*, la *résorcine* et le *mercure*.

Comme *préparations soufrées*, on emploie soit la pommade soufrée au 10°, en ayant soin de ne prescrire que le soufre précipité pur tamisé, soit les lotions de sulfure de potassium :

Polysulfure sec de potassium..... 1 gr.
Teinture de benjoin (ou extrait de
　violette)...................... 2 gr.
Eau............................ 100 gr.
　　　　　　　　　　　　　　　M. S. A.

La *résorcine* s'emploie sous forme de pommade au 100° ou au 200°.

Le *sublimé* en solution au 1000°.

Enfin, on peut encore employer l'*acide salicylique* en pommades au 100° ou au 50°.

3° Pour exciter la repousse des cheveux, ce sont les préparations renfermant de l'*alcool* qui conviennent le mieux.

M. le Pr Gaucher emploie la lotion excitante suivante :

Sublimé	0 gr. 20
Huile de Ricin	0 gr. 40
Acide acétique glacial	1 gr.
Résorcine	2 gr.
Hydrate de chloral	4 gr.
Teinture de jaborandi	5 gr.
Teinture de cantharides	10 gr.
Alcool à 90°	200 gr.

M. S. A.

On pourra prescrire le soir la *pommade soufrée* ou la solution au *polysulfure de potassium*, et le matin la lotion excitante précédente, dont on devra retrancher le sublimé, afin d'éviter la formation d'un sulfure de mercure.

D'après *(Journal des Praticiens)*.

Pityriasis des sourcils, de la barbe et de la moustache. — Saboraud conseille les *pommades soufrées* au 1/10, ou même au 1/5; les *pâtes soufrées* sont excellentes:

Soufre précipité	3 gr.
Huile de cade	5 gr.
Lainine	
Vaseline	20 gr.

Pour onctions, le soir. Nettoyage le lendemain matin à l'eau savonneuse.

Au début, les poils du sourcil tombent, mais ils repoussent en général bien. Si le soufre n'est pas supporté, les pommades suivantes réussiront :

Bioxyde rouge Hg	2 gr.
Résorcine	2 gr.
Acide salicylique	2 gr.
Vaseline	30 gr.

Ou bien :

Ichthyol	2 gr.
Acide salicylique	1 gr.
Vaseline	30 gr.

La guérison s'effectue, mais les squames tendent à reparaître. Des lotions quotidiennes combattront cette tendance :

Huile de bouleau	} ää 4 gr.
Huile de cade	
Teinture de quillaya	} 100 gr.
Ether officinal	

Ou bien :

Résorcine	} 3 gr.
Acide salicylique	
Sublimé	0 gr. 50
Alcool à 60°	300 gr.

Ou bien, et surtout dans les cas rebelles :

Benzine rectifiée	50 gr.
Teinture d'iode	XX gouttes.

Les pityriasis vraiment chroniques du sourcil accompagnent la séborrhée grasse intense du visage.

Pour le *pityriasis de la barbe*, on peut user de la lotion de Vidal.

Polysulfure de potassium	5 gr.
Teinture de benjoin	10 gr.
Eau distillée	250 gr.

Filtrer et agiter.

Ou bien d'une solution moins forte (1 gr. pour 100 de polysulfure).

Les *émulsions cadiques* conviennent également :

Huile de cade	1 gr.
Teinture de quillaya	10 gr.
Eau distillée	100 gr.

Des savonnages au *savon de goudron* sont utiles ; mais le plus souvent il suffit d'interrompre
leur emploi pour que les démangeaisons et les
pellicules reparaissent.

Dans les cas simples, des *lotions alcooliques*
peuvent suffire (il faut que le degré d'alcool soit
faible).

Alcool à 60°.....................	250 gr.
Coaltar saponiné.....................	50 gr.

Ou bien :

Alcool à 60°.....................	200 gr.
Ether officinal.....................	} 50 gr.
Eau distillée.....................	
Résorcine	1 gr. 50

Les *pityriasis de la moustache* supportent mal
les pommades fortes. M. Sabouraud recommande
surtout les lotions quotidiennes :

Alcool à 60°.....................	250 gr.
Savon mou de potasse..............	25 gr.
Résorcine.....................	1 gr.
Eau de lavande.....................	25 gr.

Ou bien :

Alcool à 60°.....................	250 gr.
Coaltar saponiné.................	50 gr.

Ou bien :

Alcool à 90°.....................	}100 gr.
Eau distillée.....................	
Huile de cade.....................	2 gr.
Emuls. par teint. de Panama.....	q. s.

(D'après *Journal des Praticiens*).

Pelade. TRAITEMENT GÉNÉRAL. — Soins de la bouche
et des dents.

Chez les nerveux, séjour à la campagne, calme physique et moral. Hydrothérapie.

    — Ext. fluide américain de valériane.   40 gr.
        Glycérine neutre....................   15 gr.
        Alcool de menthe.................   6 gr.
        Sirop simple q. s. pour faire..... 100 gr.

Une, deux, trois cuillerées à café par jour.

(GAUCHER).

Chez les déprimés, Jacquet prescrit l'acide phosphorique et les phosphates :

        Acide phosphorique officinal.......   30 gr.

Prendre 5 gouttes avant chacun des principaux repas, dans un demi-verre d'eau.

    Ou bien :

        Glycéro-phosphate de chaux.......   0 gr. 15
        Phosphate de soude pur...........   0 gr. 30

Pour un cachet. — 2 cachets à chaque repas.

    Ou bien :

        Phosphate de soude pur........   }
        Phosphate tribasique de chaux.   } àâ 0 gr. 50

Pour 1 paquet. — 5 paquets par jour, le matin, à midi et le soir, surtout chez les enfants péladiques à croissance rapide.

Les *injections de sérum* (sérum de Hayem, de Chéron), dans les cas où il y a dépression nerveuse et dénutrition, ont donné à Jacquet de remarquables résultats.

L'arsenic et les cacodylates sont recommandables par leur action sur la trichopoïèse.

Brocq prescrit alternativement les arsenicaux et les glycéro-phosphates. Du 1ᵉʳ au 15 de chaque mois, prendre au commencement de chacun des deux principaux repas une cuillerée à café de la potion suivante :

Arrhénal......	0 gr. 50
Eau de laurier-cerise.............	25 gr.
Eau distillée....................	175 gr.

(Une cuillerée à café de la solution contient un centigr. d'arrhénal).

Pendant la seconde quinzaine du mois, remplacer ce médicament par les cachets suivants :

Glycéro-phosphate de chaux.....	0 gr. 25
— de magnésie...	0 gr. 10
Phosphate de soude............. .	0 gr. 25
Maltine.........	0 gr. 03
Quassine amorphe.................	0 gr. 01

Pour 1 cachet. 2 cachets par jour (adulte).

En même temps que ces moyens médicamenteux on pourra prescrire avec avantage le massage général, les frictions excitantes au gant de crin, sèches ou alcooliques.

(D'après le *Journal des Praticiens*).

— TRAITEMENT LOCAL. — *Pelade à petites plaques, unique ou multiples.* Cette forme est de beaucoup la plus fréquente ; elle se rencontre chez l'enfant et chez l'adulte. *Chez l'enfant,* et ce conseil est également applicable aux fillettes jusqu'à 12 ans : 1° On fait couper les cheveux aussi ras que possible, une fois par semaine. Jacquet ordonne en outre : 2° tous les deux jours un grand lavage de tête à l'eau chaude et au savon blanc pur ; 3° matin et soir un massage du cuir chevelu, lequel massage s'attachera surtout à triturer énergiquement les régions dépilées ; 4° après les massages du matin et du soir, friction prolongée à la brosse rude avec le liniment :

> Eau-de-vie camphrée............. 100 gr.
> Huile de ricin....................⎱
> Teinture de cantharides..........⎰　5　—

Dans cette formule, l'huile de ricin, calmante, a pour effet d'atténuer l'action trop énergique de la cantharide.

Chez la femme, inutile de couper les cheveux ; de même *chez l'homme* ; la longueur des cheveux offre l'avantage de dissimuler les disques peladiques. On maintiendra le cuir chevelu dans un état, de propreté aussi absolu que possible ; à cet effet on prescrira toutes les semaines un lavage de la tête à l'eau tiède, avec un savon médicamenteux au bois de Panama ou au goudron.

Des *massages* cutanés répétés et fréquents seront faits par le malade ou les personnes de l'entourage.

Après le massage, le soir de préférence, le malade frottera la plaque avec une brosse dure imbibée d'un alcoolat excitant :

> Alcoolat de Fioraventi............. 50 gr.
> Eau de Cologne.................... 25 —
> Teinture de capsicum.............. 5 —
> 　　　　　　　　　　　　　　　(JACQUET).

Ou bien :

> Esprit volatil huileux de Sylvius.⎱
> Teinture de capsicum... ....⎰　5 gr.
> Alcool camphré .... 100 —
> 　　　　　　　　　　　　　　　(JACQUET).

Ou bien :

> Alcoolé de citron composé.....'..... 50 gr.
> Teinture de cantharides. .... 1 —
> 　　　　　　　　　　　　　　　(JACQUET).

Ou bien :

    Acide acétique.................   5 gr.
    Hydrate de chloral.... ....   10 —
    Ether.........................   35 —

                              (BESNIER).

Cette dernière lotion, très irritante, doit être
appliquée non avec une brosse, mais avec un
bourdonnet *d'ouate hydrophile*. On fait le badigeonnage tous les jours ou tous les deux jours,
en ayant soin de ne pas empêcher, par une irritation trop vive, la pratique du massage.

On peut aussi remplacer les formules précédentes, qui représentent toutes des liquides, par
l'application sur la plaque de la pommade irritante suivante, qu'on laisse en contact sur la peau
pendant toute la nuit:

    Baume du Pérou................ ⎫
    Acide salicylique.............. ⎬ 1 gr.
    Résorcine..................... ⎭
    Lanoline.... ....
    Vaseline .... 50 gr.

                              (JEANSELME).

En même temps que l'on appliquera les badigeonnages sur la plaque, on conseillera au malade de faire le matin une friction avec une lotion
plus faiblement excitante, de manière à tonifier et
à exciter la vitalité du cuir chevelu :

    Essence de térébenthine..........   15 gr.
    Ammoniaque......................   3 —
    Alcool camphré.................. 100 —

                         (HOPITAL SAINT-LOUIS).

Ou, et surtout quand il s'agit d'une femme :

Sublimé.............................	0 gr. 20
Acide acétique glacial.............	1 gr.
Résorcine...........................	2 —
Hydrate de chloral....'.............	4 —
Teinture de cantharides.........	
— de jaborandi...........	5 —
Alcool à 90°.......................	200 —
Huile de ricin.....................	30 —
Extrait de violettes...............	q. s. p. parfumer

(GAUCHER).

(D'après le *Journal des praticiens*).

En cas d'augmentation sur un point, toucher avec un pinceau mouillé de :

Acide acétique cristallisé........	0 gr. 75
Hydrate de chloral...............	5 gr.
Ether officinal..................	30 —

(SABOURAUD).

Pour les pelades complètes du tronc, recourir, en même temps qu'aux savonnages et aux lotions parasiticides, aux frictions prolongées avec le pétrole. Les bains de sublimé à 20 grammes pour 200 litres seront également recommandables.

(HALLOPEAU).

CHLORAL (CONTRE-INDICATIONS DU).

Affections gastriques et surtout ulcère de l'estomac.

Maladies aiguës s'accompagnant d'altération du myocarde.

Cardiopathies.

Goutte. — (Souvent exagération des douleurs).

(SOULIER).

CHLOROFORMISATION. (PRÉCAUTIONS A PREN-
DRE AVANT, PENDANT ET APRÈS).

Avant l'opération, *sans exception aucune* (mais à doses variables), une piqûre atropomorphine-spartéine, par exemple une demi à une seringue et demie de Pravaz, de la solution :

Sulfate d'atropine......................	0 gr. 003
Sulfate de spartéine...................	0 gr. 50
Chlorhydrate de morphine.........	0 gr. 10
Eau distillée, q. s. p..................	10 c. c.

Avoir également prêtes pour le cours de la chloroformisation, afin de les employer à la moindre alerte : d'abord, la solution suivante, dont on injecterait alors une seringue à une ou deux reprises :

Sulfate de strychnine..............	0 gr. 01
Sulfate de spartéine.................	0 gr. 50
Caféine.............................	1 gr. 50
Benzoate de soude..................	1 gr. 50
Eau distillée q. s. p.................	10 c. c.

Il est prudent d'avoir sa seringue chargée à l'avance et toute prête sous la main.

Ensuite une solution d'huile camphrée à 10 p. 100 à employer, le cas échéant, conjointement avec la précédente, par un centimètre cube à la fois.

Avoir également toute prête la pince de Laborde à traction de la langue.

Quant au chloroforme lui-même, il faut commencer à le donner avec une extrême légèreté, en le mélangeant de beaucoup d'air, en commençant même par quelques inhalations d'oxygène. Il va de soi qu'on devra, en effet, avoir toujours sous la main des ballons d'oxygène ou mieux, ces petits cylindres d'oxygène qu'on fabrique maintenant avec régulateurs permettant d'inhaler directement l'oxygène. On peut ainsi presque toujours éviter la syncope du début.

Dans le cours de la chloroformisation, la surveillance du pouls, de la respiration, de la pupille doit être incessante, le menton devra toujours être très soulevé, surtout s'il est nécessaire de pousser très loin la chloroformisation qui, sans cela, devra toujours se tenir juste à la limite du retour à la normale.

Si le chirurgien exige l'anesthésie profonde, alors systématiquement faire inhaler 1 ou 2 litres d'oxygène toutes les cinq à six minutes, beaucoup plus si le malade respire irrégulièrement, souvent avec de longues pauses, ou au contraire se congestionne, ou bien inversement pâlit de façon inquiétante, ou même, simplement lorsque la pupille se dilate. Bien entendu, s'en servir aussi pour combattre les vomissements. Ne pas hésiter à employer 50, 60 litres d'oxygène s'il faut pour une opération.

Et puis surtout mettre en œuvre toujours la méthode des petites doses : quelques gouttes souvent répétées, mais en laissant le malade faire fréquemment une ou deux inspirations d'air pur.

Ne pas négliger le réveil. Bien surveiller le cœur et user encore de l'oxygène, s'il y a malaise ou tendance syncopale ou même simple état nauséeux et, au besoin, faire encore une piqûre de spartéine, caféine, strychnine.

Et puis ensuite traiter médicalement le malade, et s'il y a malaise, énervement, insomnie, employer encore la première solution morphine-atropine-spartéine. S'il y a état nauséeux ou vomissements, si la poudre bicarbonate, magnésie, craie, lactose

ââ. p. e. ne réussit pas (par cuillerées à café),
alors il faut laver l'estomac à l'eau de Vichy.

(d'après CAPITAN).

CHOLAGOGUES.

Salicylate de soude. — 1 à 2 gr. par jour, en solution étendue. Lui associer un purgatif léger, pour empêcher la
résorption de la bile.

(G. SÉE).

Calomel. — 0,01 à 0,05 cg. en pilules ou cachets.
A prendre, le matin à jeun.

Essence de térébenthine. — 1 à 4. gr. en capsules, perles
ou potion.

Essence de térébenthine...............	4 gr.
Ether sulfurique.....................	6 gr.
Bicarbonate de soude.................	3 gr.
Sirop de menthe.....................	} ââ 50 gr.
Eau distillée........................	

Une cuillerée à soupe, chaque demi-heure dans la colique
hépatique.

(POUCHET).

Extrait de fiel de bœuf. — 1 à 10 gr. par jour, en pilules.
(Forme de médicament peu pratique).
Terpine : 0,20 à 0,40 cg., en pilules ou cachets.
Benzoate de soude : 1 à 3 gr., en cachets, pilules, potion
ou sirop.
Salol : 1 à 3 gr. en cachets, associé au bicarbonate de
soude.
Evonymine : 0,05 à 0,10 cg., en pilules.
Anis : Infusion à 1 °/₀.

CHORÉE

Repos physique et moral, de préférence à la
campagne. Régime lacto-végétarien absolu.

Bains tièdes à 35° environ, de vingt minutes à une heure de durée, un par jour. *Drap mouillé*. Etendre le malade sur un matelas recouvert d'étoffe imperméable et d'un drap trempé dans de l'eau fraîche. Tapoter jusqu'à sensation de réchauffement (1 à 2 minutes) et essuyer avec un drap sec et chaud.

Antipyrine et quinine.

Antipyrine.........................	10 gr.
Sirop d'éc. d'or. am...............	150 c. c.

Une cuillerée à soupe, soit 0,50 cg. par jour et par année d'âge.

Bromhydrate de quinine...........	0,30 cg.
Beurre de cacao...................	2 gr.

Pour un suppositoire (enfant de 6 ans), *un le soir, au coucher.*

Arsenic. — A employer au bout de huit jours de la médication précédente et à doses faibles.

Arséniate de soude...............	0,03 cg.
Eau distillée................	300 gr.

Une cuillerée à dessert, soit 10 gr. de véhicule = un milligr. de médicament, avant le repas de midi et du soir (enfant de 6 ans).

N'user de hautes doses d'arsenic que dans les chorées graves. Comby emploie la *liqueur de Boudin* (solution d'acide arsénieux *au millième*) de la façon suivante : le premier jour, entre sept et quinze ans, 10 gr. dans un julep de 100 à 120 gr. On fait prendre une cuillerée à potage toutes les 2 ou 3 heures, en recommandant de boire quelques gorgées de tisane ou de lait. Le second jour on donne 15 gr., le troisième jour 20 gr., puis 25, 30, 35, 40 gr., jusqu'à sédation complète. Après quoi on redescend peu à peu. S'il survenait des nausées, des vomissements, de la diarrhée, des coliques, des pigmentations de la peau ou des ongles, on s'arrêterait. Un léger laxatif deux fois par semaine (une cuillerée à café de sel de Seignette à jeun) et l'interdiction du vin semblent favoriser la tolérance de l'arsenic.

Chez les enfants de moins de 7 ans, commencer par 5 gr. pour arriver à 25 gr.

(D'après le *Journal des Praticiens*).

En mélangeant l'*acide arsénieux* à du beurre ou à un autre corps gras, la tolérance serait parfaite.

COAGULANTS.

(Voir *Antihémorrhagiques*, page 224).

Anévrysmes. — *Sérum gélatiné* à 1 %, en injections hypodermiques de 50 c. c. chaque deux jours.

Dans la crainte du tétanos, il est nécessaire de stériliser à fond ou mieux d'employer l'*ichthyocolle* ou colle de poisson.

TACHYCARDIES.

Par troubles nerveux et anémie. — Régime alimentaire des dyspeptiques (Voir page 476). Surveiller la constipation. Prescrire V à X gouttes de *teinture de noix vomique*, avant les deux principaux repas et les *pratiques hydrothérapiques* (compresses d'eau froide appliquée le soir sur la région cardiaque, recouverte de taffetas et de coton, à garder une ou deux heures. Bains à 30° de cinq minutes de durée. Douches *froides* chez les hystériques, *tièdes* chez les neurasthéniques.

Tachycardies toxiques.

Liées à l'abus du tabac, de l'alcool et du café ou de la digitale. Supprimer simplement la cause.

Tachy-arythmie hyposystolique. — Repos et régime lacté.

Un quart de milligr. de *digitaline cristallisée*, quatre jours de suite ou un dixième de milligr. pendant dix jours.

Par symphyse cardiaque. — Même traitement.

Révulsifs sur la région précordiale.

Bulbaires et neuro-centrales. — Rechercher l'origine syphilitique possible et instituer le traitement intensif.

Par compression du pneumogastrique. — Intervention chirurgicale, s'il s'agit de tumeurs ou d'abcès du médiastin. Traiter la maladie causale, si un anévrysme ou une adénopathie sont en jeu.

Par tuberculose au début. — Repos. Suralimentation raisonnée et modérée.

Injections de *cacodylate de soude* (cinq cg. par jour pendant dix jours).

Paroxystique. — (Symptomatique). — *Infectieuse.* Favoriser l'élimination des toxines et tonifier le cœur par des injections de caféine, huile camphrée, etc.

— — *Insuffisance mitrale* ou *plaque de péricardite* englobant le *pneumogastrique.*

Bromures et opiacés.

— — *Compression du pneumogastrique par ganglions tuberculeux.* Traitement général.

— (Essentielle). — Surveiller le régime alimentaire et soigner surtout le système nerveux. *Douches, valériane, bromure,* repos.

Révulsifs ou glace sur la région précordiale.

Sulfate de quinine et *antipyrine.*

Hypophysine (de Cyon).

S'il y a menace d'asystolie, *10 gouttes* par jour pendant cinq jours de la solution de *digitaline cristallisée*
au millième.

De la ménopause.

Ovarine : 0,10 à 0,40 cg. en capsules ou tablettes.

Antinervins (valériane, bromure, etc...)

Digitaline à dose sédative (1/10 de milligr. par jour,
pendant dix jours).

Iodure, à petites doses (0,25 à 0,50 cg.).

Souvent, les troubles cardiaques sont dûs à une lésion
ancienne révélée à la malade et augmentée par la ménopause. Se contenter alors des cardio-toniques.

Par cardiopathie artérielle. — Régime lacté végétarien.
Suppression du tabac.

Théobromine à faible dose (0,25 cg. matin et soir).
Massage vibratoire manuel de la région précordiale.
Lorsqu'à la longue, l'hypertension se change en *hypotension*, recourir aux cardio-toniques et à la digitaline
(1/10 milligr. par jour par périodes intermittentes de
10 jours).

Par goître exophtalmique. —Traitement électrique (courant
faradique d'une petite pile portative, appliqué 6 à 10 minutes par séance ; une électrode à la nuque, l'autre sur le
goître, ou courant *galvanique* de 6 à 10 milliampères
durant 5 minutes).

Hydrothérapie.
Antipyrine (1 à 3 gr. par jour), *quinine* (0,75 à
1 gr.)

(D'après HUCHARD et FIESSINGER).

PERICARDITE RHUMATISMALE.

Médication préventive par le *salicylate de soude*
(HUCHARD). Au sujet du mode d'administration, trois
règles à observer :

1° *Il faut agir vite et à haute dose dès le début* (6 à 8 grammes chez l'adulte), parce que le salicylate agit d'autant mieux que le rhumatisme est plus aigu et surtout plus récent et que la précocité du traitement empêche souvent l'invasion des complications cardiaques.

L'enfant supporte bien des doses relativement fortes de salicylate (50 centigrammes à 1 gramme au-dessous d'un an ; 2 grammes entre 2 et 5 ans ; 3 à 4 et même 5 grammes entre 6 et 10 ans).

2° Le *fractionnement des doses* s'impose en vertu d'une loi thérapeutique d'après laquelle des médicaments à élimination rapide, comme le salicylate, doivent être toujours prescrits à doses fractionnées dans le but d'en impressionner l'organisme d'une façon aussi continue que possible. Il s'impose encore en raison de la nature de la maladie, des allures rapides et fugaces de son micro-organisme encore mal connu, qui indiquent une action médicamenteuse prompte, énergique, répétée.

La médication doit être continuée pendant la nuit.

3° Le *traitement salicylé ne doit jamais être cessé brusquement* : il doit être encore continué à dose moindre, pendant 8 à 10 jours après la disparition des douleurs articulaires.

Péricardite sèche. — Repos absolu au lit et régime lacté.

CONTRE LA DOULEUR PRÉCORDIALE ET L'ÉRÉTHISME CARDIAQUE.

Vaseline	50 gr.
Lanoline	20 gr.
Salicylate de méthyle	10 gr.
Menthol	5 gr.
Essence de lavande	1 gr.

(HUCHARD).

Pour application à volonté. Recouvrer de taffetas et d'ouate.

Sangsues ou *ventouses scarifiées,* appliquées vers le sommet de la région précordiale, pour se rapprocher de l'origine des rameaux vasculaires, communs au péricarde et aux parties environnantes.

(GENDRIN).

Sinapismes, pointes de feu, ventouses sèches.

Topiques réfrigérants (vessie de glace, pulvérisations d'éther ou de chlorure de méthyle, qui, en outre de leur action analgésique, tonifient la fibre cardiaque et augmentent la tension artérielle.

Si ces moyens externes ne suffisent pas à calmer la douleur, on prescrira à l'intérieur l'*opium*, qui est un bon médicament cardiaque (HUCHARD)

> Extrait thébaïque............... 0.01 cg.

Pour une pilule, une à cinq par jour.

Ou :

> Poudre de Dower............... 0.25 cg.

Pour un cachet, un à quatre par jour.

Ou :

> Sirop de morphine, (20 à 40 gr. par jour).
> si la dyspnée est forte.

CONTRE L'ASTHÉNIE CARDIAQUE, donner la digitale à faible dose (elle agit en outre sur l'éréthisme) :

Un dixième de milligr. de digitaline cristallisée, par jour, pendant dix jours, ou :

> Solution alcoolique de digitaline crist. à 1 °/₀₀
> cinquante gouttes ou un gr.
>
> Eau distillée......................⎫
> Sirop simple........................⎭ ââ 75 c.c.

3 cuillers à café par jour.

Au bout d'une dizaine de jours, continuer la médication toni-cardiaque par la *spartéine* et la *caféine*, le *cereus grandiflora*, etc.

> Sulfate de spartéine.............   0.50 cg.
> Sirop d'éc. d'or. am...................   150 c. c.

Une cuillerée à soupe matin et soir.

Ou :

> Sulfate de spartéine...............   0.05 cg.

Pour une pilule ; une matin et soir.

Ou :

> Sulfate de spartéine.................   0, 50 cg
> Eau distillée bouillie...............   10 gr.

Un à 2 c.c. par jour.

La caféine sera de préférence donnée en injections.

> Caféine............................   2 gr. 50
> Salicylate de soude.................   2 gr.
> Eau distillée stérilisée.............   q. s.p.10 cc.

Un c. c. : 0,25 cg. Un à trois par jour.

Ou en potion :

> Caféine............................ ⎫
> Salicylate de soude .... ⎬   àà 1 gr. 50
>   ⎭
> Sulfate de spartéine................   0,40 cg.
> Acétate d'ammoniaque................   1 gr.
> Eau distillée.......................   50 gr.
>   (Capitan).

Une cuiller à café : 0, 15 cg. caféine et 0,04 cg. spartéine.
Deux à trois par jour.

— *Cereus grandiflora.*

> 1 gr. *d'extrait fluide.*
> 0,20 à 0,30 cg. *d'extrait aqueux.*
> 20 à 40 gouttes de *teinture.*

CONTRE LE COLLAPSUS CARDIAQUE, ajouter aux injections précédentes celles *d'huile camphrée* et *d'éther*.

Péricardite avec épanchement.— *Ponction du péricarde* : dans le quatrième ou cinquième espace intercostal à 5 ou 6 centimètres du rebord sternal gauche, ou, lorsque ce point ne peut être choisi, à 1 centimètre environ au-dessus de la limite inférieure de la matité.

Si l'épanchement est purulent, *péricardotomie* (En partie d'après Huchard).

MÉDICAMENTS CARDIAQUES

Lésions valvulaires non compensées, avec œdèmes et oligurie.

DIGITALE :

    — Poudre de feuilles de digitale...   0,30 cg.
      A faire bouillir 1/4 d'heure
      dans eau......................... 150 gr.
    Et ajouter sirop de sucre....... 30 gr.

A prendre dans la journée, en 2 ou 3 fois, entre les repas lactés, pendant 5 jours.

— *Teinture* de digitale. Vingt gouttes pendant 3 ou 4 jours.

— *Sirop* de digitale. Une cuillerée à soupe ou 20 gr. équivaut à 27 gouttes de teinture.

— *Vin de Trousseau* ou mieux *vin de digitale composé.*

Une cuillerée à soupe ou 16 gr. = 0,80 cg. d'acétate de potasse, 0,12 cg. de scille et 0,08 cg. de feuilles de digitale. Trois cuillerées à soupe par jour, pendant 3 ou 4 jours.

DIGITALINE.

Digitaline amorphe NON CHLOROFORMIQUE d'Homolle et
Quévenne.
*Un à cinq milligr. en granules de 0,001 ou en solution
alcoolique. Un granule pendant cinq ou six jours.*

— *Digitaline amorphe* CHLOROFORMIQUE du Codex.
Granules de un milligr. Un par jour.

Ou :

Digitaline amorphe chloroformique. 0,01 cg.
Alcool à 90°........ .... 3 gr.50
DUJARDIN-BEAUMETZ.

Vingt gouttes = un milligr.
*Vingt ou trente gouttes en un jour et repos ou six gout-
tes par jour pendant 4 jours.*

Digitaline cristallisée de Nativelle et Mialhe.

Granules à 1,4 de milligr. Un granule par jour,
à jeun, pendant quatre ou cinq jours et arrêt pendant vingt jours.

Solution alcoolique. Un gramme ou cinquante
gouttes = un milligr. à prendre en un jour dans
l'asystolie, en quatre ou cinq dans les cas moins
graves.

Huile digitalique, en ampoules de 1/4 de millig.
pour injections.

Entre les moments où la digitale est employée.

STROPHANTUS. — *Teinture au cinquième.* Cinq à dix
gouttes.

Ou au *vingtième.* Dix à quarante gouttes.

Extrait. Un à quatre milligr. en granules.

STROPHANTINE. — Granules à 1/10 milligr. Un à
5 par jour. (Accidents ou résultats dissemblables

à craindre, à cause du médicament non toujours identique à lui-même).

CAFÉINE. — Avantage de ne pas s'accumuler.

— Caféine........................... 0,50 à 1 gr.
Benzoate de soude................ 1 gr.
Eau distillée...................... 50 gr.
Sirop de cinq racines............. q.s. 150 c. c.

A prendre cinq cuill. à soupe par jour.

— Caféine.......................... 2 gr. 50
Benzoate de soude................ 3 gr. 10
Eau distillée stérilisée........... q. s. 10 c. c.
(POUCHET).

Pour inj. hypod. 1 à 5 c.c. par jour.

ADONIS VERNALIS. — *Teinture. 2 à 5 gr.*

Infusion. 5 gr. pour 200.

Adonidine. Pilules à 0,05 mg. Une à 6 par jour.
(HUCHARD).

CEREUS GRANDIFLORA :

Extrait fluide...................... 1 gr.
ou Teinture....................... 20 à 40 gouttes
ou Extrait aqueux................. 0.20 à 0.30 cg.

NERIUM OLEANDER. — *Trente à soixante gouttes de tein-ture par jour.*

Intermittences d'origine myocardique. — Atonie cardiaque des maladies infectieuses.

SPARTEINE :

Spartéine (sulfate de)............ 0,50 cg.
Sirop d'éc. d'or. amère.......... 150 c. c.

Une cuiller à soupe au début des deux principaux repas.

Spartéine (sulfate de)............ 0.05 cg.

Pour une pilule. Deux par jour.

> Sulfate de spartéine............... 0.40 cg.
> Eau distillée stérilisée............ 10 c. c.
>
> *Pour inj. hypod. ; deux c. c. par jour, en deux fois.*

Dans la myocardite scléreuse :

> Sulfate de spartéine.............. 0.50 cg.
> Iodure de sodium................. 2 gr. 50·
> Sirop d'éc. d'or. am.............. 150 c. c.
>
> *2 cuillers à soupe par jour.*

Insuffisance aortique. — Jamais de digitale, qui augmente, la période de diastole, déjà trop longue. Contre l'anémie cérébrale, *nitrite d'amyle*, en inhalations et *opium*.

Cereus glandiflora :

> *Extrait fluide....*   **1 gr.** en potion.
> *Extrait aqueux..*   0,20 à 0,30 cg. en pilules.
> *Teinture.........*   vingt à quarante gouttes.

Ce médicament régularise le pouls et augmente son amplitude, en même temps qu'il augmente la pression artérielle. Le cœur est renforcé dans la systole, la diastole est diminuée et le sang aortique n'a pas le temps de refluer jusqu'au ventricule ; précieux avantage sur la digitale.   (Huchard).

Iodure de potassium *à petites doses*, dans la forme artérielle.

Battements artériels périphériques de l'insuffisance aortique.

> — Extrait aqueux de convallaria maïalis.. - 20 gr.
> Sirop d'éc. d'or. am.,................. 300 c.c.
>
> *Trois cuillers à soupe par jour.*

> — Convallamarine................. 0.05 cg.
>
> *Pour unepilule. Une à deux par jour.*

Insuffisance mitrale. — Digitale, à employer seulement à la période de non compensation.

        Poudre de digitale..................
        »   scille.. ......,........... $\rbrace$ ãã 0,05 cg.
        »   scammonée...........

Pour une pilule. En prendre 20, en dix jours, ou moins selon les cas. (Dix centigr. de poudre de digitale = 1/10 milligr. digitaline cristallisée.

        — Poudre de f. de digitale.........   1 gr.
        Eau froide.....................   150 gr.

Faire macérer 24 h., filtrer et ajouter :

        Sirop des cinq racines............   q.s.p.300 c.c.

A prendre en plusieurs jours (de quatre à dix jours, selon les cas).

        — Digitaline crist. (solut. alc. au mil.)   1 gr. ou
                                             50 gouttes.
        Sirop simple.....................   150 c. c.

A prendre de la même façon.

        — Granules de digitaline crist. *au dixième* de milligr.
Un à deux par jour, pendant dix ou cinq jours.

Rétrécissement mitral. — Digitaline cristallisée. — Un granule *au quart* de milligr. par jour, pendant 3 ou 4 jours, toutes les 3 semaines, pour augmenter la période diastolique, pendant laquelle se fait la réplétion ventriculaire.

        — Ou dix gouttes de la solution alcoolique au millième pendant cinq jours.

Myocardite aiguë. — Révulsifs au début (Ventouses, pointes de feu).

        Pour soutenir le cœur :

        — Extrait de strophantus..........   1/2 milligr.
        Extrait de chiendent...........$\rbrace$
        Sirop de gomme.............$\rbrace$ q. s.
                                         (Lemoine).

Pour une pilule. Deux à cinq par jour.

Ou :

— Teinture de strophantus (au cinquième).
Quatre à huit gouttes par jour.

— Teinture de strophantus (au vingtième).
Quinze à trente gouttes par jour.

S'il y a menace de collapsus :

— Camphre pulvérisé...................... 1 gr.
Ether............................... ⎫
Huile d'olives stérilisée... ....⎭ ãã 5 c.c.
Deux c.c. par jour.

Ou :

Sulfate de strychnine............ 0,01 cg.
Sulf. de spartéine................ 0,50 cg.
Eau distillée stérilisée........... 10 gr.
Deux c. c. par jour.

Myocardite scléreuse. — Régime lacto-végétarien.

Iodure de sodium, à petites doses (0,50 cg. par jour).

Valériane et *bromures*, contre l'éréthisme cardiaque.

Contre l'arythmie :

Sulfate de spartéine............... 0,05 cg.
Pour une pilule. Deux par jour.

Ou :

Iodure de sodium................ 5 gr.
Sulfate de spartéine................ 0,50 cg.
Sirop d'éc. d'or. am............. 300 c. c.
Deux cuillers à soupe par jour.

Palpitations. SYMPTOMATIQUES D'UNE LÉSION CARDIA-
QUE.

Traitement de la cardiopathie en jeu et de l'élément nerveux qui s'y joint, le plus souvent (*bromures, valériane*). *Digitale, à petites doses*, surtout
s'il y a menace d'hyposystolie (cinq à dix gouttes
de la *solution alcoolique de digitaline crist.* à 1°/oo,
pendant cinq jours).

RÉFLEXES OU NERVEUSES.

Traiter la cause (dyspepsie, constipation, dysménorrhée, affections de l'utérus, puberté, surmenage, état nerveux, abus du tabac, du café ou de
l'alcool).
Hydrothérapie chaude ou tiède.
Toniques, nervins.
Pulvérisations d'éther ou application de glace,
sur la région précordiale.

Cardiopathie avec congestion hépatique.

Poudre de digitale................)
Poudre de Scille................ } àà 0,05 cg.
Scammonée......................)
Calomel........................ 0,01 cg.

*Pour une pilule. Cinq par jour, en dehors des repas,
pendant quatre jours.*

Ou :

Poudre de digitale..............)
Poudre de Scille............... } àà 0,03 cg.
Calomel........................ 0,02 cg.

Pour une pilule. Cinq par jour.

Bradycardie. — Voir Pouls lent permanent, page 359.

Traitement thermal des cardiopathies (*à Bour-bon-Lancy*).

Bains. — A 34 ou 36°, durant 15 à 25 minutes, suivis ou non de douche sous-marine. Au début du bain, excitation du cœur ; ensuite, calme.

Eau en boisson. — *Source la Reine* : 3 à 4 verres par jour. Diurétique, décongestive, élimination d'acide urique et des urates.

Source Descures, laxative, à conseiller seulement aux malades à estomac normal ou hypo.

Massage. — *Léger*. S'adresse aux malades à *hypotension* ; agit en stimulant le système nerveux périphérique.

Profond. S'adresse aux malades à *hypertension* ; agit par vaso-dilatation périphérique et surtout abdominale et par action diurétique, en vidant les mailles du tissu conjonctif de leur sérosité. Diminution des congestions viscérales et action sédative sur le cœur, par vaso-dilatation périphérique.

Indications

— Cardiopathies valvulaires rhumatismales surtout chez les jeunes sujets, à la période de compensation ou d'hyposystolie, avec léger œdème et stase viscérale.

— Palpitations de l'adolescence avec pseudo-hypertrophie.

— Angine de poitrine hystérique.

— Névrose cardiaque. Maladie de Basedow.

— Période de présclérose (retentissement diastolique aortique ; pouls vibrant).

CONTRE-INDICATIONS

— Période aiguë de l'endo, péri ou myocardite.

— Asystolie confirmée avec œdème et congestions.

— Cardio-sclérose avancée.

— Angine de poitrine coronaire.

— Anévrysmes.

— Cardiopathies artérielles, sauf tout à fait à
leur début.

Une saison à EVIAN est en plus à recommander
aux pré-scléreux.

(D'après HUCHARD).

Angine de poitrine. — Régime lacto-végétarien et déchloruré. Repos.

Pendant 15 jours par mois, prescrire :

Théobromine..................... 0,50 cg.

Pour un cachet. Un matin et soir.

Et :

Iodure de potassium.............. 5 gr.
Eau distillée..................,........ 300 gr.

*Une cuillerée à soupe, soit 0,25 cg., au début des deux
principaux repas.*

Si l'iodure est mal supporté, le donner sous forme de
pilules Kératinisées ou l'associer au glycéro-phosphate
de chaux.

— Pendant les quinze autres jours du mois, donner des médicaments hypotenseurs et vaso-dila-
tateurs.

Solution alcoolique de trinitrine à 1/100 : quarante
gouttes.
Eau distillée.................. ... 300 gr.

*Deux a quatre cuillers à soupe par jour ; 4 à 8
gouttes. Abaisser la dose, si le médicament est mal supporté (céphalée).*

Ou :

Tétranitrol : cinq milligr. à deux centig., en comprimés.

Ou :

Nitrite de soude,...............	1 gr.
Nitrate de potasse...............	10 gr.
Bicarb. de potasse..............	15 gr.
Eau distillée...................	q. s. 150 c. c.

Une cuillerée à soupe : 0,10 cg., le matin.

Si le cœur faiblit, prescrire la digitale à petites doses : X gouttes de la solution alcoolique de *digitaline
cristallisée* à 1 °/₀₀, pendant 4 jours ; XXX à XL gouttes
de teinture de *cactus grandiflora* ; XXX à LX gouttes
de teinture de *crategus oxyacantha.*

Au moment de l'accès, inhalation de *nitrite d'amyle*
(V à X gouttes).

Si les accès sont subintrants, injections de *morphine*
ou de *trinitrine* :

— Solution alcoolique de trinitine à 1 °/₀	XL gouttes.
Eau distillée stérilisée................	q. s. 10 c.c.
Un c. c. : quatre gouttes.	

Injecter un demi à deux c.c. par jour.

(d'après Huchard).

ASYSTOLIES.

D'origine nerveuse.— Par émotions déprimantes, agissant sur un cœur déjà malade.

Traitement moral.

— Par tachycardie paroxystique.

Hypophysine ; 0,30 à 0,60 cg. en tablettes ou pilules
de 0,10 cg.

Digitaline crist. : 1/4 de milligr. par jour pendant
4 jours ou 1/10 de milligr. pendant 10 à 15 jours.

— Par ménopause.

Ovarine : 0,50 à 1 gr. par jour, en tablettes de 0,10 cg.
Iodure à faible dose, pour diminuer l'hypertension.
Saignée, pour lutter contre la pléthore vasculaire,

— Post opératoires.

Injections de *sérum artificiel* et de *caféine*.

D'origine cardiaque. — Par maladies infectieuses.

Vessie de glace sur le cœur.

Injections d'*huile camphrée*, de *caféine*, de *sulfate
de sparléine* et de *strychnine*.

— Par lésions valvulaires.

Au cours de la maladie (*fatigue passagère du muscle cardiaque*).

Repos. Régime lacté exclusif pendant plusieurs jours,
puis régime déchloruré sans viande (œufs, légumes,
bouillies, crèmes, pâtes).

Le second ou le troisième jour, 15 à 30 gr. d'*eau-de-
vie allemande* : ventouses scarifiées sur le foie ou saignée de 3 à 500 gr. s'il y a cyanose.

Le lendemain du purgatif, vingt à trente gouttes de
solution alcoolique de *digitaline cristallisée* et dix
gouttes les deux ou trois jours suivants. Donner la
même dose totale de cinquante gouttes en moins de
temps, si le cas est grave.

Attendre 15 à 20 jours, avant de prescrire à nouveau

la digitale et *dans l'intervalle,* s'adresser à *l'extrait de strophantus* (deux milligr. par jour) ou au *sulfate de spartéine* (0,06 à 0,10 cg. par jour).

PAR MYOCARDITE CHRONIQUE ET CARDIOPATHIE ARTÉRIELLE *(ou par lésion valvulaire à la période terminale).*

Ventouses scarifiées sur la région hépatique ou cardiaque, comme médication déplétive. (Une ou deux ventouses scarifiées sur la région cardiaque seule appliquées plusieurs jours de suite agissent par voie réflexe, comme stimulant de la fibre cardiaque).

Purgatifs légers, de temps en temps, selon l'état du malade.

Régime lacté et lacto-végétarien déchloruré, en général.

Réduire la quantité des liquides (un demi-litre de lait et un litre d'eau d'Evian) comme moyen diurétique, pendant quelques jours et pratiquer chaque jour une injection de 0,25 cg. de *caféine,* pas davantage. En donnant plusieurs litres de liquide, l'œdème et l'oppression augmentent, à cause de la mauvaise circulation veineuse.

Digitaline cristallisée à faible dose : 1/10 de milligr. pendant 10 jours, en interrompant environ autant. Donner en même temps la *théobromine :* un cachet de 0,50 cg. matin et soir, une heure avant le repas.

D'origine périphérique. — PAR ŒDÈME DUR des membres inférieurs.

Mouchetures.

— PAR SURCHARGE GRAISSEUSE du cœur:

Traitement de l'obésité.

Une fois l'obstacle levé, *digitaline cristallisée* (1/10 milligr. pendant dix jours).

COLLARGOL (*pour enlever les taches de*).

Faire baigner la partie tachée dans la solution suivante:

Brôme........................... 5 gr.
Eau............................. 500 gr.

jusqu'à disparition complète de la tache noire (2 à 3 minutes suffisent en général); puis rincer à grande eau.

Après cette première opération, la tache noire disparaît parfois complètement, mais le plus souvent elle est remplacée par une tache jaune verdâtre très pâle, due au bromure d'argent formé. Pour faire disparaître cette deuxième tache, on la plonge dans la solution suivante:

Hyposulfite de sodium........... 150 gr.
Eau............................. 500 gr.

qui dissout instantanément le bromure d'argent formé ; puis on rince à grande eau.   (H. ROBERT).

CONJONCTIVITES.

C. Catarrhale. — Lotions fréquentes chaudes à l'*eau boriquée* ou au *cyanure de mercure* au millième, à étendre de son volume d'eau chaude.

Instiller deux fois par jour quelques gouttes du collyre.

Nitrate d'argent................ 0,10 cg.
Eau distillée................... 10 gr.

Et neutraliser avec une solution de chlorure de sodium.

C. Granuleuse.

> Sulfate de cuivre.................... 0,05 cg.
> Eau distillée..................... 10 gr.
> Laudanum de sydenham........... X gouttes

Instiller quelques gouttes 2 fois par jour.

Appliquer deux fois par jour, en retournant les paupières et en exerçant un léger massage avec le pouce enduit du mélange ;

> Iode métallique.................... 0,05 cg.
> Vaseline liquide................. 10 à 20 gr.

(MELCONIAN).

— Laver les yeux, deux fois par jour, avec la solution suivante, à étendre d'autant d'eau chaude :

> Cyanure de mercure.............. 0,25 cg.
> Eau distillée................... 500 gr.

— Le soir, introduire entre les paupières, gros comme un grain de blé de la pommade suivante :

> Oxyde rouge de mercure........ 1 gr.
> Vaseline..................... 15 gr.

Et faire un léger massage.

C. Phlycténulaire. — Employer la pommade précédente.

C. Purulente. — Lavages 3 ou 4 fois par jour avec une *solution boriquée* ou *au permanganate de potasse,* à 0,25 cg. par litre.

Toutes les douze heures, pratiquer l'éversion des paupières, enlever le pus à l'aide d'un petit tampon de coton hydrophile et faire un badigeonnage rapide avec une solution de *nitrate d'argent à 1 ou 2 %.* Prendre un pinceau différent pour chaque œil, si les deux sont pris. Neutraliser au *chlorure de sodium* en solution et appliquer une compresse d'eau froide.

S'il y a menace d'ULCÉRATION ou d'ABCÈS DE LA CORNÉE, pratiquer des lavages chauds et mettre un pansement humide compressif souvent renouvelé.

Deux fois par jour, instiller deux gouttes du collyre :

> Salicylate d'éserine............... 0,10 cg.
> Eau distillée bouillie............ 10 gr.

Ou d'une *solution de bleu de méthylène* au millième.

(JACQUEAU).

Quand tous les symptômes s'amendent, diminuer la fréquence des lavages et des cautérisations et toucher les papilles hypertrophiées avec un pinceau trempé légèrement dans le mélange :

> Sulfate de cuivre................... 0,20 cg.
> Glycérine........................... 20 gr.

CORNEE.

Recherche des corps étrangers.

> Fluorescine..................... 0,04 cg.
> Carbonate de soude pur......... 0,07 cg.
> Eau distillée stérilisée............ 2 gr.

(LYON et LOISEAU).

Instiller une goutte. Il se forme une tache jaune, au niveau de la perte de substance.

Taies (*d'origine traumatique ou inflammatoire*).

> Benzoate de lithine............... 0,25 cg. à 1 gr.
> Eau distillée bouillie.............. 10 gr.

(MAZET).

Instiller quelques gouttes deux fois par jour.

KÉRATITES.

K. Phlycténulaire. — Ne pas prescrire de bandeau.

Traitement général anti-scrofuleux sans iodure.
Compresses chaudes avec des antiseptiques faibles.

Toucher la phlyctène avec un crayon effilé de *nitrate d'argent*.

Le soir, application de la pommade suivante; fermer les paupières et faire un léger massage.

> Oxyde jaune de mercure........... 0,20 cg.
> Vaseline..........................,... 10 gr.

S'il y a menace d'ulcération, instiller deux fois par jour deux gouttes de chacun des collyres.

> — Salicylate d'éserine................,.... 0,05 cg.
> Eau distillée stérilisée..............,........, 5 gr.

> — Sulfate neutre d'atropine............,..... 0,02 gr.
> Eau distillée stérilisée.............. 5 gr.

Si l'inflammation est vive, remplacer le premier collyre par :

> Chlorhydrate de pilocarpine.......... 0,20 cg.
> Eau distillée stérilisée...,.......... 10 gr.

K. vasculaire (Pannus). — Éviter les compresses chaudes qui risquent d'augmenter la vascularisation.

Application de pommade à *l'oxyde jaune*, le soir

Collyre à la *pilocarpine*, si la réaction est modérée, à *l'atropine* si elle est vive.

Destruction du pannus et des vaisseaux par la péritomie ou les cautérisations au *nitrate d'argent*.

K. interstitielle. — Traitement antisyphilitique ou antiscrofuleux.

Insufflations de calomel.
Compresses chaudes.
Collyre à l'*atropine*, car il existe toujours des lésions de l'iris. (TROUSSEAU). Surveiller la tension intra-oculaire.

K. infectée *(à hypopyon)*. — Lavages antiseptiques répétés au *cyanure de mercure* à 0,15 %. Compresses chaudes.
Quinine. Antipyrine.
Si la perforation menace, la créer à l'endroit favorable avec la pointe d'un thermo-cautère. Puis collyre à l'*atropine* et bandeau.

ANTICONVULSIFS. — Voir CHORÉE. CONVULSIONS. ECLAMPSIE. EPILEPSIE. TÉTANOS.

CONVULSIONS.

Convulsions infantiles. — Traiter la cause (vers, piqûre, dentition. gastro-entérite, maladies infectieuses, urémie, indigestion).
Auparavant, agir sur le symptôme.
Prescrire de grands bains tièdes, de dix à vingt minutes de durée, un lavement d'eau tiède avec une cuillerée à dessert de gros sel ou de glycérine, et une potion calmante :

Bromure de sodium...................	1 gr. 20
Hydrate de chloral...................	0,60 cg.
Antipyrine..........................	1 gr. 50
Eau de laurier cerise...............	X gouttes.
Sirop de fl. d'oranger..............	60 c. c.

Une cuillerée à café, chaque quart d'heure, pour un enfant d'un an. Suspendre au bout de quatre.

Convulsions chez l'adulte. — DANS LES ÉTATS INFECTIEUX, bains froids ou tièdes. Dans le rhumatisme céré-bral, y ajouter le *salicylate de soude* (4 à 6 gr. par jour).

Dans l'URÉMIE, régime lacté, lavement purgatif, ventouses scarifiées sur le cœur, inhalations d'*éther*, *bromure* ou *chloral*. (Eviter ce dernier, si le cœur est trop affaibli).

Dans l'ÉCLAMPSIE PUERPÉRALE, saignée, lavement purgatif, lavement avec 4 gr. de *chloral*.

Veratrum viride. — Voici la pratique de M. Co-tret, pour l'administration du vératrum : Si le pouls de l'éclamptique bat à 120 ou au-delà, on donne d'emblée 20 ou 22 gouttes d'*extrait fluide* de vera-trum viride en injections hypodermiques. Avec un pouls au-dessous de 120, l'injection hypoder-mique variera de 10 à 20 gouttes, suivant la rapi-dité du pouls.

On pourrait, faute de cette forme du médica-ment — extrait fluide, — employer la teinture aux mêmes doses.

L'injection sous-cutanée demande à peu près trente minutes pour arriver au maximum de l'effet voulu. Si, dans ces trente minutes, l'effet désiré n'est pas obtenu, on devra répéter l'injection à la même dose ou à dose plus petite, suivant la néces-sité, ou, autrement dit, suivant la rapidité du pouls.

Il faut maintenir l'effet obtenu, pendant à peu près vingt-quatre heures, et pour cela, il faut ré-péter, à intervalles plus ou moins éloignés, le mé-dicament à la dose de 5 gouttes.

La malade soumise à l'influence de fortes doses de veratrum devra conserver une position horizontale ; la station debout pourrait produire la mort subite.

Avec ces précautions, le vératrum viride est un médicament inoffensif et d'une action efficace.

Dans les LÉSIONS CÉRÉBRALES, traitement pallia-tif général (sangsues, glace sur la tête, purgatifs, calomel, sédatifs nerveux) ou spécifique (injections mercurielles à haute dose : 0,02 à 0,05 cg. de *benzoate de mercure* ou 0,01 à 0,02 cg. de *biiodure*.

Dans les NÉVROSES, *bromure* et hypochloruration dans l'épilepsie ; hydrothérapie froide et suggestion dans l'hystérie.

COQUELUCHE.

— Pendant la période catarrhale et fébrile, repos dans une chambre aérée. N'autoriser les sorties que quand les râles ont disparu de la poitrine.
— Alimentation légère.

— *Contre l'élément catarrhal :*

Oxyde blanc d'antimoine..................	1 gr. 50
Benzoate de soude..................	1 gr.
Sirop de tolu......................	}
Julep gommeux......................	} ââ 75 c.c.

5 cuillers à soupe par jour (enfant de 5 ans).

— *Contre l'élément spasmodique.*

Teinture de belladone (3 gouttes par année d'âge).

Augmenter d'une goutte par jour, (jusqu'à six ou huit, selon la susceptibilité du malade. Maintenir cette dose quelques jours si elle est supportée, puis la diminuer.

Si des signes d'intolérance apparaissent (mydriase, érythème cutané, délire, soif), changer la médication :

    Antipyrine........................ 5 gr.
    Sirop de fl. d'oranger............ 150 c.c.

Une cuillerée à soupe : 0,50 cg., par jour et par année d'âge, en plusieurs fois.

Ou :

    Antipyrine.............................. ⎫
    Bromure de potassium................ ⎬ āā 3 gr.
    Sirop de codéine..................... 20 gr.
    Eau de laurier-cerise............... 2 gr.
    Sirop de fl. d'oranger............. s. q. 150 c.c.

Même dose.

Ou :

Oxymel scillitique (une à deux cuillers à café par année d'âge, à donner le soir vers 6 h.).

Ou :

Teinture de grindelia robusta : 1 à 2 gr. par jour.

(VARIOT).

Ou :

Euquinine : 0,10 par année d'âge (*insipide*).

Ou :

Huile goménolée au 1/5 : de cinq à dix c.c. en injections sous-cutanées (LEROUX, bons résultats).

Ou :

    Bromoforme... ..   2 gr. (LXXX gouttes).
    Alcool...............   q. s. pour dissoudre.
    Sirop simple......   q. s. 100 c. c.

Une cuillerée à café = quatre gouttes = dose pour une année d'âge dans la journée.

A surveiller et ne guère employer avant 3 ou 4 ans (XV
à XX gouttes, par doses fractionnées).

— Pratiquer l'antisepsie des fosses nasales, à l'aide
de *vaseline mentholée* ou d'instillations d'*huile
mentholée* à 1 %, et celle de la bouche, à l'aide d'irrigations d'*eau boriquée* ou *goménolée*.

— Maintenir dans la chambre du malade des vapeurs antiseptiques, en faisant évaporer sur un
réchaud le contenu d'une casserole d'eau renfermant une à deux cuillerées à soupe du mélange :

Essence d'eucalyptus............ }	ãã	20 gr.
Essence de térébenthine..... }		
Acide thymique......................		10 gr.
Alcool..................................		q. s. 250 c. c

D

DÉCONGESTIONNANTS (Voir RÉVULSIFS).

Congestion des centres nerveux. Névralgies congestives. —
Dérivation et révulsion à distance.

En même temps :

Ergotine Yvon....................	3 gr.
Eau distillée......................	50 gr.
Sirop de fleurs d'oranger.........	q. s. p. 150 c.c.

A prendre dans la journée, par cuillerées à soupe.

Congestion pulmonaire. — Teinture de racines d'aconit.
Dix gouttes, trois fois par jour, en potion.

DUJARDIN-BEAUMETZ.

— Julep gommeux...................... 125 gr.
  Rhum............................... 40 gr.
  Ergotine Bonjean................... 4 gr.
  Poudre d'Ipéca.................... 0,50 centigr.
                                      (RENAULT).

Une cuillerée à soupe d'heure en heure.

Hémorrhoïdes.

Extrait fluide d'hydrastis.... } āā 10 gr.
Extrait fluide d'hamamelis... }
Glycérine........................ q.s. p. 90 c. c.

5 à 5 cuillerées à café par jour dans de l'eau. Une cuiller à café = 2 gr. du mélange.

Congestion des muqueuses (Coryza, etc.).

— Chl. d'adrénaline à 1 %/₀₀......... 4 gr.
  Eau distillée..................... q.s. p. 10 gr.

Deux ou trois badigeonnages par jour.

DÉLIRES.

D. Alcoolique. — Bains tièdes à 35° de deux heures de durée, avec compresse fraîche sur la tête.

— Léger purgatif salin, à jeun, pendant 3 ou 4 jours.

— Dans la journée, prendre par cuillerées à soupe la potion suivante :

Extrait thébaïque............... 0,10 cg.
Julep gommeux.................. 150 c. c.

Et pour la nuit :

Hydrate de chloral............. 3 gr.
Bromure de sodium.............. 4 gr.
Antipyrine..................... 2 gr.
Sirop simple................... 90 c. c.

A prendre en une fois, le soir.

— Ne pas supprimer l'alcool. En donner 40 à 50 gr. par jour ou le remplacer par :

> Sulfate de strychnine............... 0,04 cg.
> Eau distillée stérilisée............ 10 gr.
> (CHAUFFARD).

Injecter 1/2 à deux c.c. par jour.

D. Aigu.

> Uréthane........................ 1 à 3 gr.
> Sirop de fl. d'oranger........... 15 gr.
> Eau de tilleul................... 40 gr.
> (HUCHARD).

A prendre en une fois.

> Ou :

> Hydrate de chloral............... 3 gr,
> Sirop thébaïque................. 30 gr.
> Eau de menthe.................. 100 gr.
> (HUCHARD).

A prendre en quatre fois.

D. Infectieux.

— Bains froids.
— Glace en permanence sur la tête.
— Bromure à haute dose. Éviter le chloral, si le myocarde est touché.

DENTS.

Odontalgie. — (Voir page 26).

S'il y a *périostite*, lavages fréquents de la bouche avec des dentifrices chauds ; applications de *teinture d'iode* pure ou de :

> — Teinture d'iode.................. ⎫
> Glycérine....................... ⎬ āā 10 gr.

Un badigeonnage de ce mélange chaque deux heures.

Carie au quatrième degré, avec pus fétide. Placer dans la cavité de la dent une boulette d'ouate imbibée de *solution saturée d'hyposulfite de soude* et recouvrir d'un tampon sec tassé. Un pansement par jour. Il y aurait disparition de l'odeur, au bout de quelques jours.

(CLARET).

ou :

— Aldéhyde formique.................... 4 gr.
   Essence de géranium............... 2 gr.
   Alcool à 80°....................... 4 gr.

Pour pansements.

Dentifrices. — *Elixirs ou solutions antiseptiques.*

— Acide benzoïque.................... 4 gr.
   Teinture de quinquina............) āā 10 gr.
      —   ratanhia............)
   Alcool à 95°..................... 100 gr.
   Essence de menthe............... 1 gr.

— Acide benzoïque.................... 3 gr.
   Teinture d'eucalyptus............ 15 gr.
   Sublimé......................... 0,80 cg.
   Alcool à 95°.................... 100 gr.
   Essence de menthe.............. 0,75 cg.

(MILLER).

Supprimerait 94 % des bactéries buccales, mais désagréable au goût.

— Essence de cannelle de Ceylan....)
   Essence de girofle...............)
   Acide thymique..................) āā 0 gr. 25
   Saccharine......................)
   Essence de menthe.............. 1 gr. 50
   Alcool à 90°................... 100 gr.

Ajoutez :
   Teinture de ratanhia........... 2 gr. 50

(REDIER).

— Alcoolat de cochléaria............ 50 gr.
Teinture de quinquina... .... 50 gr.
Salol............................. 2 gr.
Teinture de gaïac............... 10 gr.
Alcool de menthe............... 20 gr.

— Acide thymique.................. 1 gr.
Essence de menthe.............. ⎞
Essence d'anis................... ⎬ āā 2 gr.
Essence de badiane............. ⎠
Teinture de cochenille............ 3 gr.
Alcool à 90°..................... 130 gr.

(**Faré**).

Quelques gouttes dans un verre d'eau boriquée chaude.

— Solution de permanganate de potasse à 1 °/₀ .... 100 gr.
Alcool de menthe................ 5 gr.

Une cuiller à café pour un verre d'eau chaude.

(Dentifrice excellent, oxydant énergique des matières organiques).

Poudres.

Alcaline.

Carbonate de chaux.............. 40 gr.
Sulfate de quinine............... 1 gr.
Saccharine...................... 0,10 cg.
Essence de menthe.............. XX gouttes
Carmin.......................... q. s.

Acide.

Acide borique................... 10 gr.
Acide salicylique................ 3 gr.
Lactose......................... 30 gr.
Chlorhyd. quinine............... 1 gr.
Essence de menthe.............. XX gouttes

Neutre.

Chlorate de potasse..............	}
Poudre d'amidon.................	} àà 20 gr.
Saccharine.....................	}
Vanilline......................	} àà 0,10 cg.

Pour blanchir les dents :

— Charbon de peuplier pulv.........	20 gr.
Poudre de quinquina gris..........	10 gr.
Essence de menthe................	X gouttes.
— Pierre ponce pulv................	10 gr.
Savon médicinal..................	4 gr.
Résorcine........................	2 gr.
Craie préparée...................	40 gr.
Essence de menthe................	X gouttes.

(MARCHANDÉ).

— Pierre ponce pulv................	2 gr.
Poudre de rizhome d'iris..........	5 gr.
Savon médicinal..................	10 gr.
Saccharine.......................	0, 20 cg.
Glycérine neutre.................	20 gr.
Alcool...........................	q. s.

Pour pâte.

— Poudre de savon médicinal........	}
Carbonate de magnésie............	}
Phosphate de chaux...............	} àà 5 gr.
Poudre d'iris....................	}
Essence de menthe................	XV gouttes
Carmin...........................	q. s. p. colorer
Glycérine neutre.................	q. s.

Pour pâte.

— Thymol..........................	2 gr.
Borax............................	4 gr.
Extrait de ratanhia..............	5 gr.
Glycérine neutre	}
Savon médicinal..................	} q. s. p. pâte.

DÉPERDITEURS.

Médicaments qui activent la désassimilation.

Chlorure de sodium.
Chlorure de potassium.
Bicarbonate de soude.
Carbonate et bicarb. de potasse.
Lithine.
Pipérazine.
Sels végétaux.
Acides végétaux (citrique, tartrique).
Acides minéraux (sulfurique, chlorhydrique, nitrique).
Limonade à 2 pour 1000.
Café, thé, kola, maté, caféine.

DEPURATIFS.

<pre>
— Bardane......................... \
  Gentiane........... ·.............. |
  Pensée sauvage................ |
  Saponaire...... .... } àà 3 gr.
  Sené à l'alcool.................. |
  Bicarbonate de soude........... /
</pre>

(Brocq).

Faire bouillir un quart d'heure, dans un litre d'eau. A prendre un verre, chaque matin, à jeun.

— *Bourrache.* Infusion à............ 10 0/00
— *Chicorée.* Extrait............... 2 à 4 gr.
—   Infusion à............ 20 0/00
—   Sirop................ 20 à 50 gr.
— *Douce amère.* Mêmes formes et mêmes doses.
— *Fumeterre.* Mêmes formes et mêmes doses.
— *Patience.* Infusion à......... ... 30 0/00

— *Salsepareille et squine.* Extrait...   2 à 5 gr.
—   Sirop......   50 à 100 gr.
—   Infusion à   60 0/00
— *Sassafras.* Sirop...................   40 à 100 **gr.**
—   Infusion...............   30 0/00

— Préparations iodées :

Teinture d'iode : Cinq à quarante gouttes progressivement, au milieu des repas, dans de la bière ou du vin. Enfants : une à deux gouttes par année.

Huile de foie de morue iodée à 1 °/₀₀ : 3 à 4 cuillers à soupe par jour. Enfants : une cuiller à café par année.

Sirop iodo-tannique à 0,04 par cuiller à soupe. Deux cuillerées à soupe par jour. Enfant : 2 à 4 gr. par année.

Sirop de raifort iodé. Mêmes doses.

Iodipine : (huile iodée à 10 et 25 °/₀. Une cuiller à café = 0,35 cg. d'iode. Deux à trois cuillers à café par jour chez l'adulte (Beaucoup mieux supportée que les autres préparations iodées, même à haute dose).

Iodures : 1 gr. par jour. Enfants : 0,10 cg. par année d'âge.

DÉRIVATIFS.

(Voir RÉVULSIFS et PURGATIFS).

DÉSINFECTANTS.

APPARTEMENTS. — *Formol* en pulvérisation. Tout pulvérisateur peut servir. La solution est à 2 1/2 °/₀. Le liquide est projeté directement sur les parois murales.

Acide sulfureux. 50 gr. de soufre par mètre cube. Le placer dans des écuelles, isolées du plancher et ajouter un peu d'alcool. Y mettre le feu et attendre 24 heures. Avoir eu soin, au préalable, d'obturer toutes les ouvertures, en collant du papier sur les joints des portes et fenêtres et sur le trou des serrures.

Chlore. Préparé à froid, par le mélange suivant, réparti, dans des récipients de terre (se souvenir que le chlore attaque les métaux).

— Chlorure de sodium...............⎫
  Bioxyde de manganèse ....⎭ àà 250 gr.
  Acide sulfurique du commerce.....   100 gr.
  Eau................................   500 gr.

(Journal des Praticiens).

Sublimé, à 1 %₀ ; *crésyl*, à 4 % ; *lysol*, à 3 %, pour brossage des planchers.

VÊTEMENTS ET OBJETS DE LITERIE. — Etuve à vapeur sous pression. Sinon, exposition au soleil pendant 8 à 15 jours, en les battant journellement, — ou les passer au four de boulanger. Les matelas seront cardés.

CRACHATS.

— Chlorure de zinc.................... 100 gr.
  Eau distillée....................... 1000 gr.

A répartir dans les crachoirs.

Vinaigre pyroligneux (contient : créosote, ac. acétique, pyrogallol, etc.), ayant une action sur bacille de Koch.

LINGE. — *Crésyline*, solution à 2 %. Laisser tremper 24 heures.

Carbonate de soude et savon, solution à 5 %. Laisser tremper quelques heures, puis faire bouillir pendant une heure.

Acide phénique, à 2 %. Laisser tremper 24 heures.

Crésyl. Même mode d'emploi.

SELLES.

> — Sulfate de zinc................... 100 gr.
> Acide sulfurique................. 10 gr.
> Bleu d'indigo.................... 0,15 cg.
> Essence de mirbane.............. 0,02 cg.

5 gr. du mélange placés dans le vase avant l'emploi désodorisent et désinfectent parfaitement les selles.

Chlorure de chaux, sulfate de cuivre, à 5 %, *lysol* et *crésyl,* à 3 %.

FOSSES D'AISANCES.

Sulfate de fer en solution à 3 %, à la dose de neuf kilos par mètre cube de fosse. Bonne action sur l'odeur, mais médiocre au point de vue antiseptique.

> — *Sulfate de cuivre* à la même dose.. ⎞   bien
> *Chlorure de zinc* à 2 %........... ⎠ supérieurs.

Huile lourde de houille. — 3 litres par m. c. de vidange. Double action : antiseptique et mécanique (couche huileuse à la surface).

Crésol, Crésyl, solution à 10 % ; 10 litres par m. cube.

Lait de chaux au quart. (Inconvénient de provoquer un abondant dégagement de gaz).

VISAGE ET MAINS. — Lavage à l'eau de savon chaude et au *sublimé* au millième.

BOUCHE. — Se gargariser fréquemment avec un verre d'eau chaude contenant une cuiller à café de ;

> — Résorcine........................ 20 gr.
> Eau distillée.................... . 120 gr.

Ou :

Thymol...	} àà 5 gr.
Eucalyptol........................,	
Phénol............................	20 gr.
Alcool de menthe..................	20 gr.
Alcool............................	q. s. 120 c. c.

DIABÈTES.

Diabète sucré. — 1° Régime alimentaire (Voir page).

2° Genre de vie. — Prendre 2 fois par semaine une *douche* tiède de 1/2 minute de durée. La faire suivre d'un *massage général* du corps pendant 10 minutes. — *Promenades* fréquentes et courtes, à pied, mais sans fatigue.

3° Médicaments. — *Traitement de A. Robin.*

A. — Pendant 3 jours, prendre, une heure avant les repas, dans un peu d'eau de seltz, un des paquets :

| Antipyrine....................... | } àà 1 gramme. |
| Bicarbonate de soude............. | |

Pour 1 paquet n° 6 (à éviter si albumine).

L'effet de ce premier traitement est de faire baisser le sucre de 50 0 0.

B. — On emploiera ensuite la quinine : 60 centig. de bichlorhydrate six jours de suite, le matin au réveil.

C. — Puis l'arséniate de soude :

| Arséniate de soude............... | 0 gr. 05 |
| Eau distillée.................... | 300 gr. |

Une cuillerée à soupe, avant les deux repas.

Du *carbonate de lithine* pourra être ordonné en même temps : 20 centigr. un quart d'heure avant déjeuner et dîner, dans un verre à Bordeaux d'eau de Vichy.

L'arrhénal et le cacodylate de soude ne réussissent pas aussi bien que l'arséniate de soude ; ils seront utiles chez les diabétiques cachectiques. La durée d'emploi des arsenicaux sera de 15 jours.

D. — A ce moment un bon tiers des diabétiques (30 à 40 0/0) se trouvent guéris. Pour les autres on poursuivra la médication de la manière suivante :

Comme moyen d'alcalinisation, on recommandera le citrate de soude ou le tartrate de potasse.

> Citrate de soude..... .... 5 gr.

P. 1 paq. à prendre un quart d'heure avant déjeuner et dîner.

Ou bien :

> Tartrate de potasse............... 4 gr.

P. 1 paq. — Un paquet avant déjeuner dans un peu d'eau.

On continuera 10 jours.

En cas d'insuccès, recourir aux sédatifs nervins.

> Extrait belladone.................. 1/2 cgr.
> — thébaïque................. 0 gr. 01
> — valériane................, 0 gr. 15

P. 1 pilule, 3 par jour.

Augmenter d'une pilule jusqu'à 10 par jour. Le remède est surtout utile dans les grands diabètes pancréatiques.

E.   User en outre d'une série de médicaments accessoires : le *quinquina* sous forme de bon vin (à éviter pourtant chez les nerveux) ou de pilules d'extrait à 0 gr. 20.

Le *traitement hydrominéral* complétera la médication. Les diabétiques florides et gras seront dirigés sur Vichy ; les diabétiques fatigués, déjà pâles et amaigris seront envoyés à Carlsbad ; à ceux qui seront atteints de consomption plus avancée et enclins à la tuberculose, conviendra la Bourboule.

Si la tuberculose se montre, le diabète passe au second plan, c'est la tuberculose qui prime tout. On prescrira comme dessicateur bronchique la *créosote* en lavements, afin de ménager l'estomac.

      Créosote de hêtre..................   10 gr.
      Déc. de bois de Panama 2 %....   90 gr.

Une cuillerée à café dans 150 gr. d'eau ou de lait pour un lavement.

S'il y a fièvre, on usera de *l'antipyrine,* à la fois antifébrile et antidiabétique (0 gr. 50 antipyrine 2 fois par jour).

L'*arrhénal* pourra être utilisé :

      Solution arrhénal......................   5 0/0
20 gouttes avant déjeuner, 4 jours de suite ; faire suivre d'une interruption de 4 jours.

Au lieu d'arrhénal, on pourra pratiquer des injections sous-cutanées de *cacodylate de soude* (0,05 cg.).

Les *tanniques* seront ordonnés dans la phase d'interruption de l'arrhénal.

      — Acide tannique.....................   1 gr.
      P. 1 paquet. Un avant déjeuner et dîner.

Ou bien l'extrait de feuilles de noyer qui est du tannin en combinaison organique :

— Extrait feuil. noyer...................... 30 gr.
Eau distillée.. .... 150 gr.

Une cuillerée à soupe avant les repas.

(D'après *Journal des Praticiens*).

— *Traitements divers :*

— *Trional* : 1 gr. 50, en deux doses, une matin et soir (Pedros Matros).
— *Acide lactique* : 1 à 2 gr. par jour (Cantini). Agirait comme digestif.
— *Glycéroph. de chaux* : 2 gr. par jour (Boigey). Guérison rapide dans un cas où la quantité de sucre atteignait 180 gr. C'est la *chaux* qui agit, à cause de l'affinité du sucre pour elle.
— *Aspirine* : 3 à 4 gr. par jour, par fractions de 0,75 cg. (Williamson).
— *Gélatine* : 15 gr. par jour, sous forme de gelée froide (Laffont et Lombard), à utiliser seulement dans les diabètes bénins.

SUBSTANCES DESTINÉES A REMPLACER LE SUCRE.

Saccharine : 0,10 à 0,25 cg. Pouvoir sucrant égalant 250 ou 300 fois celle du sucre. A additionner de *bicarb· de soude*, pour combattre ses effets dyspepsigènes. (C. Paul).

Dulcine ou *sucrol* (Paraphénylcarbonide) : Pouvoir sucrant un peu inférieur à celui de la saccharine ; saveur plus agréable.

Sucrose (Saccharinate de soude). Pouvoir sucrant 500 fois plus grand que celui du sucre de canne.

TRAITEMENT OPOTHÉRAPIQUE (Gilbert et Lereboullet).

Dɪᴀʙᴇᴛᴇ ᴘᴀʀ ᴀɴʜᴇᴘᴀᴛʜɪᴇ. — (*Glycosurie* ne se montrant qu'après les repas, surtout celui du soir ou continue avec maximum *deux ou trois heures* après les repas ; — *quantité de sucre* restant au-dessous de 40 ou 50 gr., — *quantité d'urée* assez faible, entre 15 et 20 gr , ou plus élevée, lorsque le sujet est gros mangeur ; *acide urique* augmenté ; — présence d'*indican* et *urobiline* ; — *polyurie* à peine marquée).

Foie frais de veau ou mieux de porc, râpé dans du bouillon, 100 à 150 gr. par jour.

Poudre de foie desséché : 10 à 12 gr. en cachets ou tablettes.

Extrait glycériné, en injections hypod.

Dɪᴀʙᴇᴛᴇ ᴘᴀʀ ʜʏᴘᴇʀʜᴇᴘᴀᴛʜɪᴇ. — *Glycosurie* variant d'ordinaire entre 100 et 150 gr. et pouvant aller jusqu'à 600 gr, et plus ; les maxima s'observent *quatre ou cinq heures* et davantage après les repas ; c'est la nuit ou le matin que la plus grande quantité de sucre est éliminée ; — *azoturie* ; — *absence d'urobiline et d'indican*).

Extrait pancréatique : 0,50 cg. immédiatement avant les deux repas, en pilules ou capsules, ou 1 à 2 gr. en suppositoires, une heure avant les repas.

Diabète azoturique. — Repos absolu. Séjour au lit.
Régime azoté.
Médicaments toniques *(glycérophosphates, quinquina, strychnine,* etc.), et nervins *(valériane, bromures,* etc.)

Diabète oxalurique. — (Plusieurs grammes *d'acide oxalique*, au lieu de deux centigr.)
Suppression des aliments riches en acide oxalique (cacao, thé, épinards, oseille, poivre).
Toniques.
Saison à Contrexéville et à Marienbad.

Diabète phosphaturique. — Vie au grand air et repos physique et moral.
Prescrire *l'huile de foie de morue, l'arsenic, la strychnine, les glycérophosphates* et *l'acide phosphorique*.

6

Diabète hydrurique. — Repos physique et moral.

Régime tonique, sans excitants.

Médicaments nervins *(valériane, antipyrine, bromures, opium)*.

ANTIDIARRHÉIQUES.

Diarrhée banale.

— Sous-nitrate de bismuth............	6 gr.
Eau de menthe.....................	20 gr.
Infusion de bistorte................	60 gr.
Sirop de ratanhia..................	30 gr.

Prendre en trois fois dans la journée.

— Sous-nitrate de bismuth...........	1 gr.
Poudre d'opium...................	0,02 cg.

Pour un cachet, quatre à six par 24 h.

— Salicylate de bismuth............	4 gr.
Elixir parégorique................	10 gr.
Julep gommeux....................	q. s. 120 c. c.

A prendre en 24 heures.

— Tannigène.....................	1 gr.

Pour un cachet, deux à quatre par jour.

— Poudre de cachou................	0,15 cg.
Sulfate de quinine................	0,05 cg.
Opium pulv......................	0,02 cg.

Pour une pilule. Quatre ou cinq par jour.

— Laudanum de Sydenham...........	XV gouttes.
Décoction de ratanhia.............	250 gr.

Pour lavement à garder.

Diarrhée des tuberculeux. — PAR SURALIMENTATION.

Laisser le tube digestif au repos presque complet,

pendant 24 heures (eau de riz, *décoction de Sydenham*).

Ecarter ensuite tous les abus alimentaires.

PAR LÉSIONS SPÉCIFIQUES DE L'INTESTIN

Alimentation composée exclusivement de purées de légumes surtout secs, de pâtes, d'œufs.

Essayer les médicaments usuels (*Tannigène* : 3 gr. par jour en 3 fois — *extrait thébaïque* : 0,05 gr. par jour — *bismuth* : 3 à 4 gr.) et en cas de non réussite s'adresser au *bleu de méthylène*.

— Bleu de méthylène.............. 0,20 cg.
Lactose........................ 0,50 cg.

Pour un cachet. Deux par jour, au milieu du repas, ou en lavements à 0,40 cg. par litre (trois par jour, chauds, un tiers de litre chaque fois).

Lavements à l'*eau oxygénée neutre*, à trois volumes (300 gr. en injection intra-rectale, matin et soir).

— Collargol....................... 1 gr.
Eau distillée.................... 50 gr.
Elixir de Garus................. 30 gr.
Sirop simple.................... q.s.p. 150 c.c.

Une à deux cuillers à soupe par jour.

Diarrhée infantile. (Voir GASTRO-ENTÉRITE, page 242).

1° VERTE BILIAIRE, ACIDE.

Eaux alcalines en petite quantité.
Applications chaudes sur l'abdomen.

— Tannigène : 0,10 cg. par mois d'âge.
— Tannalbine : même dose.
— S. n. de bismuth : 0,20 cg. par année.
— Phosphate de chaux : même dose.

2° VERTE BACILLAIRE.

Diète hydrique réalisée par l'administration d'eau
bouillie ou même d'eaux minérales indifférentes
(Evian, Alet, Thonon) et de décoction de céréales.

— Acide lactique.............................. 1 gr.
Sirop de coings...........................⎫
Eau distillée.............................⎭ ââ 45 c c.

*Une cuiller à café entre les tétées, huit à dix fois par
jour (enfant de six mois).*

— Lait pur écrémé et additionné de 1 °/₀ d'acide
lactique (100 pour 100 de guérisons ; H. DE ROTHS-
CHILD).

Dysenterie. *Méthode brésilienne.*

Le premier jour, faire bouillir 6 à 8 gr. *d'ipéca
concassé* dans 200 gr. d'eau, filtrer et administrer
par cuillerées à soupe.

Le second jour, faire une nouvelle infusion, avec
le même ipéca.

Le troisième jour, verser de l'eau bouillante sur
le même ipéca et absorber sans décanter.

Méthode de Delioux de Savignac ;

Poudre d'ipéca.................... 4 gr.
Eau bouillante................. 300 gr.
Sirop d'opium.................. 30 gr.
Eau de cannelle ou de menthe... 30 gr.

*A prendre par cuillerées à soupe d'heure en heure. Ra-
lentir en cas de nausée.*

Pilules de Segond :

Poudre d'ipéca..................... 0,05 cg.
Calomel........................... 0,02 cg.
Extrait d'opium.................... 0,01 cg.
Miel blanc......................... q. s.

Pour une pilule. Six à dix par jour.

— *Sérum antidysentérique* de Vaillard et Dopter (30 à 100 c.c. d'emblée, dose à répéter les jours suivants) dans la dysenterie bacillaire.

— Dans les cas graves, deux ou trois *lavements* quotidiens *d'eau oxygénée* à 2 volumes, injectés à l'aide d'une sonde. molle et longue, afin que le liquide pénètre haut et soit gardé. Neutraliser l'acidité par 1 gr. de bicarbonate de soude.

—Mougeot, de Saïgon, a obtenu une guérison radicale dans 96 % des cas très nombreux qu'il a soignés, au moyen du *Kho-Sam*, graine oléagineuse à amande, qu'on emploie à l'état naturel ou sous forme de comprimés ou d'extrait hydro-alcoolique.

RECETTES DIÉTÉTIQUES.

Pendant la saison d'été, on demande souvent de formuler des *boissons antidiarrhéiques*.

L'eau albumineuse se prépare avec de l'eau bouillie, refroidie et aérée, soit :

> 1 tasse à thé d'eau.
> 1 blanc d'œuf.

Battre lentement pendant 10 minutes et passer à travers un linge. Ajouter, si l'on veut une cuillerée à soupe de sucre en poudre.

L'eau de riz nécessite 150 gr. de grains de riz pour un litre d'eau ; laver d'abord en le mettant dans 1/4 de litre d'eau froide, qu'on échauffe lentement, Décanter et faire égoutter. Verser un litre d'eau sur le riz ainsi lavé et faire bouillir lentement en un vase clos.

Les myrtilles réussissent bien en décocté dans les entérites.

```
Baies de myrtilles..................    125 gr.
Sucre..............................     50 gr.
Eau...............................      1 litre 1/4
```

On lave les baies et on les fait macérer une heure dans l'eau froide. Faire bouillir ensuite lentement pendant une heure. Ajouter le sucre et passer au tamis de crin. On peut associer les myrtilles au riz :

```
Baies de myrtilles.................     125 gr.
Grains de riz......................     20 gr.
Eau................................     1 litre 1/4.
Sucre..............................     50 gr.
```

A préparer comme précédemment.

Parmi les *boissons nutritives*, une des plus répandues est le *lait de poule* :

```
1 jaune d'œuf,
1 grand verre d'eau,
1 cuillerée à soupe de sucre pulvérisé,
1       —       —   d'eau de fleurs d'oranger.
```

Bien battre d'abord le jaune d'œuf avec un peu d'eau froide et y verser peu à peu et en battant vite et sans cesse le reste de l'eau chaude et le sucre.

Voici une formule de *grog aux jaunes d'œufs :*

```
2 jaunes d'œufs,
60 grammes de sucre,
60 c.c. de rhum,
250 c.c. d'eau,
1 morceau de vanille,
1 zeste de citron.
```

Faire bouillir l'eau avec le sucre, la vanille et le zeste de citron. D'autre part, avec les jaunes et le rhum, faire une émulsion bien homogène et mousseuse. Mélanger rapidement le tout avec de l'eau bouillante.

Dans le traitement des entérites, on recommande souvent du *cacao à l'avoine*. Le mélange est fabriqué par l'industrie, mais on peut le préparer soi-même en se procurant les deux poudres séparément :

     2 cuillerées à café de cacao pulvérisé,
     —   — de farine d'avoine.
250 c.c. d'eau.

Délayer d'abord la farine d'avoine dans un peu d'eau froide, porter à l'ébullition et faire bouillir 5 minutes. Y verser ensuite le cacao réduit en bouillie homogène avec un peu d'eau froide et faire bouillir à nouveau 3 minutes. Sucrer à volonté.

Certains médicaments, tels que la *lactose* ou le *glycérophosphate de chaux* peuvent être adjoints :

     Cacao en poudre.................... 100 grammes
     Farine d'avoine.................... 90   —
     Glycérophosphate de chaux....... .   10   —

Conserver ce mélange dans une boîte en fer blanc. Préparer avec une cuillerée à soupe de la poudre ci-dessus et de l'eau une décoction de 5 minutes de durée pour une tasse de 200 c. c. environ. Sucrer à volonté :

     Cacao en poudre.................... 100 grammes
     Farine d'avoine.................... 50   —
     Sucre de lait...................... 50   —

Même préparation.

                    (D'après *Journal des Praticiens*).

DIGITALE (Contre-indications de la).

Insuffisance aortique compensée.
Augmentation de la tension artérielle. Artério-sclérose généralisée.

Bradycardie.

Hypertrophie cardiaque de croissance ou dûe à la ménopause (il faut là au contraire des dépresseurs et sédatifs de la circulation).

Troubles fonctionnels cardiaques d'origine gastro-intestinale (employer alors l'*huile digitalique* au 1/4 de milligr. par ampoule).

Dégénérescence graisseuse du myocarde.

DILATATEURS VASCULAIRES (Voir HYPOTEN- SEURS, page 234).

Artério-sclérose.

Iodure de potassium...............	5 **gr.**
Eau distillée......................	100 gr
Sirop d'éc. d'or. am...............	q.s.p.300 c. c.

Une cuiller à soupe, au début des deux repas.

Nitrite de soude...................	1 **gr.**
Eau distillée......................	100 **gr.**
Sirop d'éc. d'or. am...............	25 **gr.**

(HUCHARD).

Une cuiller à soupe, 0,12 cg. Une à deux par jour.

Angine de poitrine. — *Pendant les crises.*

—Nitrite d'amyle. III à X gouttes en inhalations.
— Solution alcoolique de trinitrine

à 1%.........................	*Vingt* gouttes
Chl. de morphine...............	0,10 cg.
Eau distillée bouillie...........	q.s.p.10 c. c.

Pour injections hypod. Une à deux seringues de 1 c. c. par jour.

(La morphine seule ne réussit que dans les crises

subintrantes. Elle est contre indiquée chez les angineux cyanosés. (FIESSINGER).

Dans l'intervalle des crises :

Solution alc. trinitrine à 1°/₀....... *Trente* gout.
Eau distillée......................... 300 gr.

(HUCHARD).

Une cuiller à soupe = 1 goutte 1/2. Trois cuillerées dans la journée.

Dyspnée aortique. — *Morphine*, injection d'un centigr. à répéter avec précaution, au besoin.

ANTIDIPHTERIQUES (V.sérothérapie, page 488).

Sublimé........................... 2 à 5 gr.
Glycérine......................... 100 gr.

(MOIZARD-SEVESTRE).

Essuyer les fausses membranes, puis toucher *légèrement* les parties atteintes, à l'aide d'un pinceau imbibé de la mixture et exprimé. Essuyer immédiatement avec un autre pinceau.

— Acide salicylique................. 1 gr.
Alcool............................. q. s.
Glycérine.......................... 40 gr.
Infusion d'eucalyptus.............. 60 gr.

(J. SIMON).

Une application, en frottant, chaque heure dans la journée ; trois fois la nuit.

— Acide salicylique................. 5 gr.
Alcool à 60°.......................⎫
Eau distillée...................... ⎬ àà 40 gr.
Glycérine..........................⎭

(HUCHARD).

Pour badigeonnages fréquents.

— Phénol sulforiciné à 20 %.

(JOSIAS).

5 ou 6 applications en 24 heures. Essuyer auparavant les fausses membranes, l'eau augmentant les douleurs de l'application.

— Camphre pulv...................	20 gr.
Huile de ricin....,.............	15 gr.
Alcool à 90'....................	10 gr.
Acide phénique crist...........	5 gr.
Acide tartrique................	1 gr.

(GAUCHER).

En application toutes les trois heures.

— Eau oxygénée à 12 vol.

' 5 cuillers à soupe dans un verre d'eau bouillie, pour gargarismes.

Badigeonnages 3 fois par jour avec de l'eau oxygénée pure.

Chez les enfants qui ne savent pas se gargariser, prescrire la potion :

Eau oxygénee à 12 vol...........	5 à 7 gr.
Eau distillée..................	85 gr.
Sirop simple...................	15 gr.

(NOVIKOV).

A prendre dans la journée.

— Dans l'intervalle des applications locales, faire des irrigations de l'arrière-bouche avec :

— Eau boriquée.
— Solution d'acide lactique à 1 %.
— Solution d'acide salicylique à 2 %₀.
— Liqueur de Labarraque, étendue de vingt fois son volume d'eau.

— Pulvérisations d'acide phénique dans la chambre du malade.

Vaporisations antiseptiques obtenues en maintenant sur le feu une casserole contenant un litre d'eau et une cuiller à soupe de :

Acide phénique.................... 30 gr.
Acide salicylique.................. 10 gr.
Acide benzoïque.................... 20 gr.
Alcool............................ q.s.p. 250 c. c.

DIURÉTIQUES.

Hydropisie ou œdème cardiaque.

— Poudre de f. de digitale............ 1 gr.
Eau bouillante...................... 150 gr.
Sirop des cinq racines............... q.s. p.250 c.c.

A prendre en deux ou trois jours par cuillerées à soupe.

— Solut. alc. de digit. crist à 1 °/₀₀.. 50 gouttes
(soit 1 gr.)

Eau distillée.. ....⎫
Sp. de fl. d'oranger...............⎭ aa 75 c.c.

A prendre de la même façon.

— Extrait de scille.................... 0,10 cg.

Pour une pilule. Deux à quatre par jour.

— Teinture de scille................. 16 gr.
Sirop des cinq racines............. 100 gr.
Eau distillée...................... q. s. 250 c. c.

Une cuiller à soupe : 1 gramme de teinture. Deux à quatre par jour.

— Oxymel scillitique................. 40 gr.
Sirop de gomme .... q. s. 210 c. c.

A prendre en deux jours.

— Vin de scille *composé* ou vin amer de la Charité.
20 gr. : 0,07 cg. de scille. Quarante à 200 grammes par jour.
— Vin de scille.
20 gr. : 1 gr. 20 de scille. *5 à 15 gr.*

— Caféine............................... 2 gr.
   Salicylate de soude............... 2 gr. 50
   Eau distillée....................... 100 gr.
   Sirop simple..................... q. s. 150 c. c.

Deux à quatre cuillers à soupe par jour.

— Caféine............................ 2 gr.
   Benzoate de soude................. 2 gr. 50
   Eau distillée bouillie............... q.s.p. 10 c. c.

Deux à trois c. c. en injections dans la journée.

— Extrait d'adonis vernalis........... 0,15 cg.

Pour une pilule. 3 à 6 par jour.

Anurie brightique.

— Chl. ou nitr. de pilocarpine........ 2 cg.
   Eau distillée........................)
   Sp. d'éc. d'or. am..................) àà 60 c. c.

A prendre par cuillerées à soupe en un ou deux jours.

— Chl. ou nitrate de pilocarpine...... 3 cg.
   Eau distillée bouillie............... 10 gr.

Deux c.c. par jour, en injections hypod.

— *Eviter* les préparations de scille, irritantes pour le
   rein.

— **Tchigaiev, de St-Pétersbourg,** conseille le *citron*
comme diurétique dans l'hydropisie d'origine
cardiaque ou rénale. On mange d'abord un
demi-citron, avec l'écorce ; puis le lendemain,
un citron entier ; le jour suivant, un citron et
demi, et ainsi de suite jusqu'à trois citrons. Puis
on diminue la dose suivant la même progres-
sion en sens inverse.

Néphro-sclérose avec œdème.

— Théobromine..................... 0,50 cg.

Pour un cachet. Commencer par quatre par jour, aug-

monter de deux chaque jour, pour arriver à huit ou
dix. Puis suspendre le traitement.

— Théocine............................. 0,30 à 0,50 cg.

Pour un cachet. 2 à 5 par jour.

Agurine................................ 1 gr.

Pour un cachet, trois fois par jour.

Lithiase urinaire. — Blennorrhagie.

Bicarbonate de soude.............)
Acétate de potasse............... } àà 0,50 cg.
Azotate de potasse...............)

Pour un cachet. Deux à trois fois par jour, dans une
tasse d'infusion de *chiendent, pariétaire, bourrache.*

Cirrhose du foie *(avec ascite).*

Urée.......................... 10 à 20 gr.
Eau distillée................... 200 gr.

(KLEMPERER).

A prendre dans la journée, par cuillerées à bouche.

Néphrite interstitielle.

Théobromine..................... 0,50 cg.

Pour un cachet. Deux à trois par jour, entre les repas.

Ou, lorsque le pouls est irrégulier.
Caféine........................ 0,20 cg.
Bicarb. de soude............... 0,40 cg.

Pour un cachet. Deux à trois par jour.

Pleurésie séro-fibrineuse.

Nitrate de potasse.............. 3 gr.
Oxymel scillitique.............. 30 gr.
Ether nitrique alcoolisé........ 10 gr.
Infusion de pariétaire..........)
Infusion de baies de genièvre.... } àà 60 c. c.
Sirop des cinq racines..........)

A prendre dans la journée, par cuillerées à soupe.

ANTIDYSPNÉIQUES.

Emphysème chronique. — *Arsenicaux. Iodure* à faible dose. Voir page.

Asthme franc. — Injection de 0,005 mg. à 1 cg. de *morphine.*

En dehors des crises, 1 gr. d'*iodure de K* par jour et régime végétarien.

— Poudre de belladone..	
Poudre stramoine..................	ââ 30 gr.
Nitrate de potasse..................	5 gr.
Opium pulvérisé..................	2 gr. 50

(HUCHARD).

Faire brûler une petite cuiller à café sur une soucoupe et aspirer les vapeurs.

Dyspnée toxi-alimentaire (de Huchard). — Régime lacté ou lacto-végétarien.

Théobromine : 1 gr. 50 par jour, en 3 cachets entre les repas.

Œdème pulmonaire. — Saignée. Ventouses scarifiées.

Inj. hypod. d'*huile camphrée* et de *caféine.*

Rétr. mitral. — Un quart de millig. de *digitaline cristallisée*, pendant 4 jours, tous les quinze jours, pour allonger la période diastolique.

(HUCHARD).

Dyspnée d'origine gastrique. — Traitement gastrique, variable selon les cas. Voir page.

Dyspnée névropathique. — Compresses et douches froides. Isolement.

Dyspnée aortique. — Injection d'un cg. de *chl. de morphine*, à répéter au besoin.

E

EAU (ÉPURATION DE L').

— Le moyen le plus simple de stériliser rapidement l'eau est d'y ajouter huit gouttes de *teinture d'iode* par litre (VAILLARD). Laisser en contact pendant une demi-heure. Neutraliser l'excès d'iode, à l'aide de vin, de thé ou de café. (ALLAIN).

— Dans les *procédés Almen et Mauget*, on ajoute à 1 litre d'eau 6 gouttes de *perchlorure de fer* et 3 cent. cubes d'*eau de chaux* ou de *bicarbonate de soude en solution saturée*; on agite et on laisse déposer vingt-quatre heures.

— Traube préconise pour épurer l'eau, le *chlorure de chaux*, qui, à la dose de 0,0004260 suffirait à stériliser en moins de deux heures 1 litre d'eau très riche en germes. Pour neutraliser le chlorure en excès, on ajoute 0,000209 de sulfite de soude par litre.

> — Permanganate de potasse........ 0,03 cg.
> Alun de soude sec et pulv....... 0,10 cg.
> Carbonate de chaux............. 0,09 cg.
> Chaux de marbre foisonné........ 0,03 cg.
> (LAPEYRÈRE).

Pour un litre d'eau.

ÉCLAMPSIE GRAVIDIQUE OU PUERPÉRALE.

Régime lacté absolu.

A la période prodromique, purgatif salin, bains

chauds, inhalations d'oxygène et donner la potion suivante :

                Hydrate de chloral...............   3 à 4 gr.
                Eau distillée....................   40 gr.
                Sirop de fl. d'oranger...........   q. s. p. 150 c.c.

A prendre dans la journée par cuillerées à soupe.

Ou en lavements :

                Hydrate de chloral..............   4 gr.
                Jaune d'œuf.....................   n° 1.
                Lait tiède......................   200 gr.

Comme *traitement préventif* de l'accès, inhalations de chloroforme.

Au moment des accès, placer un mouchoir entre les arcades dentaires, pour empêcher la morsure de la langue.

Entre les accès, saignée de 500 gr. ; un lavement purgatif quotidien du type suivant :

                Huile de ricin... ....   30 gr.
                Huile de croton.................   Une goutte.
                Jaune d'œuf.....................   n° 1
                Lait tiède......................   200 gr.

— Continuer les bains chauds et les inhalations d'oxygène et donner *le chloral à haute dose* (8 gr. par jour).

EMBAUMEMENT.

Les procédés ordinaires sont compliqués et coûteux Ils nécessitent l'emploi d'un spécialiste. On peut obtenir une conservation des corps presque aussi parfaite par une série d'injections d'une *solution formolée à 5 %.*

On fait l'injection soit par la crosse de l'aorte, soit

en découvrant la radiale ou la pédieuse. Ces dernières artères permettent de faire l'injection avec une
incision presque invisible. En plus de l'injection
artérielle, il est bon de faire pénétrer dans les cavités abdominale, thoracique et crânienne, une certaine quantité de solution à l'aide de la seringue de
Roux.

Pour assurer la conservation des parties molles de
la bouche, il est utile de la remplir de coton sur
lequel on verse un peu de formol.

Par ce procédé simple, on obtient sans incisions
importantes, sans enlèvement d'organes et à peu de
frais, une conservation durable des corps.

(Journal des Praticiens).

EMMÉNAGOGUES.

Aménorrhée par émotion ou coup de froid :

    — Chlorhyd. d'ammoniaque............ 10 gr.
    Eau distillée.......................⎫
    Sirop de fl. d'oranger.............⎭ àà 75 c.c.

Une à deux cuillers à soupe par jour.

    — Acétate d'ammoniaque............. 30 gr.
    Eau distillée..................... 100 gr.
    Sirop de fl. d'oranger............ q.s. p. 250 c.c.

A prendre 3 cuil. à soupe par jour.

Bains de siège et de pieds chauds.
Infusions de *ményanthe* à 20 %, d'*armoise*, d'*absinthe*
à 10 %, de *sabine* à 5 %, de *safran* à 1 %.

Purgatif congestionnant les organes pelviens :

    — Aloès pulv.......................⎫
    Scammonée.........................⎭ àà 0,20 cg.

Pour un cachet à jeun.

Aménorrhée congestive.

— Apiol.

Une à quatre capsules de 0,20 cg., aux repas.

Emissions sanguines locales.
Infusions comme ci-dessus.

Aménorrhée anémique. — Douches tièdes en jet brisé, à 30
35°, durant une à deux minutes.
Electricité statique.

— Phosphure de zinc..................   0,01 cg.
    Extrait de noix vomique...........   0,01 cg.
    Quassine amorphe..................   0,02 cg.
    Hélénine..........................   0,10 cg.

Pour une pilule. Quatre par jour.

— Permanganate de potasse...........   0,05 cg.
    Sulfate de soude anhydre.........   0,02 cg.
    Kaolin...........................   0,10 cg.
    Eau distillée....................   q. s.

Pour une pilule. Deux par jour aux repas.

Dysménorrhée douloureuse. — Liée souvent à l'atrésie du
canal cervical ou à une flexion utérine. Dilatation ou
redressement.
Applications chaudes sur le ventre et la région lombaire.

— Teinture de séneçon ou extrait fluide......   30 gr.

Une cuiller à café par jour, en deux fois, dans un peu
d'eau sucrée, entre les repas, quelques jours avant les
règles.

Contre les douleurs :

— Extrait thébaïque.......................⎫
    »   de belladone....................⎬   āā 0,02 cg.
    Beurre de cacao ....   q. s.

Pour 1 suppositoire. 2 par jour.

— Antipyrine..........................,.......   1 gr.
   Laudanum de Sydenham.........   XV gouttes.

A prendre en 1 petit lavement à garder. Répéter au besoin une deuxième fois dans la journée.

— Menthol...........................   2 gr.
   Gaïacol...........................   3 gr.
   Vaseline.........................}   àà 15 gr.
   Lanoline.........................}

Pour applications sur le bas-ventre et la région lombaire. Recouvrir de taffetas et d'ouate.

— Chl. cocaïne........................   2 gr.
   Eau distillée......................   8 gr.

Attouchements 2 ou 5 fois par jour, sur l'extrémité antérieure du cornet inférieur.

(FLIESS et LAUTMANN).

Aménorrhée nerveuse. — Douches tièdes en jet brisé, de deux minutes.

Repos physique et moral.

Antipyrine...................... }   àà 5 gr.
Bromure de potassium.......... }
Extrait fluide de viburnum......   10 gr.
Cognac.......................... }   àà 30 gr.
Sirop d'éc. d'or. am............ }
Eau distillée.................... q. s. 150 c. c.

Deux à quatre cuillers à soupe par jour.

EMPHYSÈME.

Révulsion (T. d'iode, vésicatoires, pointes de feu, ventouses).

Arsenic à faible dose :

Arséniate de soude................   0,05 cg.
Eau distillée.....................   300 gr.

Une cuillerée à soupe avant le déjeuner et le dîner = 0,0025.

Alterner, pendant 4 jours, avec :

<pre>
    Iodure de potassium............   5 gr.
    Eau distillée................... 300 gr.
</pre>

2 c. à soupe par jour ; une = 0 gr.25

et avec :

<pre>
    Sulfate de strychnine.......... 0,02 cg.
    Eau distillée.................. 100 gr.
</pre>

Prendre 2 cuillers à café par jour, soit 0,002 mg.

EPILATOIRES.

<pre>
    Teinture d'iode.................   1 gr. 50
    Essence de térébenthine.........   3 gr.
    Huile de ricin..................   2 gr.
    Alcool..........................   24 gr.
    Collodion.......................   50 gr.
</pre>

(BUTTE).

Pour badigeonner, 3 ou 4 jours de suite, la surface ve-
lue ; tous les poils restent adhérents à la croûte col-
lodionnée, lorsqu'on l'enlève.

— Epilatoire dit « *Américain* » :

<pre>
    Iode............................   8 gr.
    Essence de térébenthine.........   1 gr.
    Teinture de castoreum...........   2 gr.
    Alcool absolu...................   10 gr.
    Collodion.......................   30 gr.
</pre>

Même mode d'application.

— Tampon d'ouate imbibé *d'eau oxygénée* et laissé
en place quelques minutes sur la région à épiler.
Répéter tous les jours. On voit au bout de quelque
temps les poils pâlir, puis se transformer en un du-
vet imperceptible.   (GALLOIS).

— Chaux vive pulvérisée... ....   10 gr.
Sulfhydrate de soude.............   5 gr.
Amidon pulvérisé................   10 gr.
(JOLY).

Délayer cette poudre dans un peu d'eau et l'appliquer sous forme de pâte molle sur les parties que
l'on veut épiler ; l'effet se produit en 10 minutes environ.

Laver ensuite à grande eau.

— Chaux vive que l'on éteint au moment du besoin ; quantité suffisante pour faire avec l'eau qui
sert à l'éteindre environ 30 grammes ;

— Cendres de charbon de bois finement pulvérisées, 60 gr.

Orpiment, 5 grammes.

Faire une pâte avec ce mélange, en placer, sur la
partie à épiler, une petite quantité en frottant légèrement. Lorsque la pâte se dessèche, la mouiller
avec un peu d'eau, laisser en contact de 10 à 15 minutes.

Laver ensuite à grande eau.   (JOLY).

ANTI-ÉPILEPTIQUES.

Régime mixte, plutôt végétarien, avec absence
de mets excitants ou de digestion difficile et de
boissons alcooliques.

Bromures, à prescrire en même temps qu'un régime hypochlorurant (Voir page 480).

Bromure de potassium............ ⎫
Bromure de sodium............... ⎬ àà 10 gr.
Bromure d'ammonium............ ⎭
Sirop d'éc. d'or. am................   500 c. c.

*2 à 5 cuillerées à soupe par jour, dans les cas moyens;
6 à 8, dans les cas graves.*

> Bromure de potassium............ 16 gr.
> Inf. d'adonis vernalis à 1½/₀........ 150 gr.

2 à 6 cuillers à soupe par jour.

— *Bromocarpine* Oliviéro (bons résultats).

— *Bromipine* ou *lipobromol.*

Huile de sésame ou d'œillette bromée à 10 ou 33 %.

Bien supportée par l'estomac qu'elle traverse **sans** subir de modification ; est émulsionnée dans l'intestin. Se dispose dans le tissu cellulaire sous-cutané, les muscles, le foie, où elle se décompose en cédant son brome. *Toxicité nulle.*

Un gr. d'huile bromée à 33 % correspond à 0,50 de BrK, au point de vue chimique, et à 2 gr. environ au point de vue thérapeutique, à cause de la lenteur d'élimination.

Donner 1 gr. 50 à 5 gr. par jour d'huile à 33 %, soit en capsules ou en nature avec de la bière ou en émulsion ou en *injections hypodermiques* (non douloureuses).

> — Borate de soude................ 15 gr.
> Glycérine neutre................ 9 gr.
> Sirop d'éc. d'or. am............. 150 gr.
>   (HUCHARD).

Deux à trois cuillers à soupe par jour.

— Teinture de coque du Levant.

Deux gouttes avant les deux repas. Augmenter d'une goutte par jour, pour arriver à 20 ou 30.

> — Hydrate d'amylène............... 20 gr.
> Eau distillée.................... 300 gr.

4 cuillerées à soupe, en 2 fois, dans la soirée, contre les crises nocturnes.

— Sels de chaux (action modératrice sur les centres nerveux, Sabbatani) par la voie gastrique (1 gr. par jour) ou hypodermique ;

Chlorure de calcium...............   0,30 cg.
Eau dist. stérilisée................   30 gr.

2 à cinq c. c. par jour.

(AUDENINO ET BONELLI).

ERYSIPÈLE.

Face et cuir chevelu. — Pulvérisations d'*éther camphré* à saturation, ou badigeonnage quotidien
du bourrelet érysipélateux et même des bulles,
avec la solution officinale de *perchlorure de
fer* (BARTH).

Ou trois badigeonnages par jour, à la *teinture d'iode*, sur toute la partie atteinte, si les lésions
sont peu étendues — sur une largeur de 4 cm.
à la périphérie, si elles sont étendues (Tanfi-
liev). Le processus morbide aurait été ainsi ar-
rêté 13 fois en 24 heures et 29 fois en 48 heures,
sur 42 cas.

Application sur les parties malades d'une compresse de toile arrosée avec une solution à 1 p.
1.000 de *permanganate de potasse*. (MARTZI-
NOVSKI).

— Menthol..................................   2 gr.
Camphre pulv.....................   0,55 cg.
Salicylate de méthyle.............   3 gr.
Gaïacol.............................   0,45 cg.
Vaseline............................   9 gr.
Lanoline............................   12 gr. 50

(MEUNIER).

Deux ou trois applications par jour.

— Compresses chaudes de décoction de *sureau*, fréquemment renouvelées.

Aux membres. — Bains de *permanganate de potasse,* au millième.

S'il y a sphacèle, faire à la périphérie des lésions une injection quotidienne de cinq à six c.c. de :

Eau oxygénée à 12 vol.................} ââ.
Solut. bicarbonate de soude à 4 %.}

TRAITÈMENT GÉNÉRAL. — Levure de bière sèche.

Quatre à six cuillers à café par jour.

Si la température est très élevée, *bains tièdes* de 28 à 32°.

S'il y a adynamie marquée, prescrire :

— Acétate d'ammoniaque................ 15 gr.
Liqueur d'Hoffmann................ 5 gr.
Eau de cannelle................ 50 gr.
Sirop simple................ q.s.p.180 c.c.
6 cuil. à soupe par jour.

En cas de délire :

— Extrait thébaïque................ 0,10 cg.
Sirop simple................ 150 c. c.
A prendre dans la journée.

ESTOMAC (MALADIE DE L').

—Régime alimentaire, voir page 475).

Hyposthénie gastrique.

POUR AUGMENTER L'APPÉTIT.

— Phosphate de soude................)
Sulfate de soude................} ââ 1 gr. 50
Bromure de sodium................)
Eau distillée................ 150 gr.
Une cuillerée à soupe, dix minutes avant les deux repas.

— Teinture de gentiane............\
Teinture de quassia............} àà 5 gr.
Teinture de colombo...........\
Teinture de badiane............/

Vingt gouttes, dans un peu d'eau, un quart d'heure avant les repas.

— Teinture de condurango..........} àà 60 c. c.
Glycérine neutre.................}

Une cuiller à café, dans un peu d'eau, 1/4 d'heure à une demi-heure avant le repas.

— Persulfate de soude............. 1 gr.
Eau distillée...................... 150 gr.

Une cuillerée à soupe, une 1/2 heure avant les repas.
(Ne pas continuer plus de 4 à 5 jours).

— Métavanadate de soude........... 0,02 cg.
Eau distillée...................... 150 gr.

Une cuiller à soupe = deux milligr., une demi-heure avant le repas de midi.

— Un quart d'heure avant le repas, prendre un petit lavement d'eau tiède, contenant 5 gr. de *chlorure de sodium.* (A garder).

CONTRE LES PHÉNOMÈNES DYSPEPTIQUES.

— Sulfate de potasse................} àà 0,0 3 cg.
Azotate de potasse...............}
Poudre d'ipéca....................... 0,01 cg.
Bicarb. de soude.................... 0,20 cg.
Pepsine extractive.................. 0,30 cg.
(ROBIN).

Pour 1 cachet. 1 à 2 après chaque repas.

— Chlorhyd. d'ammoniaque.......... 0,25 cg.

Pour 1 cachet. 2 par jour, au milieu ou à la fin du repas.

(ROBIN).

— Extrait fluide de quinquina.......
   —　　Kola.....................
    ãã 5 gr.

Glycérine........................... q. s. p. 90 c. c.

Une cuiller à café dans un peu d'eau sucrée, après cha-
que repas.

— Quassine amorphe............,.... 0,03 cg.
Poudre de noix vomique.......... 0,04 cg.
Magnésie calcinée................ 0,50 cg.

Pour 1 cachet. 1 après chacun des 2 repas.

— Petite infusion chaude de *camomille* à 1 °/₀, de *bol-*
do, de *cascarille*, *d'aneth* (4 gr.)., *d'angélique* à
2 °/₀, de *coriandre*, etc.

Fermentations.

— Peroxyde de magnésie (hopogan). 0,15 à 0,25 cg.
Pour 1 cachet. Un une heure avant les 2 repas.

Pendant le traitement, prendre dans un peu d'eau, après
les repas, un des paquets :

— Craie préparée .... 0,50 cg.
Bicarb. de soude................. 0,10 cg.
Hydrate de magnésie............. 0,30 cg.

S'il y a en même temps douleurs :

Craie préparée................... 0,50 cg.
S. n. bismuth................... 0,15 cg.
Carbonate de magnésie.......... 0,25 cg.
Poudre de belladone............)
Codéine....................... } ãã 0,02 cg.

Pour un paquet. Un après chaque repas, dans une
petite tasse d'infusion de f. d'oranger ou de tilleul.

— Erythrol......................... 0,03 à 0,05 cg.
Carbonate de magnésie.......... 0,30 cg.

Ou :

— Erythrol................................ 0,03 à 0,05 cg.
Fluorure de calcium.............. 0,03 cg.
Magnésie calcinée................. 0,20 cg.

Pour 1 cachet. 1 à la fin des 2 repas.

(ROBIN).

— Fluorure d'ammonium............ 0,30 cg.
Eau distillée....................... 300 gr.

1 cuillerée à soupe = 15 milligr. après chaque repas.

— Bromure de strontium............ 10 gr.
Eau distillée........................ 150 gr.

(G. SÉE).

1 cuillerée à soupe après les repas.

Hypersthénie gastrique.

— Teinture de belladone.............)
Teinture thébaïque...................) ââ 4 gr.
Teinture de badiane...............)
Ergotine...........................) ââ 3 gr.

Cinq à 10 gouttes, dans un peu d'eau, avant le repas.

— Sulfate de soude................... 3 gr.
Bicarbonate de soude............. 2 gr. 50
Chlorure de sodium................ 1 gr.
Eau................................ 1000 gr.

(HAYEM).

A prendre en trois fois, à 25 minutes d'intervalle, le premier jour 250 grammes chauffés au bain-marie, le second jour, 300, le troisième, 350, et ainsi de suite, jusqu'à 500 centimètres cubes, dose quotidienne maxima. Continuer un mois environ, mais pas davantage.

— Chl. cocaïne........................ ⎱
Chl. morphine...................…........ ⎰   âà 0,10 cg.
Sulf. neutre d'atropine...........   0,01 cg.
Ergotine Bonjean... ....   1 gr.
Eau de laurier-cerise............ ·   10 gr.

(A. Robin).

*Dix gouttes, dans un peu d'eau, avant les 2 principau
repas.*

— Au moment des crises douloureuses, prendre
dans une petite tasse d'infusion chaude, un des paquets.

Carbonate de magnésie...........   0,40 cg.
S. n. bismuth....................   0,20 cg.
Sucre en poudre.................   0,50 cg.
Craie préparée..................   0,30 cg.
Codéine........................   0,02 cg.

2 à trois par jour.

Douleurs gastriques en général.

Aiguës.

— Compresses d'eau chaude, recouvertes de taffetas et
d'ouate.
— Cataplasmes de farine de lin, simples ou arrosés d'une
demi-cuiller à café de *baume tranquille* ou de *laudanum.*
— Application de deux feuilles d'ouate, entre lesquelles
on verse une cuiller à café du mélange :

Baume de Fioraventi.............   30 gr.
Chloroforme..................... ⎱
Laudanum de Rousseau.. .... ⎰ âà 10 gr.

— Solanine.......................   0,03 à 0,05 cg.
Craie préparée.................   0,50 cg.

Pour 1 cachet. 2 par jour.

— Eau chloroformée saturée......... }
Eau de fleurs d'oranger........... } àà 50 gr.
Sirop simple..................   q. s.p.150 c c.

*A prendre 1 cuillerée à soupe chaque demi-heure jus-
qu'à 4 ou cinq.*

— Codéine......................   0,20 cg.
Eau chloroformée saturée.......   80 gr.
Sirop de fleurs d'oranger........   q.s. p.150 c. c.

2 à trois cuillers à soupe par jour.

— Chl. de cocaïne................ }
Menthol..................... }   àà 0,10 cg.
Alcool...... ....   q.s.p.dissoudre
Eau chloroformée saturée......... }
Sirop de fleurs d'oranger......... } àà 75 c. c.

2 à trois cuillers à soupe par jour.

— Extrait de chanvre indien......... }
—   belladone............. } àà 0,10 cg.
Julep gommeux..................   150 c. c.

A prendre 3 à 4 cuillers à soupe dans la journée.

— Antipyrine............ .....,.........   1 à 2 gr.
Laudanum de Sydenham.........   XV gouttes.
Eau tiède......................   150 gr.

Pour 1 lavement à garder.

SOURDES.

Application d'emplâtre d'opium ou de ciguë.
Application au creux épigastrique d'un petit vésicatoire de 3 sur 3 cm. à garder 10 heures et à
renouveler plusieurs fois, tous les 5 ou 6 jours.
Pointes de feu très légères.

Dilatation gastrique par atonie. — Régime alimentaire
antidyspeptique (Voir page 475).

Eviter, comme dans toute dyspepsie sérieuse et ancienne, les liquides en trop grande abondance. Repos horizontal après les repas. Massage léger de gauche à droite de la région épigastrique, pendant quelques minutes.

Pour stimuler la musculature gastrique :

— Sulfate de strychnine.............. 0,01 cg. à 0,03 cg.
    Eau distillée.........................⎫
    Sirop de fleurs d'oranger.........⎭ àà 75 c.c.

Une cuillerée à soupe, après les 2 repas.

Ou :

— Poudre de noix vomique........... 0,05 cg.
    Sulfate........................... ⎫
    Azotate de potasse................⎬ àà 0,03 cg.
    Quassine amorphe.................⎭

Pour 1 cachet. 2 par jour après le repas.

Pour diminuer l'hypersécrétion aqueuse de la muqueuse :

— Teinture de belladone............... 7 gr.
    —   d'opium............... 3 gr.
    Ergotine Yvon...................... 10 gr.

10 à 15 gouttes dans un peu d'eau, un quart d'heure avant le repas, 2 fois par jour.

— Teinture de coque du levant....... 10 gr.
    —   belladone........⎫
    —   thébaïque......⎭ àà 3 gr.
    —   badiane.......... 4 gr.

Mêmes doses.

— S. n. bismuth..................... 0,20 cg.
    Craie préparée.................. 0,30 cg.
    Phosphate de chaux............... 1 gr.

Pour un paquet, à prendre un dans un peu d'eau avant les repas.

Si le contenu aqueux de l'estomac est trop abondant, faire de rares lavages à jeun ou le plus loin
possible des repas avec un *lait de bismuth* à 10 pour
500 ou une solution de *sulfate de soude* à 5 pour
1.000.

Ulcère de l'estomac.

S'il y a eu hématémèses, immobilisation du malade au lit, avec une vessie de glace sur la région
épigastrique.

Régime alimentaire (Voir page 478).

Contre l'hémorrhagie, prendre chaque jour trois
lavements chauds à 48° (Tripier) et la potion :

— Chlorure de calcium................ 5 gr.
   Sirop d'opium...................... 20 gr.
   Eau de menthe.................... 50 gr.
   Sirop simple.......... .... q.s.p. 150 c.c.

Cinq cuillers à soupe par jour.

Contre les douleurs.

— S. n. de bismuth................ 100 gr.

A prendre 10 gr. matin et soir.

(MATHIEU et ROUX).

Ou :

— Magnésie hydratée............... 1 gr. 50
 Bicarbonate de soude............ 1 gr.
 S. n. bismuth..................⎱
 Carbonate de chaux précipité.....⎰ àà 0,80 cg.
 Codéine................................ 5 milligr.

(ROBIN).

Pour 1 paquet à prendre dilué dans un quart de verre
d'eau tiède. A renouveler dans la journée.

Ou :

Décoction de condurango (à la fois astringent et hémostatique) à 15 pour 300 ; faire réduire à 150 c. c

2 à 3 cuillers à soupe par jour.

Cancer de l'estomac.— Régime lacto-végétarien absolu.
Jus de viande. Brissaud a préconisé le chlorate
de soude (?).

   — Chlorate de soude.................... 10 gr.
      Eau distillée........................ 50 gr.
      Sirop simple. .... q.s.p.150 c. c.

2 à 5 cuillers à soupe par jour.

Contre les vomissements et les douleurs.

   — Chl. cocaïne..........................⎫
      Chl. morphine.......................⎬ àà 0,05 cg.
      Eau de chaux.......................... 150 gr.

5 à 4 cuillerées à soupe par jour.

   — Chl. morphine..................... 0,20 cg.
      Eau de laurier-cerise............. 10 gr.

Cinq gouttes 2 à 4 fois par jour au début.

   — Picrotoxine...........................⎫
      Chl. morphine.......................⎬ àà 0,03 cg.
      Sulf. neutre d'atropine.............. 0,01 cg.
      Eau de laurier-cerise.............. 10 gr.

                           (A. Robin).

5 gouttes, 2 à 4 fois par jour.

Contre l'anorexie. Outre les médicaments usuels
essayer la décoction de *condurango* (15 pour 300 ;
réduire à 150).* Une cuiller à soupe une demi-heure
avant les repas.

Contre les hématémèses, voir ULCÈRE DE L'ESTOMAC.

Dyspepsie des nourrissons.

      Citrate de soude.................... 5 g.,
      Eau distillée....................... 300 gr.

                (VARIOT ET LAZARD).

Une cuillerée à soupe =0 gr. 25 cg. de citrate de soude.

Comme le citrate de soude du commerce présente des impuretés, on peut le préparer par double décomposition en faisant agir l'acide citrique sur le bicarbonate. Ces proportions seraient les suivantes :

        Acide citrique.....................   2 gr. 30
        Bicarbonate de soude..............   3 gr. 50
        Eau distillée.....................: 300 gr.

La solution cultive très rapidement.

EXPECTORANTS.

Pneumonie et congestion pulmonaire.

        Tartre stibié........ ....   0,05 cg.
        Sirop de fleurs d'oranger........   150 c.c.
A prendre dans la journée, par cuillerées à soupe.

    — Kermès....... ....   0,25 cg.
        Julep gommeux........ ....   150 c. c.
A prendre dans la journée, par cuillerées à soupe.

— *S'il y a adynamie :*

        Liqueur ammoniacale anisée......   2 gr.
        Décoction de polygala....,...... 100 gr.
        Sirop de tolu................... q. s. p. 150 c.c.
A prendre en un ou deux jours.

        — Acétate d'ammoniaque...........   5 à 10 gr.
        Sirop d'éther...: . ...   30 gr.
        Eau de menthe...................   50 gr.
        Sirop simple .... q.s. p. 150 c.c.
A prendre dans la journée.

        — Chlorhyd. d'ammoniaque........   2 gr.
        Eau distillée. ....   50 gr.
        Sirop de fleurs d'oranger......... q. s. p. 150 c.c.
A prendre dans la journée.

Bronchite.

Oxyde blanc d'antimoine............	10 gr,
Julep gommeux....................	250 c. c.

6 cuillers à soupe par jour.

— Oxyde blanc d'antimoine..........	} âà 6 gr.
Benzoate de soude................	
Teinture de noix vomique..........	1 gr. 50
Julep gommeux...................	250 c. c.

6 cuillers à soupe par jour.

Si la toux est fréquente :

— Oxyde blanc d'antimoine..........	} âà 6 gr.
Benzoate de soude................	
Sirop de codéine.................	60 gr.
Alcoolature de racines d'aconit.....	1 gr.
Julep gommeux...................	q.s.p.250 c.c.

6 cuillers à soupe par jour.

— Benzoate de soude................	0,60 cg.
Terpine pulv....................	0,10 cg.
Bicarbonate de soude..............	0,30 cg.

Pour 1 cachet. 3 par jour.

— Benzoate de soude................	0,50 cg.
Poudre de Dower.................	0,10 cg.

Pour 1 cachet. 4 par jour.

Coqueluche.

— Chl. d'apocodéine................	0,10 cg.
Eau distillée....................	50 gr.
Sirop de tolu...................	q.s.p.150 c.c.

A prendre 1 à 5 cuillers à soupe (0,01 à 0,05 cg.) dans la journée (adultes).

— Chl. d'apocodéine................	0,01 cg.
Eau distillée....................	50 gr.
Sirop de fl. d'oranger.............	q.s. p. 150 c.c.

Une cuiller à soupe : 1 milligr. Une par année d'âge et par jour. Action très rapide.

Bronchite capillaire.

— Acide oxalique........................... 2 gr.
Infusion de thé........................... 190 gr.
Sirop d'éc. d'oranges amères........ 75 gr.

(POULET).

Une cuillerée à soupe d'heure en heure.

ACRINIQUES OU ANEXPECTORANTS.

Bronchite.

— Terpine *(à dose forte)*............... 0,50 cg.
Pour 1 cachet. 2 par jour, aux repas.

— Terpine pulvérisée................... 0,40 cg.
Poudre d'opium....................... 0,01 cg.
Pour 1 cachet. 2 par jour, aux repas.

— Myrrhe pulv......................... 0,15 cg.
Pour une pilule. 8 à 10 par jour.

(LIÉGEOIS).

— Extrait de belladone...............⎱ àà 0,01 cg.
Extrait d'opium....................⎰
Pour 1 pilule. 3 par jour.

— Sirop de belladone............... 20 à 40 gr.
Sirop diacode..................... q.s.p.180 c.c.
3 cuill. à soupe par jour.

Bronchite suspecte.

— Thiocol............................. 6 gr.
Eau distillée....................... 100 gr.
Sirop d'éc. d'oranges amères........ q.s.p. 180 c. c.
4 cuillers à soupe par jour.

— Créosote	3 à 5 gr.
Alcool	
Eau distillée	ää 50 c. c.
Glycérine	
Teinture d'opium	1 gr.
Terpine pulvérisée	3 gr.
Pepsine en paillettes	3 gr.

(CAPITAN).

Une cuiller à soupe dans 1 demi-verre d'eau sucrée, au milieu de chacun des 2 repas.

— Créosote	10 gr.
Décoction de bois de panama à 2 %	90 gr.

(A. ROBIN).

Une cuiller à café dans 150 gr. d'eau tiède pour lavement à garder.

F

Ferrugineux *(Contre indications des)*.

Fièvre.
Pléthore avec menaces de congestion.
Tuberculose.
Troubles gastriques.

Aux environs des périodes menstruelles, quand celles-ci sont ordinairement abondantes.

FIÈVRE (BOISSON NOURRISSANTE PENDANT LA).

Peler 2 citrons. — Rejeter la partie blanche interne de l'écorce. Mettre la partie externe jaune dans un vase avec le citron coupé en tranches et du sucre. Verser sur le tout 3/4 de litre d'eau bouillante.

Quand le mélange est tiède, décanter et ajouter 2 blancs d'œufs.

Filtrer et boire frais.

(LEFTINCH).

FIÈVRES ÉRUPTIVES (EN GÉNÉRAL).

Séjour dans une chambre aérée, à une température constante de 16° à 18°

Diète lactée mitigée. Boissons abondantes.

Veiller à l'antisepsie des yeux, du nez et de la bouche (lavages à l'eau boriquée, instillations d'huile mentholée à 1/100).

Laxatifs fréquents.

Dans les formes ataxo-adynamiques, bains froids. (18° à 20° chez l'adulte ; 24' chez l'enfant).

Si le cœur vient à faiblir, administrer la *spartéine* (0,03 cg. par jour à un enfant de 5 ans) ou la *caféine* (0, 05 cg. par année d'âge) en pilules, potion ou mieux injections hypodermiques.

Contre l'agitation, *bromures* (0,25 cg. par année) ou *hydrate de chloral* (0,15 cg. par année).

Contre la torpeur, frictions alcooliques, boissons alcoolisées, potion à *l'acétate d'ammoniaque* (0,50 cg. par année).

Désinfection des locaux, des vêtements et de la literie, après la maladie (Voir page 150).

LITHIASE BILIAIRE.

Régime alimentaire. Voir page 475.

Traitement de la *colique hépatique*. Voir page 32.

Hygiène générale. — Vie en plein air ; exercices physiques modérés, sans fatigue. Douches tièdes, frictions sèches ou alcooliques, massage général et local.

Médication litholytique. — Bien hypothétique, selon Huchard (Ether, essence de térébenthine, valérianate d'amyle, chloroforme, sulfure de carbone, alcalins).

Médication cholagogue.

— Extrait frais de fiel de bœuf..... 0, 20 cg.

Pour une pilule (BLANCKAERT)*, 4 à 6 par jour.*

— Benzoate de soude.................... 0,25 cg.
Salicylate de soude................... 0,50 cg.

(Ce dernier étant à la fois cholagogue, antiseptique et analgésique).

Pour un cachet. Trois par jour, aux repas, pendant 20 jours

— Perles de térébenthine........... 4 à 6 p. jour
— Huile de Harlem.. ....

Une ou deux capsules de 0,20 cg. par jour, dix jours par mois, avec une infusion de boldo.

— Suc de racines de pissenlit....... q. v.

Evaporez à consistance d'extrait (1 à 2 gr. par jour).

(BRISSEMORET).

ou :

Racines fraîches de pissenlit...... q. v.

Exprimez le suc, et pour 100 parties de ce suc, ajoutez

Alcool à 90°...................... 18 gr.
Glycérine........................ 15 gr.
Eau.............................. 17 gr.

(BRISSEMORET).

Filtrez. Dose : une à deux cuillerées à soupe par jour.

Médication révulsive.— Contre les lésions inflammatoires d'origine infectieuse (péricholécystite,

angiocholite, angiocholécystite, péri-hépatite,
etc...) :

Pointes de feu et *vésicatoires* fréquemment appliqués sur l'hypocondre droit.

Médication laxative. — Eviter les purgations fortes. Prendre le matin à jeun, tous les 3 ou 4
jours, une cuillerée à café de *sel de Carlsbad* ou
de *sulfate de soude*, dans un verre d'eau tiède.

Faire usage de *lavements froids* ou de laxatifs
ayant la propriété d'augmenter la sécrétion biliaire :

— Extrait de rhubarbe..................   0,10 cg.
    —   jusquiame.............⎱
  Podophylle.....................⎰ àà 0,03 cg.
Savon médicinal.................   q. s.

*Pour une pilule. Une le matin à jeun ou le soir au cou-
cher, d'une manière intermittente.*

— Aloès pulv......................   0,05 cg.
Gomme gutte......................   0,02 cg.

Pour une pilule. 2 par jour.

— Evonymine.......................   0,05 cg.
Podophylle.... ....   0,02 cg.

Pour une pilule. 2 par jour, le soir au coucher.

Cure thermale. — En première ligne, *Vichy* (Huchard), sans trop tenir compte du nom de la
source, toutes ayant sensiblement la même composition chimique.

Evian, dont l'action est souvent remarquable.

Vittel et *Contrexéville*, quand la lithiase rénale
coïncide avec la lithiase biliaire.

(D'après *Journal des Praticiens*).

ICTÈRES.

Ictère catarrhal simple. — Régime lacté, puis lacto-végétarien.

— Tous les deux ou trois jours, 20 ou 30 gr. de *sulfate de soude* ou *calomel* 0,05 cg.

— Chaque jour, lavement *froid*, pour éveiller les contractions intestinales et celles de la vésicule biliaire.

— Compresses d'eau chaude sur la région hépatique.

— Salicylate de soude................	0,30 cg.
Benzoate de soude.	0,40 cg

Pour 1 cachet. 3 par jour.

— Tisanes chaudes.

— *Contre le prurit*, lotions vinaigrées chaudes ou au *sublimé* à 1 °/₀₀, en même temps que :

— Menthol.............................	1 gr.
Vaseline.............................	100 gr.

Pour applications à volonté.

Ou :

— Oxyde de zinc....	10 gr.
S. n. bismuth.......................⎫	
Talc.. ....⎭	āā 25 gr.

Pour usage externe.

Ictère par polycholie.

— Grands bains alcalins (250 gr. de *carbonate de soude*).

— *Bicarbonate de soude :* 1 gr. par jour.

— *Nitrate de potasse* (1 gr.) et *lactose* (60 gr.).

— Chl. de pilocarpine................... 0,05 cg.
Eau distillée stérilisée............... 10 gr.

1 à 2 c. c. par jour, en injections hypod.

Ictère paludique.

Calomel....................... 0,05 cg.

Pour 1 pilule. Une, tous les 2 ou trois jours.

— Chlorhydrate basique de quinine. 0,25 cg.
Pour 1 cachet. 2 par jour.

Ou :

Chl. neutre de quinine........... 5 gr.
Eau distillée stérilisée............. q.s.p. 10 c. c.

Injecter 1 c.c. par jour.

Ictère syphilitique. — Traitement mixte (*mercure et iodure*.

Laxatifs fréquents.

Ictère grave. — Balnéation froide et lavements froids.
Régime lacté absolu.
Donner chaque heure dix centigr.. de *sulfate de soude*.

(KUSSMAUL).

Lutter contre l'asthénie cardiaque :

Sulf. strychnine................. 0,05 cg.
Sulfate spartéine................ 0,05 cg.
Eau dist. stérilisée............... 10 gr.

2 injections d'un c.c., chaque jour.

— Caféine........................ 3 gr·
Salicylate de soude.............. 2 gr. 50
Eau distillée stérilisée............. q.s. p. 10 c. c.

2 à trois c.c., par jour.

Contre les hémorrhagies :

Chlorure de calcium.............	2 à 4 gr.
Eau de menthe...................	50 gr.
Sirop simple...................	q. s.p. 150 c.c.

A prendre dans la journée par cuillerées à soupe.

Ventouses scarifiées sur la région hépatique.
Ne pas faire de grandes injections de sérum artificiel, qui tendent à détruire les globules.

CONGESTION DU FOIE.

Active.

Régime lacté absolu.
Ventouses scarifiées sur la région hépatique.
Grands lavements froids.
Purgatifs drastiques :

Eau-de-vie allemande.............	5 à 10 gr.

A prendre, dans un verre d'eau sucrée, tous les 2 ou trois jours.

Comme antiseptique intestinal :

Calomel.........................	0,01 à 0,02 cg.
Lactose.........................	0,50 cg.

Pour un cachet, un chaque matin.

Passive. (ASYSTOLIE CARDIAQUE VULGAIRE). Traitement de l'asystolie. Voir page 132.

» (ASYSTOLIE HÉPATIQUE.) Traitement de l'asystolie cardiaque et en même temps de la congestion active du foie.

INSUFFISANCE HEPATIQUE.

Régime lacté absolu.
Prendre deux fois par jour un des cachets :

> — Bicarbonate de soude............... 0,50 cg.
> Benzoate de soude............... ...... 0,30 cg.
> Salicylate de soude............ .... 0,25 cg.

Pour un cachet.

Opothérapie.

> — Foie de porc frais râpé............. 100 gr. p. jour

A prendre dans du bouillon.

Ou :

> — Poudre de foie desséché, 10 gr. par jour en tablet-
> tes ou cachets.

Ou :

> — Extrait glycériné... 2 à 3 c. c. en injection hypo-
> dermique.

CIRRHOSES DU FOIE.

Cirrhose atrophique. — 1° FOIE EN HYPERACTIVITÉ (beaucoup d'urée et peu d'urobiline dans l'urine).

Seulement au début de la maladie.
Médication sédative.
Régime lacté absolu.
Laxatifs salins : 5 à 10 gr. de *sulfate de soude*, le
matin dans un verre d'eau chaude.
Lavements d'eau *chaude*.
Affusions matinales à l'eau chaude. Le soir, *com-
presse échauffante* sur la région hépatique (ser-
viette trempée dans l'eau froide, exprimée et

recouverte de taffetas et d'ouate) à garder toute la nuit.

Pendant huit jours, prendre par jour quatre des pilules :

— Calomel................................ 0,08 cg.

Pour 52 pilules.

Les huit jours suivants :

— Arséniate de soude................ 0,05 cg.
    Eau distillée...................... 300 gr.

Une cuiller à bouche, matin et soir.

2° FOIE INSUFFISANT (diminution de l'urée, grande quantité d'urobiline).

Médication stimulante.
Associer les féculents au lait.

Pour stimuler les vaisseaux du foie :

— Iodure de potassium.............. 5 gr.
    Sulf. de strychnine................ 0,03 cg.
    Eau distillée...................... 300 gr.

Une cuillerée à soupe, avant les deux principaux repas.

Comme stimulants de la fonction hépatique :

    Benzoate de soude.............. 0,25 cg.
    Phosphate de soude............ 0,50 cg.
    Poudre de f. de jorabandi....... 0,10 cg.

Pour un cachet. Un trois heures après le repas, deux fois par jour, avec une infusion de feuilles de *boldo* (2 pour 150).

— Le matin, un *lavement d'eau froide*.

— Le soir, au coucher, une ou deux pilules de Bontius :

Aloès des Barbades.............. } àà 1 gr.
Gomme-gutte...... .... }

Gomme ammoniaque........... 3 gr. 2

Vinaigre de vin blanc... .... 6 gr.

Pour 50 pilules.

OLIGURIE ET ASCITE.

Théobromine...............,........ } àà 0,75 cg.
Phosphate de soude.... .... }

*Pour un cachet. Deux par jour, à une heure d'inter-
valle pendant 5 jours.*

— Acétate de potasse.... .... } àà 2 gr.
Nitrate de potasse..................• }

Oxymel scillitique..................... { àà 30 gr.
Sirop des cinq racines............... {

Infusion de fleurs de genêt........ 120 gr.

(MILLARD).

Une cuillerée à soupe, toutes les heures.

En cas d'échec, donner les pilules de Lancereaux :

Poudre de f. de scille...............)
Poudre de f. de digitale.......... } àà 0,05 cg.
Poudre de f. scammonée ....)

Pour une pilule. Quatre par jour.

Ou :

Calomel........................ 0,10 cg.

Pour un paquet. Quatre dans la journée.

— Paracentèse de l'abdomen.

HÉMORRHAGIES DIVERSES.

Chlorure de calcium.............. 4 gr.

Sirop thébaïque.................. 30 gr.

Eau distillée de tilleul........... 120 gr.

*Une cuillerée à soupe toutes les heures jusqu'à cessation
de l'hémorrhagie.*

(d'après A. ROBIN).

Cirrhoses hypertrophiques. — Agir d'après les données précédentes (foie en hyperactivité ou insuffisant).

FURONCULOSE.

Traitement abortif. Faire la solution suivante :

Iode..............................	4 gr.
Acétone..........................	10 gr.

(GALLOIS et COURCOUX).

Au bout de quinze jours la solution devient noire et sirupeuse et est bonne à employer. Il s'est fait une combinaison entre l'iode et l'acétone.

On enroule alors un flocon d'ouate autour d'une baguette de bois ; on trempe dans la solution et on passe légèrement sur chaque bouton furonculeux de façon à le couvrir de vernis noirâtre ; la plupart des furoncles ainsi traités se dessèchent dès le lendemain. Au bout de 24 heures on peut renouveler les applications de la solution.

— Ou appliquer une rondelle de coton hydrophile imbibée d'*alcool camphré.*

Traitement interne. — *Levure de bière fraîche.* Deux à trois cuillers à soupe par jour, une heure avant le repas, dans un peu d'eau ou de bière.

— Levure de bière *sèche,* 3 à 10 gr. par jour.
— *Ferment de raisins.*

— Soufre lavé.....................	0,20 cg.
Bicarbonate de soude...........	0,30 cg.
Cascara........................	0,25 cg.

(BROCQ).

Pour un cachet. En prendre un à deux par jour.

Traitement local. KUNTER recommande le traitement suivant, purement médical, qui a pour triple but de calmer la douleur en protégeant la zone enflammée, d'exclure l'air, de faire de l'antisepsie. On recouvre le furoncle d'un large carré de coton hydrophile au milieu duquel on aura déposé une quantité suffisante de l'onguent suivant :

Acide phénique.....................	50 cg.
Extrait fluide d'ergot............	4 gr.
Poudre d'amidon...................	} àà 8 gr.
Oxyde de zinc.....................	
Cérat.............................	30 gr.

Tenir le pansement en place au moyen de bandelettes de diachylon placés sur les côtés, mais ne passant pas sur le furoncle. Changer le pansement matin et soir.

— Compresses d'eau boriquée à 4 % ou d'eau phéniquée à 1 %...........

— Pulvérisations d'eau phéniquée à 2 %, deux à trois fois par jour.

Quand la régression n'est pas rapide :

Soufre sublimé	} àà 10 gr.
Camphre pulv.....................	
Glycérine.........................	q.s.p. pâte.

(A. ROBIN).

A introduire dans la cavité.

G

GALACTOGÈNES.

— *Sel marin.*

— Glycérophosphate de chaux......	4 gr.	50
Teinture de noix vomique........	8 gr.	
Elixir de quinquina..............	Q. s. p.	125

Une cuillerée à café par jour.

<pre>
—Extrait aqueux de galega...........)
  Chlorhyd. ph. de chaux..........} àà 10 gr.
  Teinture de fenouil..............)
  Essence de cumin...............   XV gouttes.
  Sirop de sucre..................   400 gr.
</pre>

4 cuillerées à soupe par jour.

(MARFAN).

— Infusion de poudre *d'aneth* à 8 °/₀₀.
— Extrait de graines de cotonnier (Lactagol).

AGALACTIQUES.

<pre>
— Compression ouatée.
— Purgatifs.
— Extrait de ciguë................)
  Chl. de morphine..............} àà 4 gr.
  Camphre........................   1 gr.
  Axonge.........................   30 gr.
</pre>

(GUENEAU DE MÜSSY).

Pour onction sur les seins.

<pre>
— Chlohrydrate d'ammoniaque......   4 gr.
  Extrait de ciguë.................   4 gr.
  Camphre ....   8 gr.
  Axonge...........................   3 gr.
</pre>

M. On fait des onctions sur la glande mammaire
et on l'enveloppe d'une épaisse couche d'ouate,
maintenue à l'aide d'un bandage légèrement compressif. S'il existe des signes bien accusés d'inflammation, on applique des cataplasmes de farine de
lin et tête de pavot, arrosés avec une solution de
chlorhydrate d'ammoniaque (10 à 20 gr. pour 100 gr.
d'eau) et c'est seulement quand les symptômes inflammatoires sont calmés qu'on a recours à la pommade.

(La Médication martiale).

— Essence de menthe poivrée.......   6 gr.
Huile de ricin.................   110 gr.
Essence de Bergamote...........   6 gr.
Camphre... ....   2 gr.50
Pour onctions.   (GARNIER).
— Antipyrine................... 2 à 3 gr. par jour.

Pendant 5 ou 6 jours.

— Canne de Provence. Infusion à..   20 °/₀₀.
— Sulfate neutre d'atropine.........   1/2 milligr.

Pour un granule. Deux par jour.

GANGRÈNES.

Gangrène sénile. — Repos au lit.

Enveloppements modérément chauds, pour favoriser la circulation : une trop grande chaleur amènerait de la vaso-constriction nuisible.

Comme médicaments, l'*iodure de potassium* à faibles doses sera donné 20 jours par mois :

— Iodure de potassium..............   4 gr.
Eau distillée.....................   300 gr.

Une cuillerée à soupe après déjeuner et dîner.

En même temps, on ordonnera la théobromine qui élimine par les reins des matériaux de déchet et des toxines dont la présence dans le sang est susceptible de produire du spasme et de la vaso-constriction et qui est un cardio-tonique précieux :

— Théobromine....................   0 gr. 50

Pour un cachet. Un avant le premier déjeuner.

La théobromine peut être sans inconvénients continuée pendant des mois.

Au bout de vingt jours d'iodure, on remplira les
dix derniers jours du mois par l'emploi de la
trinitrine ou des nitrites, suivant la pratique de
M. Huchard. On peut associer la trinitrine au
sulfate de spartéine, de façon à doubler son action vaso-dilatatrice d'une action cardio-tonique :

— Solution de trinitrine à 1/100 ..... 60 gouttes.
Sulfate de spartéine...,.......... 1 gr.
Eau distillée....................... 300 gr.

3 cuillerées à dessert par jour

Ou bien :

— Nitrite de soude.................. 2 gr.
Bicarbonate de soude........... }
Nitrate de potasse.............. } 10 gr.
Eau distillée..................... 300 gr.

5 cuillerées à dessert par jour.

Si le danger pressé, on recourra aux injections
hypodermiques.

— Solution de trinitrine à 1/100....... 40 gouttes.
Eau distillée....................... 10 gr.

Injecter un cent. cube.

Ou bien :

— Nitrite de soude.................. 0 gr. 50
Eau distillée..................... 10 gr.

Injecter un cent. cube.

Au lieu de trinitrine, on peut encore prescrire le
tétranitrol : en comprimés de 2 à 5 milligr., 3 à
4 fois par jour.

Parmi les cardio-toniques se rangent naturellement
la digitale et la caféine. Dans l'espèce, ils sont
d'action incertaine ; la digitale n'agit que dans
les cas d'insuffisance cardiaque évidente et la

caféine offre l'inconvénient de donner de l'insomnie.

Une fois la gangrène confirmée, les médications précédentes sont continuées. Il faut en plus instituer un traitement local antiseptique : lotions avec une solution de permanganate de potasse à 1/000) suivies de l'application permanente de compresses imbibées d'eau oxygénée récemment préparée.

(D'après le *Journal des Praticiens*).

Gangrène diabétique. — Traitement général énergique. Pulvérisations avec des liquides faiblement antiseptiques (eau boriquée, boratée, oxygénée à 1 ou 2 vol.), les antiseptiques forts étant mal supportés par les tissus.

Pansements fréquents avec ces mêmes solutions.

Gangrène pulmonaire. — Maintenir en suspension des substances antiseptiques, dans la chambre du malade, en faisant des pulvérisations phéniquées ou en faisant évaporer sur un feu doux une casserole d'eau contenant deux cuillerées à soupe de la solution suivante :

— Menthol..................................... 20 gr.
Eucalyptol.................................. 20 gr.
Thymol...................................... ⎫
Gaïacol..................................... ⎭ ââ 10 gr.
Alcool...................................... q. s. p. 300 c.c.

Donner en 24 heures par cuillerées à soupe une des potions :

— Hyposulfite de soude................... 4 gr.
Sirop d'eucalyptus..................... 40 gr.
Eau distillée......................... 100 gr.

Ou :

— Liqueur de Labarraque...........   4 gr.
Eau distillée...................... 150 gr.

(JACCOUD).

Et en même temps, matin et soir, un cachet de :
— Acide salicylique..................   0,40 cg.

Soutenir le malade par l'administration de toniques :

Extrait mou de quinquina......... ⎫
Extrait fluide de Kola............ ⎭   âà 10 gr.

Alcool........................... ⎫
Glycérine........................ ⎭   âà 75 c. c.

5 cuillerées à soupe par jour.

Intervention chirurgicale (pneumotomie).

GENCIVES (Voir STOMATITES, page 75 et sq.)

Gencives saignant facilement. — *Suc de feuilles de sauge* (LIÉGEOIS).

— Teinture de ratanhia..... .... ⎫
Teinture de quinquina........... .... ⎬   âà 20 gr.
Glycérine........................... .... ⎪
Alcool à 90 %................... .... ⎭

Pour badigeonnages.

Gingivite des femmes enceintes. — Badigeonner légèrement le bord libre des gencives enflammées avec un petit tampon d'ouate imbibé de la solution :

Hydrate de chloral................   10 gr.
Alcoolat de cochléria...........   10 gr.

Ou poudrer avec :

Poudre de ratanhia.............   10 gr.
Poudre de quinquina...............   30 gr.
Chlorate de potasse...............   70 gr.

(PINARD)

Gingivite banale. — Lavage de bouche avec une décoction de *pavot* et de *guimauve*, à laquelle on ajoute 40 gr. de *borate de soude* ou 30 gr. de *chlorate de potasse* par litre.

    — Extrait de ratanhia............... 5 gr.
      Miel rosat..... .... 30 gr.
Pour badigeonnages.
    — Borate de soude................. 5 gr.
      Miel rosat..................;........ 30 gr.
Pour usage externe :

— Comprimés de chlorate de potasse à laisser fondre dans la bouche.

— *Contre les douleurs :*

    Bromure de potassium........... 4 gr.
    Antipyrine...................... 2 gr.
    Chl. cocaïne.................... 0,50 cg.
    Glycérine neutre............... 30 gr.
Pour badigeonnages.

Gingivite fongueuse. — Thermo-cautère.

    — Nitrate d'argent................ 1 gr.
      Eau distillée..... .... 30 gr.
En attouchements, 2 fois par jour.

Gingivite ulcéreuse. — Solution de *bleu de méthylène* saturée, pour badigeonnages.

    — Acide chromique................ 4 gr.
      Eau distillée.................... 20 gr.

Appliquer à l'aide d'un petit tampon d'ouate, mis à l'extrémité d'une baguette de bois.

Gingivite aphteuse.
    Salicylate de soude.............. 100 gr.
    Eau distillée.................... pour 1 litre.
Pour lavages.

Périostite alvéolo-dentaire.

> Hydrate de chloral...... ....   60 gr.
> Eau distillée........................   q.s.p. 250 gr.

Une cuiller à soupe dans un verre d'eau bouillie pour lavages de la bouche.

> — Teinture d'iode......................... ⎫
> Teinture d'aconit....................... ⎬ àà 10 gr.

Pour badigeonnages, 2 fois par jour.

> — Teinture d'iode....................   5 gr.
> Glycérine.........................   30 gr.

Pour usage externe.

> — Teinture d'iode....................... ⎫ àà 8 gr.
> Teinture d'aconit.................. ⎭
> Chloroforme...................... ⎫ àà 2 gr.
> Laudanum de Sydenham............ ⎭
> Menthol........................ . ...   0,50 cg.

GLOTTE *(spasmes de la).*

Au moment de la crise :

> Flagellations d'eau froide sur le corps.
> Tractions rythmées de la langue.
> Inhalations d'éther.

Pour prévenir le retour des crises, recommander la reprise de l'alimentation au sein, et prescrire la potion suivante :

> Teinture de musc................ .....   XX gouttes.
> Teinture de belladone...............   V à X goutt.
> Eau de laurier-cerise............. ....   3 gr.
> Sirop de fleurs d'oranger.. ....   20 gr.
> Eau de tilleul........................   100 gr.
>
>   (MÉRY).

5 à 6 cuillerées à café par jour.

Ou :

Antipyrine 0,25 à 0,50 par jour, par doses fractionnées (enfant d'un an).

GOITRES.

Goître simple. — Applications quotidiennes de *teinture d'iode* ou de pommade iodurée :

> Iodure de potassium...:.............. 3 gr.
> Iode métallique..................... 0,60 cg.
> Vaseline............................} àà 15 gr.
> Lanoline...........................}

A recouvrir de taffetas gommeux.

Comme médication interne :

> Iodure de potassium................ 5 gr.
> Eau distillée...................... 300 gr.

Une cuillerée à soupe au début des deux repas.

Ou :

> Iode métallique.................... 1 gr. 50
> Iodure de potassium................ 6 gr.
> Eau distillée...................... q. s. p. 15 c.c.

Dix gouttes = 0,05 cg. d'iode et 0,20 cg. d'iodure.

Dix à trente gouttes, par jour, aux repas, dans un peu d'eau et de vin.

N'augmenter que progressivement et selon la tolérance du sujet.

Goître endémique.— Eau distillée ou eau de pluie, pour remplacer l'eau de puits.

Traitement précédent.

Goître vasculaire de la puberté et de la grossesse.

Teinture d'hydrastis canadensis... 1 à 2 gr. p.jour

Goître exophtalmique.

> — Salicylate de soude............... 20 gr.
> Eau distillée...................... 300 gr.

Deux à trois cuillerées à soupe par jour, au moment des repas.

(Surveiller l'état des reins et interrompre la médication plusieurs fois par mois).

(JOUSSENET et LAUNOIS).

— Teinture de cactus grandiflora. 1 à 2 gr. par jour.

(HUCHARD).

— Bromhydrate de quinine.

Pendant la première semaine.. 1 gr. 50 par jour.
    —   seconde   — .. 1 gr.
    —   troisième   — ... 0 gr. 50

Interrompre une semaine et reprendre le traitement.

— Calmer l'irritabilité du système nerveux (douches tièdes, repos physique et moral, hygiène alimentaire).

Application de *courants continus*, le pôle positif à la nuque, le négatif à la partie antérieure du cou et du thorax.

GORGE.

Angine ou amygdalite simple aiguë.

— Chlorate de potasse................ 6 gr.
Glycérine........................... 10 gr.
Eau distillée....................... 300 gr.

Pour gargarismes, 5 ou 6 fois par jour.

Ou :

— Acide acétique..................... 10 gr.
Glycérine........................... 50 gr.
Eau distillée....................... 300 gr.

Ou :

— Acide phénique....................} àà 5 gr.
Hydrate de chloral.................}
Bicarbonate de soude...............} àà 10 gr.
Alcoolat de menthe.................}
Eau bouillie....................... 1000 gr.

Ou :

— Eau oxygénée à 3 ou 4 vol.

Ou :

— Salicylate de soude................... 30 gr.
Eau distillée.......................... 250 gr.

Une cuiller à soupe dans un verre d'eau chaude, pour gargarismes.

Si les douleurs sont très vives :
— Feuilles de coca..................... 20 gr.
Eau.................................... 500 gr.

Faites bouillir lentement, à petit feu, jusqu'à réduction de moitié et sucrer avec du miel ou de la glycérine.

Ou :

— Chlorhydrate de cocaïne...........⎱
Acide phénique.................⎰ àà 1 gr.
Eau distillée...................... 500 gr.

(*R. internat. Méd. et Ch.*).

En même temps que les gargarismes, faire des badigeonnages.

— Borate de soude..................... 3 gr.
Salol................................. 2 gr.
Miel rosat............................ 60 gr.
— Acide salicylique................... 1 gr.
Glycérine............................. 60 gr.
— Teinture d'iode pure.

Faire un second badigeonnage, quelques minutes après le premier, s'il n'y a pas sensation de brûlure.

Angine granuleuse.
— Iode métallique.................... 0,12 cg.
Iodure de potassium .... 0,15 cg.
Laudanum de Sydenham.......... 1 gr. 50
Glycérine............................ 60 gr.

Pour badigeonnages, une ou deux fois par semaine.

En même temps :

- Borate de soude.......................   3 gr.
  Antipyrine...........................   2 gr.
  Teinture de Gaiac....................⎫
  Alcool de menthe.....................⎬ ââ 2 gr.
  Glycérine neutre.....................   70 gr.

Une cuillerée à café dans un demi-verre d'eau tiède comme gargarisme ou pur en badigeonnage.

- Pulvérisations avec une eau sulfureuse (Eaux-Bonnes, Challes, etc.).

- Liqueur de Fowler.

5 à 10 gouttes par jour.

Angine chronique lymphatique. — Traitement général.

Décoction de sommités de *sauge*, en gargarismes.

(LIÉGEOIS).

Amygdalite phlegmoneuse.

Salol............................   6 gr.
Menthol..........................⎫
Thymol...........................⎬ ââ 1 gr.
Saccharine.......................   0,60 gr.
Alcool à 90 %....................   100 gr.

(ESCAT).

1 cuillerée à café dans 50 gr. d'eau, pour gargarismes.

Pulvérisations ou inhalations avec :

Teinture d'eucalyptus............   100 gr.
Menthol..........................   5 gr.

1 cuiller à café dans 1 petit bol d'eau bouillante.

GOUTTE.

Attaque de goutte. — Régime lacté coupé d'eau de *Contrexéville*, *Vittel* ou *Evian*.

Si la diurèse est insuffisante :

Théobromine	0,60 cg.
Carbonate de lithine	0,30 cg.
Benzoate de soude	0,25 cg.

Pour un cachet. Deux à 5 par jour

Localement, compresses chaudes, fréquemment renouvelées, ou compresses imbibées d'une solution de *borax* et d'eau ââ *faite à chaud*, recouvrir de taffetas et d'ouate ; à renouveler seulement une fois par jour.   (A. ROBIN).

Au bout de quelques jours, prescrire la *colchique* :

Le premier jour, 60 gouttes de teinture de semences, en trois fois.

Le second jour, dose égale ou réduite, selon l'effet produit.

Les 3ᵉ et 4ᵉ jours, 40 gouttes en deux fois.

Les 5ᵉ et 6° jours, vingt gouttes en une fois (Méthode de LÉCORCHÉ) ou :

Alcoolat de fleurs de colchique..	40 gr.
Teinture de frêne	14 gr.
— de digitale	12 gr.
— de quinine	8 gr.
— de belladone	6 gr.
— de glycyrrhizine	20 gr.

(A. ROBIN).

A la dose de 60 gouttes par jour, en 5 doses de 20 gouttes.

Ou :

| Vin de colchique | 5 à 15 gr. p. jour |

En même temps que la colchique ou si elle est mal supportée (diarrhée, vomissements) prescrire le *salicylate de soude*, à la dose initiale de 2 à 3 gr. par jour, qu'on élève jusqu'à 5 ou 6 gr. en surveillant le cœur et les reins.

Contre la fièvre.

| Sulfate de quinine | 0,50 cg. |

Pour 1 cachet. Deux par jour à 1 heure d'intervalle.

Contre l'insomnie, sulfonal ou *trional* (1 gr.) Pas d'opium.

Contre l'embarras gastrique, tisanes d'*orge* ou de *pariétaire* avec 2 ou 3 gr. de *bicarbonate de soude.*

ENTRE LES CRISES AIGUES. Régime mixte (Voir page 481).

Exercice modéré, sans fatigue.

Massage et hydrothérapie chaude, contre les raideurs articulaires ou courants de haute fréquence par séances de 20 minutes. (D'ARSONVAL).

Comme médicaments, on prescrira les éliminateurs de l'acide urique : *benzoate de lithine* (0 gr. 40 à 0,80 par jour), *lycétol, urotropine, sidonal, piperazine* (de 0 gr. 50 à 1 gr. par jour, en cachets).

Traitement hydro-minéral.

Conseiller *Bourbonne,* dans la goutte torpide avec atrophie musculaire, *Lamalou* aux goutteux avec symptômes nerveux ; *Vichy, Pougues* et *Vals* à ceux atteints de diabète ou d'albuminurie ; *Evian, Vittel, Contrexéville, Martigny,* aux lithiasiques rénaux ou biliaires.

Goutte chronique. — Régime lacto-végétarien.

Médication stimulante et non anti-goutteuse (arsenicaux, strychniques, glycéro-phosphates). Les goutteux affaiblis seront envoyés à *Bussang, Aix, Bourbon-l'Archambault, Royat,* la *Bourboule.*

GRIPPE.

Contre les douleurs.

        Teinture d'iode............................. 20 gr.
        .Menthol...................................... 5 à 15 gr.
Une seule couche, une à deux fois par jour.

Contre la fièvre.

> Bromhydrate de quinine.........⟩
> Glycéroph. de chaux..............⟩ ââ 0,50 cg.
>
> *Pour un cachet. Un à deux par jour.*

Autant que possible ne pas donner d'antipyrine; à cause de son action dépressive médullaire et anurique.

S'il y a beaucoup de douleurs on peut la remplacer avec avantage par 0,50 à 1 gramme de *pyramidon* par jour..

Contre les symptômes pulmonaires.

La médication ne paraît pas avoir une bien grande influence tout à fait au début, mais au bout de quelques jours : 2 à 3 environ, il est indispensable d'agir fortement sur le poumon. On peut dans ce but prescrire par exemple :

> Terpine pulvérisée................. 0.30 cgr.
> Benzonaphtol........................ 0,40 cgr.
> Codéine............................. 0,01 cgr.
>
> *2 à 3 cachets par jour.*

Parfois *l'iodure* a paru donner d'assez bons résultats, à la dose de 0,50 à 0,80 par jour associé à *l'opium* et à *l'ergotine*, suivant par exemple la formule suivante :

> Eau distillée...................... 50 gr.
> Iodure de potassium................ 2 gr. 50
> Teinture d'opium................... LX gouttes.
> Ergotine Yvon...................... C gouttes.
>
> *2 à 3 cuillerées à café par jour.*

Une autre formule donne également de très bons résultats :

> Thiocol............................ 0,50 cgr.
> Bicarbonate de soude............... 0,50 cgr.
>
> *Pour un cachet. Deux par jour*

Dans des cas particulièrement traînants, Capitan emploie avec succès la formule du type suivant :

Eau distillée......................	
Alcool......	⎬ āā 50 c. c.
Glycérine..........................	
Créosote pure........................	3 à 4 gr.
Pepsine en paillettes...............	3 gr.
Teinture d'opium....................	LX gouttes.
Teinture de noix vomique..........	C gouttes.
Arséniate de soude..................	0,10 cgr.

1 à 3 cuillerées à café par jour, pendant les repas, dans un demi-verre d'eau sucrée ou mieux de bière.

Il est enfin une indication thérapeutique qu'il ne faut jamais négliger de remplir : c'est d'agir constamment sur le cœur et la diurèse. On peut réaliser ceci en donnant au malade une granule de *digitaline cristallisée de 1/4 de milligramme* et dans la journée s'il y a un peu de gêne respiratoire, une pilule de 3 à 4 centigr. de *sulfate de spartéine.*

Enfin insister sur le lait, les boissons assez abondantes et diurétiques et en première ligne thé et café.

(CAPITAN).

M. le Dr Bourget de Lausanne, préconise contre la grippe des frictions du thorax avec le liniment suivant :

— Acide salicylique...................	4 gr.
Salicylate de méthyle..............	10 —
Essence d'eucalyptus..............	5 —
Beurre de muscade.................	5 —
Huile volatile de Sauge...........	3 —
— camphrée...................	30 —
Alcoolature de baies de génévrier..	120 —

Le malade étant au lit, on fait des frictions énergiques sur toute l'étendue du thorax (poitrine,
dos et parties latérales) de façon que les téguments soient imbibés du liquide médicamenteux, puis on enveloppe le patient de couvertures jusqu'au menton.

Au bout d'une demi-heure environ, on constaterait
l'élimination de l'acide salicylique par les urines
et le malade ne tarderait pas à éprouver une
notable amélioration.

Grippe épidémique. — Commencer par donner au patient
le soir au coucher, le mélange ci-dessous :

   — Poudre de Dower.................... 0 gr. 60
      Calomel à la vapeur.............. 0 gr. 18
      Bicarbonate de soude.............. 0 gr. 12

Pour un cachet unique.

De plus, faire des lotions alcooliques de tout le
corps, et s'il existe des douleurs lombaires,
appliquer un sinapisme *loco dolenti.*

Le lendemain matin, prescrire le *phosphate de
soude,* comme laxatif, et administrer 0 gr. 30 de
phénacétine toutes les 2 heures, jusqu'à concur-
rence de 5 prises.

(O'Neil).

H

HÉMOGLOBINURIE.

Symptomatique. — Traiter la maladie causale (paludisme, syphilis, anémie, intoxication).

Eviter le froid.

Repos le plus complet possible.

Supprimer radicalement l'alcool et tous les aliments irritants pour le rein (oseille, asperges, thé, bouillon, viandes non fraîches, etc.).

Comme toniques, prescrire :

— Glycérophosphate de fer........... 0,10 cg.
  Poudre de rhubarbe.............. 0,05 cg.
  Extrait sec de quinquina..., ...,. 0,10 cg.

Pour une pilule. 2 par jour aux repas.

Chez les sujets à désassimilation azotée exagérée, prescrire pendant 15 jours :

— Arséniate de soude........'........... 0,05 cg.
  Eau distillée.:.................... 300 gr.

Une cuillerée à soupe le matin au réveil et le soir au coucher.

Et à 3 heures de l'après-midi, prendre dans une infusion de *reine des prés*, une cuillerée à soupe de :

— Benzoate de soude................. 3 gr.
  Sirop de fl. d'oranger,............ 30 gr.
  Eau de tilleul.......... .... 90 gr.

Au bout de 15 jours, prendre une heure avant les deux repas, pendant 3 jours, dans de l'eau de Seltz un paquet de :

— Antipyrine......... ....…..... 0,50 cg.
  Bicarbonate de soude.............. 0,25 cg.

Se reposer une semaine et reprendre le traitement précédent.

Dans le cas de déminéralisation plasmatique, prendre au début et au milieu des deux repas un des cachets :

— Chlorure de sodium............... 27 gr.
—   potassium............ 20 gr.
  Phosphate de soude............... 4 gr. 50
—   potasse................ 12 gr.

Glycérophosphate de chaux............   2 gr.
   —   magnésie.......   1 gr. 50
   —   fer.............   1 gr.

Sulfate de potasse................   2 gr.
Poudre d'hémoglobine..............   5 gr.
Pour 80 cachets.

(D'après ROBIN).

Paroxystique. — Au moment de l'accès, dû en général à un coup de froid, appliquer le traitement de la congestion rénale aiguë (Voir page 379).

Ensuite traitement causal (syphilis, paludisme, anémie, etc.).

HÉMORRHOIDES.

Bains de siège fréquents.

Vie plutôt active, avec exercices modérés.

Régime alimentaire plutôt végétarien. Eviter l'alcool et les épices.

Veiller à la régularité des selles. Eviter les drastiques et se contenter des laxatifs du type suivant :

Magnésie calcinée................   10 gr.
Lactose........................   20 gr.
Poudre de réglisse.............   10 gr.
1 ou 2 cuillers à café, à jeun ou le soir, au coucher, à délayer dans un peu d'eau.

Localement, un petit lavement chaud quotidien, à garder un quart d'heure, comme décongestionnant. Y ajouter 2 à 3 gr. *d'alun* ou deux cuillers à café de *teinture de ratanhia* en une cuiller à café *d'eau blanche.*

Traitement interne.

Extrait fluide d'hyd . canadensis.. }
Glycérine........................ }   àà 60 c. c.
3 à 6 cuillers à café par jour.

7

DOULEURS INFLAMMATOIRES. — Lotions fréquentes
à l'eau très chaude ou applications de glace, en permanence.

Si les hémorrhoïdes sont *externes*, appliquer à
volonté la pommade suivante :

Onguent populeum	20 gr.
Extrait de ratanhia	2 gr.
Extrait thébaïque	0,40 cg.
Ergotine	1 gr.
Chl. de cocaïne	0,40 cg

S'il y a des excoriations :

Iodure de potassium	2 gr.
Iode pur	0,40 cg.
Glycérine	35 gr.

Et plus tard :

Iodure de potassium	5 gr.
Iode	1 gr.
Glycérine	40 gr.

(Revue internat. méd. et ch.).

— Tamponner, tous les matins, les hémorrhoïdes
avec de l'*eau alcoolisée*, aussi chaude que possible
(un verre d'alcool à 90° pour un litre d'eau). Si la
douleur est très vive, répéter plusieurs fois par jour

(DUCLOS).

Si elles sont *internes*, employer les suppositoires
ou mieux les crayons, dont l'introduction sera plus
facile :

Extrait de ratanhia	0,30 cg.
Ergotine	0,20 cg.
Extrait thébaïque	
Extrait de belladone	ãã 0,02 cg.
Beurre de cacao	q. s.

Pour un crayon *court*. *Deux à 3 dans la journée.*

— Chrysarobine	0,08 cg.
Iodoforme	0,01 cg.

    Extrait de belladone................   0,01 cg.
    Beurre de cacao...................   2 gr.
                        (UNNA).

Pour un suppositoire. *Deux à 3 par jour.*

PROCIDENCE DES HÉMORRHOIDES. — Le malade étant couché sur le côté, la cuisse inférieure étendue et la cuisse supérieure fléchie, pratiquer un taxis léger avec les doigts enduits de *vaseline boriquée cocaïnée* à 3 %.

En cas d'insuccès, donner un grand bain chaud prolongé, avant de chercher de nouveau à réduire.

Ou tenir appliqué, pendant une minute, sur le paquet variqueux un petit tampon d'ouate hydrophile imbibé de *solution d'adrénaline au millième.*

HÉMORRHAGIES. — *Minimes.* Applications d'un tampon imbibé de :

    Antipyrine.....................   2 gr.
    Eau distillée..................   10 gr.
ou applications de la pommade de Unna ;
    Chrysarobine...................   0 gr. 80
    Iodoforme......................   0 gr. 30
    Extrait de belladone...........   0 gr. 60
    Vaseline.......................   15 gr.

Abondantes. Injecter, dans le rectum, 2 gr. de la solution suivante *chaude.*

    Chlorure de calcium *cristallisé.*   10 gr.
    Eau distillée..................   90 gr.
                        (BOAS).

A garder. L'écoulement cesse, en général, au bout de quelques heures. Dans le cas contraire, c'est que le chlorure de calcium est impur.

En même temps, prescrire :
    Chlorure de calcium............   4 gr.
    Sirop d'opium..................   30 gr.

Eau de tilleul...................... 120 gr.

(ROBIN).

A prendre par cuillerées à soupe, dans les 24 heures, ou :

Ergotine Bonjean.................. 4 gr.
Acide tannique.................... 0 gr. 50
Sirop de térébenthine............ 30 gr.
Hydrolat de tilleul.............. 120 gr.

(ROBIN).

Par cuillerées à soupe toutes les heures.

Ou :

Ergotine Yvon.

1 à 5 c. c. en injections hypodermiques.

PRURIT HÉMORRHOIDAIRE.

Extrait fluide d'hamamelis........ 15 gr.
»   d'ergot............ ⎱
»   d'hydrastis........ ⎰ ââ 60 gr.
Huile d'olives phéniquée à 5 %... 150 gr.

(ADLER).

50 à 60 gr. du mélange bien agité, en injections rectales.

HÉMOSTATIQUES.

Hémoptysie. Hématémèse. — Immobilité absolue. Révulsion à distance.

— Ergotine Yvon................... 5 gr.
Chlorhydrate de morphine........ 0 — 04 cg.
Antipyrine...................... 1 — 50 cg.
Sulfate de spartéine............ 0 — 20 cg.
—   d'atropine.......... 0 — 002 mg.
Eau distillée................... q.s.p. 10 c.c.

(CAPITAN).

Dose : une injection de demi-heure en demi-heure, ou même, au besoin, de quart d'heure en quart d'heure, sans dépasser toutefois le maximum de cinq seringues de Pravaz.

Prendre en même temps d'heure en heure, ou de demi-heure en demi-heure, par cuillerées à soupe, la potion suivante, si le malade peut boire :

— Ergotine........................ 2 gr.
Acide gallique..................... 0 — 50 cg.
Sirop de térébenthine............ 120 —
(CAPITAN).

— Ch. d'hydrastinine................ 0,50 cg.
Eau distillée stérilisée............ 10 gr.

Pour injecl. hypod. 1 à 2 c. c.

— Gélatine........................ 2 gr.
Chlorure de sodium............... 0,70 cg.
Eau distillée..................... 100 gr.
(ROBIN).

Une injection de 20 c. c. tous les jours ou deux fois par jour.

— Chlorure de calcium............. 4 gr.
Sirop d'opium.................... 20 gr.
Eau de menthe................... q.s.p.150 c c.

A prendre une cuillerée à soupe par heure.

— Poudre d'ipéca................... } àà 0,05 cg.
Poudre de f. de digitale........... }
(ROBIN).

Pour une pilule. Cinq à six par jour, jusqu'à nausée sans vomissement.

— Eau de Rabel................... 2 gr.
Eau bouillie..................... 1 litre

A prendre en 24 heures par petits verres.

— Chl. de morphine............... 0,05 cg.
Sulfate d'atropine................ cinq milligr.
Eau distillée stérilisée............ 10 gr.

Un c. c. : 1/2 milligr. 2 à 5 c. c. en 24 h.

— Une à trois cuillers à café de *chlorure de sodium*, dans un verre d'eau (action constrictive réflexe).

Hémorrhagies puerpérales. — Vider d'abord l'utérus, puis faire une injection d'eau bouillie très chaude, puis injection de :

— Ergotine Yvon...................... . 10 c.c.

1 à 3 c. c. dans la journée.

— Ergotine Bonjean............... 1 à 3 gr.
 Sirop d'opium.................... 20 gr.
 Sirop simple.................... ꝗ. s. p. 150 c.c.

A prendre une cuillerée à soupe par demi-heure ou par heure.

— Ergotine........ .... ⎰
 Sulfate de quinine............... ⎱ āā 0,10 cg.

Pour une pilule. Dix à vingt par jour.

— Ergotinine Tanret.

Un c. c.=1 quart de milligr. 1 à 5 par jour en injection.

— Vinaigre intus (un demi-verre) et en tamponnement avec un linge stérilisé.

(GILLY).

Ménorragies et métrorrhagies par fibrôme.

 Ext. fluide d'HYDRASTIS CANADENSIS. 2 à 5 gr.
 Glycérine neutre.................. 30 gr
 Sirop d'éc. d'or. am.............. q s.p.150 c.c.

A prendre dans la journée, par cuillerées à soupe.

— Ext. fluide d'hydrastis canadensis... 20 gr.
 Ergotine Yvon.................... 5 gr.

30 gouttes, 3 fois par jour.

— Hydrastine...................... 0,05 cg.

Pour une pilule. 2 par jour.

Ou en injection hypodermique :

— Chlorhyd. d'hydrastinine.......... 0,50 cg.
 Eau distillée stérilisée.......... 10 gr.

1 à 2 c.c. par jour.

— *Racine de cotonnier* (Gossypium herbaceum).
Décoction à 50 °/₀₀, une tasse par heure.
Extrait fluide : 15 à 25 gr. en potion.

Hémorrhoïdes. Varices.

— Extrait fluide d'hamamelis......... 30 gr.
Teinture de vanille............... 3 gr.
Sirop d'éc. d'or. am.............. q.s.p.300 c.c.

Une cuiller à soupe : 1 gr. 50. 4 à 7 par jour.

— Extrait fluide d'hamamelis.......⎫
Glycérine neutre................⎭ àà 50 c. c.

2 à 4 cuillers à café par jour.

Localement, voir page 222.

Epistaxis. Avulsions dentaires. — *Eau oxygénée,* en irrigations.

— Applications ou léger tamponnement avec la
solution d'adrénaline à 1/200 ; *d'antipyrine,* à
1/5 ; de *ferropyrine* à 1/5 ; *d'essence de térébenthine* pure ; fibres de *penghawar.*

Variole hémorrhagique.

Chlorure de calcium cristallisé...⎫
Gomme arabique pulv...........⎬ àà 5 gr.
Huile d'amandes stérilisée.......⎭
Eau distillée bouillie............. 15 gr.

(Peaudelen et Barraja).

*F. s. a. émulsion dont un c. c. = 0,25 chlorure de cal-
cium, pour injections hypodermiques. Cinq à dix c.c.*

Hématurie (infectieuse). — Régime lacté.

— Ventouses scarifiées, au niveau du triangle de
J. L. Petit.

— Chlorure de calcium.............. 2 à 4 gr.
Sirop d'opium.................... 20 gr.
Eau de menthe.................. q. s.p. 150 c. c.

A prendre en 24 heures, par cuillerées à soupe.

— Solution de chl. d'adrénaline à 1°/₀ 10 à 30 gouttes
   Sirop thébaïque................. 20 gr.
   Eau de menthe................. q. s. p. 150 c.c.

A prendre en 24 heures.

— (PAR PYÉLITE)

   Ergotine .... 4 gr.
   Acide gallique................ 0,50 cg.
   Sirop de térébenthine........... 30 gr.
   Eau de tilleul................. 120 gr.
                         (ROBIN).

Une cuillerée à soupe chaque deux heures.

Ou :

4 à 10 capsules *d'essence de térébenthine* à 0,25 cg.

— (PAR NÉPHRITE AIGUE).

   Solution offic. de perch. de fer... 1 à 2 gr.
   Sirop simple.................. 30 gr.
   Eau........................ 100 gr.
                     (A. ROBIN).

A prendre dans la journée, par cuillerées à soupe.

HUILE DE FOIE DE MORUE.

Quand il y a intolérance ajouter, 50 centigr. d'éther par 15 gr. d'huile, l'éther activant la sécrétion pancréatique.

                 (CL. BERNARD).

HUILE DE RICIN.

Pour éviter l'arrière goût nauséeux de l'huile de ricin.

— Se laver d'abord la bouche avec de l'eau aussi chaude qu'on pourra la supporter, avaler l'huile et se laver de nouveau la bouche avec de l'eau très chaude.

— Mettre un peu de glycérine au fond du verre, ajouter l'huile et par dessus une couche de vin d'Espagne ; boire tout d'un trait (*Earp, de New-York*).

— Délayer l'huile avec un jaune d'œuf, en manière de mayonnaise. Additionner d'un peu de sucre et d'un parfum quelconque, vanille, fleur d'oranger, eau de laurier-cerise.

HYDRARGYRISME.

Comme moyens prophylactiques, recommander d'avoir des vêtements spéciaux pour l'atelier, de se laver soigneusement les mains avant les repas et de prendre chaque jour, après le travail, un grand bain. On a conseillé de saupoudrer de fleur de soufre les parquets et les murs des ateliers.

Contre l'intoxication elle-même, *bains sulfureux* deux ou trois fois par semaine et *iodure de potassium* (1 gr. par jour) pendant longtemps.

Contre la stomatite, lavage de la bouche après chaque repas avec un verre d'eau chaude contenant une cuiller à café de *chlorate de potasse* et prendre dans la journée, deux cuillerées à soupe de la potion :

Chlorate de potasse..............	10 gr.
Eau distillée......................	50 gr.
Sirop simple.....................	q.s.p. 150 c. c.

HYPNOTIQUES.

Chez les cardiaques. — *Insomnie liée à l'oppression*.

— Régime lacté ou lacto-végétarien déchloruré.

— Solution alcoolique de digitaline cristallisée à 1 °/₀₀, cinq gouttes par jour pendant 10 jours.

— Théobromine...................... 0,50 cg.

Pour 1 cachet. 2 à trois par jour en cas de diurèse in-suffisante.

— Si le traitement causal ne modifie pas l'insomnie, s'adresser à certains hypnotiques directs :

Hydrate d'amylène............ .... 2 à 4 gr.
Eau distillée.................... } àà 45 c. c.
Sirop de fl. d'oranger........... }

A prendre en 2 fois, à une demi-heure d'intervalle.

— Paraldéhyde....................... 2 gr.
Teinture de vanille.............. Vingt gouttes
Eau distillée..................... 70 gr.
Sirop de laurier-cerise.......... 30 gr.

A prendre en 1 fois (contre indiqué dans l'emphysème).

— Héroïne......................... 0,02 cg.
Eau distillée stérilisée........... 10 gr.

Injecter 1 c. c.

— Chl. morphine................... 0,04 cg.
Eau distillée stérilisée..........,. 10 gr.
(HUCHARD).

Injecter 1 c. c. (action cardio-tonique à faible dose).

Insomnie liée à un état neurasthénique greffé sur la lésion cardiaque.

Régime anti-dyspeptique.

Injections sous-cutanées de *lécithine* (solution huileuse à 0,05 cg. par c. c.) ou de *glycérophosphates* (de *soude*, 0,20 par c. c., de *magnésie* 0,10 par c.c.)

Bains et douches tièdes.

Bromures et *valérianates* (suc de valériane : 2 à 4 gr. dans de l'eau).

— Trional........................ ...... 1 gr.

Pour un cachet. Un le soir, avec une infusion de feuilles d'oranger ou un liquide acide. A ne pas continuer plus de 4 à 5 jours, à cause de l'accumulation du médicament.

Chez les artério-scléreux.

Bromure de strontium..........	10 gr.
Eau distillée de menthe..........	20 gr.
Sirop de sucre...................	50 gr.
Eau stérilisée....................	q.s. p. 150 gr.

Une cuillerée à soupe, un quart d'heure avant de se coucher.

Insomnie douloureuse. — Névrites.

Sirop thébaïque..................	
Sirop simple....................	àà 60 c. c.

Une à trois cuillers à soupe, dans la nuit.

— Hydrate de chloral	2 à 4 gr.
Bromure de sodium.............	3 gr.
Sirop d'éc. d'or. am.............	150 c. c.

A prendre en 2 fois.

— Hydrate de chloral.............	4 gr.
Blanc de baleine................	
Beurre de cacao................	àà 3 gr.

(POUCHET).

Pour un suppositoire.

— Hydrate de chloral.............	4 gr.
Eau bouillie....................	250 gr.

Pour un lavement à garder.

— Paraldéhyde..................	3 gr.
Eau distillée...................	30 gr.
Sirop de fleurs d'oranger..........	60 gr.

A prendre en une ou deux fois.

Alcooliques, maniaques, blessés.

> Hydrate de chloral................... 4 gr.
> Bromure de sodium................... 3 gr.
> Eau distillée....................... 100 gr.
> Sirop de menthe.................... q. s.p.150 c.c.

A prendre en une ou deux fois.

> — Véronal......................... 0, 50 cg.

Pour un cachet. Commencer par un et arriver à trois si besoin.

> — Véronal........................ 2 gr.
> Soude caustique.................. 20 gouttes.
> Eau distillée stérilisée .... 10 c. c.
> (GUYOT).

Injecter d'abord un, puis au bout de quelque temps deux c.c. quand le médicament pris par la bouche ne produit plus un effet suffisant.

Hallucinés.

> Ergotine........................ 0,30 cg.
> Julep gommeux.................. 100 gr.
> Sirop de chloral................ 50 gr.

Une cuillerée à soupe, toutes les heures.

Neurasthéniques.

> Chloralamide.................... 1 à 3 gr.
> Eau distillée................... 30 gr.
> Sirop d'éc. d'or. am............ q. s. p. 90 c. c.

A prendre en une fois.

> — Dormiol à 50 °/₀............. 5 gr.
> Julep gommeux................. 150 c.c.

Une à deux cuillers à soupe.

> — Hédonal. .... 1 gr.

Pour un cachet. Un à deux, le soir. (Action au bout d'un quart d'heure.

— Trional.............................   1 gr.

*Pour un cachet, à prendre avec une infusion chaude
calmante.*

— Sulfonal..............................   1 à 2 gr.

*En cachets. A prendre dans du liquide chaud. Action
beaucoup plus lente que le trional.*

Anémiques.

Extrait thébaïque................   0, 10 cg.
Sirop simple......................   150 c.c.

Une cuiller à soupe le soir.

Vieillards.

Extrait gras de chanvre indien...   0,03 à 0,06 cg.
Codéine...........................   0,01 cg.

Pour une pilule. Une, le soir.

Enfants.

Chl. de narcéine..................   0,10 cg.
Benzoate de soude.................   0,30 cg.
Sirop de fl. d'oranger............   150 c.c.

*Une cuillerée à soupe, soit 1 centigr. pour un enfant de
3 ans.*

— Trional.........................   0,20 cg.
Paraldéhyde.......................   0,30 cg.
Beurre de cacao...................   1 gr.

Pour un suppositoire, (enfant de 2 ans).

— Uréthane........................   1 gr.
Eau de tilleul....................⎫
Sirop de fl. d'oranger............⎭ àà 30 c. c.

A prendre 2 cuillerées à soupe (enfant de cinq ans).

Nouveau-nés.

Donner, le soir, avant la dernière tétée, un bain
de tilleul et un lavement simple.

Faire des onctions chaque soir, sur la région temporale avec une boulette d'ouate imprégnée du mélange suivant :

Extrait de belladone............
Laudanum de Sydenham..... ....   } àà 5 grammes

Et recouvrir d'un morceau de taffetas gommé la partie ainsi frictionnée.

Régler les tétées, le régime de la nourrice qui sera rationnée pour les spiritueux, privée de café, de thé et de tous aliments excitants.

Si l'insomnie devient persistante, donner avant le coucher, suivant l'âge, une à trois cuillers à café du sirop suivant :

Bromure de potassium............
Bromure de sodium.............. } àà 1 gramme.
Bromure de calcium.............
Sirop de fleurs d'oranger.........   100 gr.

(PERIER).

HYPOTENSEURS.

Moyens hygiéniques : régime lacto-végétarien, diurétiques *(Evian, Martigny, Contrexéville, Vittel, Aulus, Capvern)*, massage, balnéothérapie, *(Bourbon-Lancy, Royat, Châtel-Guyon, Châteauneuf, St-Alban, St-Nectaire, Salins, de Mouliers, Nauheim)*.

A la période de sclérose confirmée, iodures : 1 gr. par jour.

A la période de présclérose.

Eau distillée...... .... 300 gr.
Solution alcool. de trinitine au
 centième...................... 60 gouttes

(HUCHARD).

Trois à six cuillerées à soupe ou à dessert ou même cuillerées. à café, suivant la susceptibilité indivi-duelle.

— Nitrite de soude...........	0 gr. 20
Nitrate de potasse...........	1 gr. 20
Bicarbonate de soude...........	2 gr.
Eau...........	60 gr.

(HUCHARD).

A prendre en une, deux ou trois fois dans le jour.

— Bicarbonate de soude...........	1 gr.
Nitrate de potasse...........	0 gr. 50

P. un paquet.   HUCHARD.

A prendre au coucher : un paquet dans un verre d'eau d'Evian.

(Par là, on provoque la diurèse et l'élimination de l'acide urique, dont l'action vaso-constrictive et hypertensive est bien connue).

On arrive au même résultat par l'administration de la *théobromine* à la dose de 0,25 à 0,40 centigr. le soir, ou des cachets suivants :

Théobromine...........	
Benzoate de soude...........	àà 0 gr. 30
Carbonate de lithine...........	

Pour un cachet au coucher, dans un verre d'eau d'Evian.

Chez les femmes, à l'époque de la ménopause, la médication ovarique, capsules de 0,20 matin et soir, qui est hypotensive, pourra être prescrite avec avantage. On sait que l'hypertension arté-rielle est habituelle à l'époque de la ménopause.

HYSTÉRIE.

Alimentation peu riche en viande. Supprimer les boissons excitantes.

Suggestion hypnotique et surtout suggestion à l'état de veille, contre l'idée dominante

Repos au lit et isolément dans les cas graves.

Douches froides, les pieds étant dans une pédiluve chaude, en évitant la tête et en terminant par un jet fort sur les membres inférieurs. Ensuite friction et marche. Ou douches écossaises sans transition (passer brusquement de 40° à 10°).

Electrothérapie : faradique ou étincelle statique.

Massage et mouvements passifs des membres.

Au point de vue médicamenteux :

— Bromure de sodium................⎞
　—　　　　potassium............⎬ áà 10 gr.
　—　　　　ammonium...........⎠
Sirop d'éc. d'or. am............ 500 c. c.

Deux à quatre cuillerées à soupe par jour.

Contre les attaques : flagellation de la face à l'eau froide, compression de la région ovarienne, hypnose, inhalations de *bromure d'éthyle* (10 à 15 gr.).

Contre les contractures : malaxation des muscles antagonistes de ceux qui sont contracturés.

Contre les paralysies : faradisation et étincelle statique. Rééducation du membre, en faisant porter l'attention du malade sur le point atteint.

Contre les troubles de la sensibilité : métallothérapie.

Contre les déterminations viscérales : isolement et hypnose. Contre l'anorexie, gavage par la sonde.

I

INSOLATION.

Coucher le sujet à l'ombre, dans un endroit frais, si possible et desserrer ses vêtements.

Compresses d'eau froide ou vessie de glace sur la tête.

Flageller la face et la poitrine avec un linge trempé dans l'eau froide.

En cas de faiblesse respiratoire et cardiaque, réveiller l'énergie du cœur par une des préparations suivantes :

   — Caféine........................ 2 gr. 50
     Benzoate de soude................ 3 gr.
     Eau distillée stérilisée............. q.s.p.10 c.c.

Injecter 1 à 2 c. c.

   — Camphre..................... 2 gr.
     Ether........................... q.s.p. 10 c. c.

Injecter 1 c. c.

   — Sulfate de strychnine............. 1 centigr.
     —   spartéine............... 0,40 cg.
     Eau distillée stérilisée.............. 10 gr.

Injecter 1 à 2 c. c.

Si l'insolation se produit chez un paludéen, pratiquer en outre une injection de 2 c. c. de la solution :

   — Chlorhydrate neutre de quinine.... 3 gr.
     Eau distillée stérilisée............. q.s.p.10 c. c.

Contre les troubles respiratoires, frictions stimulantes, sinapismes, inhalations d'éther, tractions rythmées de la langue et injection de strychnine et atropine : 1 à 2 c. c. de la solution de :

— Sulfate de strychnine............... 0 gr. 010
—   d'atropine............... 0 gr. 003
Eau distillée........ .... 10 cent. c.

(SOMMERVILLE).

Contre la congestion pulmonaire et la menace d'asphyxie, pratiquer une saignée de 400 à 500 gr.

Purger le malade, le plus tôt possible, avec les drastiques :

— Eau-de-vie allemande............... 15 à 25 gr.

A prendre dans un verre d'eau sucrée.

Ou .

— Scammonée..... ...... ,...,..... 0,50 cg.
Calomel........................... 0,29 cg.

Pour un paquet, à prendre dans du lait.

INFECTIONS (EN GÉNÉRAL).

— Nucléinate de soude, solution à 5 %.
Un c. c. par jour en injections hypod.

(HUCHARD).

— Levure de bière sèche............ 5 à 10 gr.
En cachets ou paquets.

— Levure de bière fraîche.

2 à 3 cuillerées à soupe par jour, dans de l'eau ou de la bière.

— Huile camphrée au 1/10.

2 à 3 c.c. en injections hypod.

— Collargol........................ ⎱
Lactose.......................... ⎰ àà 0,05 cg.

Pour une pilule. 2 à 3 par jour.

— Collargol.. .... 3 gr.
    Lanoline............... .... 4 gr.
    Vaseline........................…... 16 gr.
(NETTER).

Une friction quotidienne, pendant dix minutes, sur l'abdomen ou l'intérieur des cuisses. Recouvrir de taffetas. Avant la friction, savonnage de la peau et nettoyage à l'éther ou à l'alcool.

— Collargol..................,.............. 0,20 cg.
    Eau distillée........ .... 20 gr.

Injection intra-veineuse de 5 c. c., soit 0,05 cg.

— Collargol.......................... 0,50 cg.
    Elixir de Garus...................,. 30 gr.
    Eau distillée.......... .... 40 gr.
    Sirop simple..................... q.s.p. 150 c.c

Une à trois cuillers à soupe par jour.

— Collargol.........................•.... 0,05 cg.
    Glycérine solidifiée................ 4 gr.

Pour un suppositoire. Deux par jour.

Infection puerpérale.

Traitement de Fabre par l'essence de térébenthine. — L'essence de térébenthine a une action nette sur le streptocoque ; elle a de plus une action anti-suppurative, en provoquant de la leucocytose et en excitant la vitalité des globules blancs ; c'est donc un antiseptique à employer dans les infections à streptocoque, et cela d'autant plus que l'essence de térébenthine étant peu toxique, on peut en faire pénétrer dans l'organisme des quantités considérables.

Tant que l'infection est locale, Fabre prescrit des injections intra-utérines à l'eau térébenthinée ; dans un litre d'eau stérilisée, on verse un mélange obtenu en agitant 15 centimètres cubes *d'essence de térében-*

thine et 15 centimètres cubes d'alcool à 92° ; il se fait une émulsion fine qui persiste un temps suffisant pour pratiquer l'injection. La dose d'alcool à 15·°/₀₀ est très faible et ne peut expliquer l'action thérapeutique obtenue.

Cette proportion d'essence de 15 °/₀ est généralement bien supportée par les malades. Après quelques lavages, elles se plaignent d'une sensation de chaleur, localisée dans la région vaginale et vulvaire ; un lavage à l'eau bouillie met fin à ces sensations désagréables.

Lorsque le traitement est institué de bonne heure, après deux ou trois lavages, la température baisse, même alors qu'elle dépassait 40°. Quand le traitement est plus tardif, c'est-à-dire débute après deux à trois jours d'élévation thermique, il faut cinq à six jours pour obtenir des résultats.

Ce qu'il faut bien signaler, c'est la nécessité de continuer les deux lavages journaliers, même alors que la température est normale ou presque normale. Si on cesse les lavages, la température remonte, car le streptocoque existe encore dans les lochies ; quand la température est normale, il est moins virulent ; les colonies sont moins nombreuses. Le lavage térébenthiné agit même dans les cas où les lavages au sublimé à 1 p. 4.000 ou au permanganate à 1 p. 1.000 ne donnent pas de résultats.

Dans les cas les plus graves, où l'injection intra-utérine ne donne pas de résultats complets, où les symptômes font supposer que l'infection se généralise, où on constate une phlébite au début, il y a avantage à faire pénétrer la térébenthine directement *dans le tissu cellulaire* à la dose de 2 grammes par jour, un gramme le matin, un gramme le soir.

La térébenthine est émulsionnée dans du sérum

artificiel : on mélange 1 centimètre cube d'essence de térébenthine rectifiée à 1 centimètre cube d'alcool absolu, on agite et on verse dans 200 grammes de sérum artificiel ; il se fait une émulsion fine.

On pratique l'injection de 200 centimètres cubes dans le tissu cellulaire de la paroi abdominale, à 5 centimètres de l'ombilic ; l'injection n'est pas douloureuse au moment où on la pratique : la boule d'œdème disparaît au bout de 3 à 4 heures, la région reste sensible à la pression pendant environ trois jours ; mais à son niveau, on ne constate ni rougeur, ni modification dans la consistance des tissus.

L'injection étant pratiquée le matin, la température reste élevée le soir, quelquefois plus élevée que la veille, mais le lendemain, on note une défervescence et à partir de ce moment la malade est nettement améliorée. Quelquefois trois ou quatre injections sont nécessaires pour provoquer la défervescence.

Dans certains cas, au bout de trois jours la température remonte, une nouvelle injection la fait retomber.

Dans les cas graves, on peut dès le début combiner ces deux méthodes.

(D'après Capitan).

Occlusion intestinale.

Traitement médical d'attente.

— Grandes irrigations rectales.
— Huile de ricin (30 à 50 gr.).
— Lavements gazeux, donnés avec prudence.
— Courants continus, s'il n'y a pas de complications inflammatoires (le pôle positif sur l'abdomen ou la région épigastrique ; le négatif, consti-

tué par un mandrin métallique, dans le rectum rempli d'eau salée).

— Contre les douleurs et pour agir sur les fibres lisses de l'intestin.

    Extrait de belladone.............   0,01 cg.

Pour une pilule. Une par heure, jusqu'à 12. Ensuite, une toutes les 2 heures.

    Ou :

    Sulfate neutre d'atropine..........   0,01 cg.
    Eau distillée stérilisée...........   20 gr.

1 c. c. = un demi-milligr. 2 à trois c. c. par jour, en injections.

Si les douleurs sont très fortes :

    Chl. de morphine..................   · 0,20 cg.
    Sulfate neutre d'atropine.........   un centig.
    Eau distillée stérilisée...........   20 gr.

Injecter 2 à 5 c. c. par jour.

GASTRO-ENTÉRITE INFANTILE.

Aiguë. — DIÈTE HYDRIQUE, pendant 24 ou 48 h., consistant en eau bouillie, tisane très légère de feuilles d'oranger ou de tilleul, eau d'Evian ou d'Alet. Donner à boire à l'enfant très souvent et peu à la fois (une à trois cuillers à soupe). La quantité de liquide absorbée en 24 h. devra être équivalente à la quantité de lait absorbée dans le même temps par un enfant bien portant.

Lavage de l'intestin, au moyen d'une sonde de Nélaton, n° 20, avec une pression faible (0,30 cm.). Un demi-litre d'eau bouillie à peine tiède ou de solution physiologique de chlorure de sodium (hydratation des tissus et soustraction de calorique).

Contre l'hypothermie, deux à quatre bains chauds par jour, de dix minutes, à 35° environ.

Contre l'asthénie, injections sous-cutanées de sérum artificiel à 7 °/₀₀ (10 à 60 gr. par jour), additionné au besoin de caféine.

    — Eau non distillée stérilisée........ 300 gr.
      Chlorure de sodium............... 2 gr. 10
      -Benzoate de caféine............... 0,75 cg.
                                    (MARFAN).

RÉGIME PRÉPARATOIRE A LA REPRISE DU LAIT.

Bouillon de légumes de Méry.

Mettre pour un litre d'eau :

    — Carottes.......................... 65 gr.
      Pommes de terre .... 65 gr.
      Navets............................ 25 gr.
      Pois ou haricots secs............. 25 gr.

Faire bouillir pendant 4 heures dans une marmite fermée et ajouter *après la cuisson* : 5 grammes de sel (on ajoute le sel seulement à ce moment pour éviter que la concentration du bouillon ne vienne augmenter la teneur de NaCl.)

Ce bouillon doit être préparé tous les jours et employé frais.

Avec ce bouillon employé au lieu de lait, on préparera des bouillies claires, à la crème de riz (une cuillerée à café de crème de riz pour 100 cent. cubes de bouillon). Cette bouillie claire prise au biberon se donne aux mêmes doses que le lait.

Décoction végétale de Comby.

Faire bouillir pendant 3 heures dans 3 litres d'eau ;

$$\left.\begin{array}{l}\text{Blé...... ....} \\ \text{Orge perle........................} \\ \text{Maïs concassé..............,.. .} \\ \text{Haricots blancs secs.............} \\ \text{Pois secs.......... ....} \\ \text{Lentilles.......................}\end{array}\right\}\begin{array}{l}\text{àà 30 gr. ou} \\ \text{une cuillerée à} \\ \text{soupe}\end{array}$$

Ajouter :

Chlorure de sodium..............   20 gr.

Il reste un litre environ. Passer et donner pur à l'enfant ou faire de petites bouillies suivant l'âge avec une cuillerée à café de farine de riz, orge, avoine ou blé, etc., par 100 grammes de bouillon. Ce potage est destiné au nourrisson, qu'il en constitue la nourriture unique, ou qu'il serve à compléter l'allaitement artificiel, voire même l'allaitement naturel insuffisant. Ne pas conserver le bouillon au delà de 24 heures.

Après une semaine environ de ce régime, revenir progressivement au lait.

Chronique. — Tenter l'*allaitement* au sein ou l'allaitement artificiel, qui lui est souvent supérieur chez les atrophiques un peu âgés (KELLER) ou l'allaitement mixte. Employer le lait d'ânesse cru ou le lait Backhaus n° 1, de préférence au lait stérilisé ordinaire.

Si l'allaitement n'est pas supporté, RÉGIME HYDRO-CARBURÉ, qui empêche les putréfactions azotées de l'intestin et rend meilleure l'assimilation de l'albumine. Ce régime peut être réalisé de trois façons. (TERRIEN).

1° *Bouillon de légumes aux farines* (Voir plus haut).

2° *Babeurre*. Mode de préparation (JACOBSON).

Séparer le babeurre du lait : le lait *n'ayant subi*

aucun chauffage préalable est laissé pendant 24 h. à aigrir à la température de la chambre (18° à 20°)dans un vase couvert. On peut favoriser l'acidification en l'ensemençant avec du lait aigri (préparé la veille). Au bout de ce temps, ce lait est battu dans une baratte ménagère facile à nettoyer ; en une demi-heure environ le beurre est séparé du lait ; il reste le babeurre.

En faire une bouillie claire :

Dans 1 litre de babeurre, on dilue une forte cuille-rée à soupe (10 à 12 grammes) de farine de froment, riz, arrow-root, ou farine alimentaire spécialisée. Le mélange est porté à l'ébullition sur feu doux en agi-tant sans cesse (une agitation continue et très vive est indispensable pour obtenir des grumeaux suffi-samment fins ; le chauffage doit être lentement pro-gressif de façon à ce que l'ébullition ne se produise qu'au bout d'environ 25 minutes. On laisse monter le lait trois fois, puis on ajoute 70 à 90 grammes de sucre (15 à 18 morceaux).

Si le beurre ne se sépare pas du lait, plonger le vase contenant le lait dans de l'eau à 35° environ, pendant une demi-heure.

Délayer la farine dans une petite quantité de li-quide, avant de l'incorporer au babeurre.

Agiter le babeurre avant de le donner à l'enfant, car, par le repos, il se sépare en deux couches : petit lait et caséine coagulée.

Administrer le babeurre, aux mêmes doses que le lait.

3° *Soupe de malt.*

Voici la formule de Sevestre : lait (1/3 de litre), eau (2/3 de litre). Ajouter 120 gr. de farine et 25 gr. de sucre. On fait bouillir 10 minutes ; il en résulte une masse analogue à la colle de pâte.

On laisse refroidir, et lorsque le mélange est tiède, on ajoute *une cuillerée à café de malt*, qui liquéfie toute la masse et permet de l'administrer au biberon.

Lorsqu'on voudra revenir au régime lacté (lait d'ânesse, lait de Backhaus n° 1, képhir n° 2 ou lait stérilisé), il sera bon de ne pas procéder brusquement à ce changement de régime et de composer une sorte d'alimentation mixte pendant plusieurs jours ;

IODISME.

— *Pour faire tolérer l'iodure*, tout en renforçant l'action du médicament, soumettre la malade au *régime déchloruré*   (Max WEISZ).

— Administrer le médicament par la *voie rectale*, dans 50 gr. d'eau de guimauve.   (QUEYRAT).

— *En cas d'intolérance*. Supprimer le médicament.

Prendre au début de chaque repas un des cachets suivants, pour neutraliser les effets irritants de l'iode :

```
Bicarbonate de soude.............   0,50 cg.
Benzonaphtol.....................   0,25 cg.
```
Pour un cachet.

Contre le catarrhe naso-pharyngien, prendre le soir, en se couchant, une des pilules.

```
Extrait de belladone.............   0,02 cg.
Poudre de rac. de bellad.........    q. s.
```
Pour une pilule.

Contre l'éruption, lavages fréquents du corps à l'eau boriquée tiède et bains d'amidon.

IODOFORME.

Pour supprimer l'odeur des mains ayant touché ce produit, se laver avec de l'*eau de fleurs d'oranger*.

Pour supprimer ou diminuer l'odeur du médicament lui-même, lui associer de la *coumarine*, dans la proportion de 1 /5.

IRITIS.

— Traiter la cause (alcalins et salicylate de soude, si rhumatisme. Iodure et mercure en injections intra-musculaires, si syphilis).

— Compresses d'eau chaude bouillie ou boriquée, quatre ou cinq fois par jour. Recouvrir de taffetas chiffon.

— Porter un bandeau flottant. Lunettes avec verres larges fumés n° 3. Pendant la période aiguë, rester dans la demi-obscurité.

— Instiller deux fois par jour deux gouttes du collyre :

— Chl. cocaïne	0,10 cg.
Sulf. d'atropine	0,05 cg.
Eau distillée bouillie	10 gr.

Surveiller la tension intra-oculaire.

A alterner avec le collyre suivant, deux fois également.

— Sulf. d'éserine	0,05 cg.
Eau distillée bouillie	10 gr.

— Contre les douleurs, appliquer deux sangsues à la tempe et faire *loco dolenti* une injection de *morphine* ou de *dionine*.

— Si l'hypertension oculaire est persistante, faire des ponctions cornéennes.

K

KÉRATOPLASTIQUES.

Eczéma humide.

— Ichthyol ou thiol..................... 15 à 20 gr.
Vaseline..................., 100 gr.

Pour onctions, matin et soir.

Petits angiomes de la face.

— Ichthyol ou thiol................... 1 gr.
Collodion riciné................... 9 gr.

2 ou 3 badigeonnages par jour.

Engelures. Gerçures du sein.

— Ichthyol ou thiol................... 3 gr.
Tannin. .... 2 gr.
Lanoline..................... 60 gr.

2 applications par jour.

Brûlures. — Solution aqueuse saturée d'*acide picrique* (12 °/₀₀).

En compresses, à laisser 2 ou 3 jours en place.

L

LAIT (INTOLÉRANCE DU).

Pour faire tolérer le lait, le malade devra le prendre à intervalles réguliers : toutes les 3 h., une quantité qui variera de 200 gr. les premiers jours, pour monter rapidement à 600 gr. et 700 gr. Le lait sera pris très chaud, mais non bouilli, l'ébullition détruisant les oxydases qui favorisent sa digestibilité. Il sera absorbé très lentement, par petites gorgées, le malade mettant une demi-heure pour vider son bol. Après l'avoir absorbé, il se tiendra immobile, renversé sur un fauteuil. Des serviettes chaudes seront maintenues sur son estomac pendant une demi-heure.

Les accidents qui peuvent suivre l'usage du lait sont de quatre ordre : 1° les douleurs ; 2° le ballonnement gazeux ; 3° la constipation ; 4° la diarrhée.

1° *Les douleurs* seront arrêtées par la prescription des paquets suivants : un après chaque prise de lait.

— Bicarbonate de soude............⟩ ā ā 4 gr.
Magnésie calcinée................⟩
Craie préparée.................... 6 gr.
Mélanger et diviser en 10 paquets.

Ou bien un cachet de 0 gr. 50 de pepsine. Ou bien 1 à 2 pilules de pancréatine kératinisées.

2° *Les gaz* se produisent dans les cas de fermentations. Contre la fermentation lactique :

— Fluorure d'ammonium.... .... 0 gr. 20
Eau distillée......... .... 300 gr.
Une cuillerée à soupe à chaque prise de lait.

Dans la fermentation butyrique on prescrira l'érythrol (iodure double de bismuth et de cinchonidine) :

— Erythrol...................... 0 gr. 02 à 0 gr. 05
Craie préparée................. 0 gr. 20

Pour un cachet. 5 à 4 par jour, après les prises de lait.

Le soufre sublimé, aux doses de 0 gr. 10 à 0 gr. 20, combattra avec succès tous les genres de fermentation.

3° Dans *la constipation,* on usera des irrigations rectales et des pilules suivantes : de 1 à 3 au coucher :

— Aloès............................. 0 gr. 07
Gomme gutte.................... 0 gr. 03
Extrait de jusquiame............. } àà 0 gr.1/2 cg.
—   belladone............. }
—   réglisse............... 0 gr. 10

P. une pilule.

4° Quant *à la diarrhée,* les infusions de racine de fraisier sauvage (1 gr. 50) en viendront à bout, ainsi que la prescription des bols suivants :

— Diascordium....................... } àà 4 gr.
Sous-nitrate de bismuth........... }

Diviser en 16 bols. Un toutes les heures.

(D'après A. Robin).

— M. le Pr Schmidt (de Bonn) recommande, pour faire tolérer le lait, le procédé suivant : l'acide salicylique est d'abord soigneusement agité avec une petite quantité de lait froid, puis on verse ce mélange dans le récipient contenant la provision de 24 heures, on agite de nouveau et on soumet ensuite le lait à l'ébullition. La quantité d'*acide salicylique* est de 0,25 à 0,50 pour le lait des 24 h. (1 litre 1/2 à 3 litres). Le lait ainsi traité ne se coagule que dans les cas où la proportion d'acide salicylique dépasserait 0,25 par litre.

M. Schmidt a eu recours au même procédé chez les nourrissons, mais on doit diminuer la dose d'acide salicylique (0,10 centigr. par litre).

— Quand le lait provoque de la diarrhée, y ajouter une à deux cuillerées à soupe de *glycérine neutre*, par 24 heures (PLICQUE).

MÉDICAMENTS PASSANT DANS LE LAIT DE LA NOURRICE.

Alcool.
Opium et ses dérivés.
Belladone.
Datura.
Jusquiame.

— *La donner aux repas, par petites quantités et vider le sein, 5 h. après.*

Quinine.
Purgatifs (Huile de ricin. Rhubarbe. Séné).
Arsenic.
Iode. Iodoforme, même employé extérieurement.
Mercure.
Acide salicylique et salicylate.
Chloral.

Ne pas prescrire de ce dernier plus de 5 gr. par jour.

Le borate, carbonate, bicarbonate, sulfate de soude et de magnésie ; le chlorate et l'acétate de potasse seraient sans effet.

LAIT (CONSERVATION DU),

Les moyens dont on dispose pour assurer la conservation du lait, comportent tous des inconvénients. La pasteurisation détruit les microbes pathogènes (réserves faites pour le bacille tuberculeux) ; mais elle ne stérilise pas le lait, qui peut s'altérer à la longue. D'autre part, elle offre l'inconvénient d'altérer ce produit dans sa constitution chimique. Ce n'est plus du lait cru, aliment de choix, que prend l'"enfant.

La réfrigération n'altère en rien les propriétés du lait, elle lui conserve ses qualités spéciales. Par contre, elle est sans action sur les microbes pathogènes que ce lait peut contenir. De plus, en pratique, elle paraît d'une application malaisée.

MM. Nicole et Duclaux recommandent une autre méthode : c'est la conservation du lait par l'eau oxygénée. Le procédé présente quelques inconvénients, il ne détruit pas les bactéries pathogènes et en cela il se rapproche de la réfrigération; mais sa pratique est des plus simples et elle crée un procédé très efficace de conservation.

Aussitôt après la traite, celle-ci étant faite avec une minutieuse propreté, on additionne le lait *d'eau oxygénée à 12 volumes,* dans la proportion de 1,50 à 2 %. Le lait est ensuite abandonné dans un endroit frais pendant 6 à 8 heures et seulement livré à la consommation au bout de ce laps de temps.

L'addition au lait de 1 à 2 % d'eau oxygénée amène, dans les heures qui suivent, un abaissement considérable du nombre des microbes ; seulement cette action ne dure que 8 heures ; passé ce délai, la teneur en germes du lait oxygéné se relève et augmente peu à peu. L'eau oxygénée se décompose en effet en eau et en oxygène, de telle sorte qu'au bout de 8 heures, il n'en reste plus trace dans le lait.

(D'après *Journal des Praticiens).*

LARYNGITES.

Laryngite striduleuse. — *Traitement préventif.*

Quand un enfant de 2 à 5 ans, enrhumé, présente,
le soir, une toux stridente ou rauque avec léger
cornage à la reprise, c'est-à-dire quand il présente
les symptômes prémonitoires de la laryngite striduleuse, l'éveiller toutes les heures jusqu'à deux
heures du matin. A ce moment, toute crainte peut
être considérée comme inutile et on peut laisser
l'enfant et les parents dormir.

(COUDER).

Antispasmodiques :

Bromure de sodium.............)	
Antipyrine.......................)	àà 5 gr.
Sirop d'éther	50 gr.
Sirop de fl. d'oranger.	q. s. p.180 c.c.

Une cuillerée à soupe, trois fois par jour (enfant de 5 ans)

— Teinture de musc................	4 gr.
Bromure de sodium..............	5 gr.
Sirop de fl. d'oranger........	180 c.c.

Trois cuillerées à soupe par jour (enfant de cinq ans).

— Extrait de belladone............	5 milligr.
Glycérine solidifiée................	q. s.

Pour un suppositoire. Deux par jour (enfant de cinq
ans).

Traitement de l'accès. Applications chaudes au devant du cou.

Révulsion sur le thorax et les membres inférieurs.
Administration, si possible, d'un *vomitif.*

Ou :

Chlorhydrate d'apomorphine........	15 milligr.
Eau distillée de laurier-cerise......	5 grammes.

Injecter une seringue représentant 3 milligrammes, pour un enfant de 3 ans.

Au besoin inhalations de *chloroforme*.

Enfin, en cas d'asphyxie menaçante, *trachéotomie ou tubage du larynx* ou *dilatation brusque
du larynx* (Constantin Paul, Renou (d'Angers).

Laryngite aiguë.

Application d'*eau chaude*, au devant du cou, ou
de révulsifs (*teinture d'iode, sinapismes, cataplasmes sinapisés*).

— Teinture d'eucalyptus............ 100 gr.
   Menthol............................. 2 gr.

*1 cuiller à café dans une petite casserolle d'eau chaude,
pour inhalations.*

   Menthol............................. 2 gr.
   Teinture d'opium................... 5 gr.
   Eau de laurier-cerise.............. } àà 50 c. c.
   Teinture d'eucalyptus.............. }

Même mode d'emploi.

— Alcoolature de racines d'aconit... 1 gr.
   Sirop de codéine................... 50 gr.
   Eau de laurier-cerise.............. 10 gr.
   Sirop simple...................... q.s. p. 150 c. c.

Cinq cuillers à soupe par jour, une toutes les 2 heures.

Laryngite tuberculeuse.— Repos de la voix, le plus grand
possible.

— Tous les huit jours, *pointes de feu* superficielles,
sur la région prélaryngée ou plus rarement un badigeonnage à *l'huile de Croton*.

— Baume du Pérou................. 6 gr.
   Menthol......................... 2 gr.
   Teinture d'eucalyptus........... 100 gr.

Ou :

Solution alcoolique de créosote au dixième.

Une cuiller à café dans un petit bol d'eau chaude pour fumigations ou pour pulvérisations (ces dernières quelquefois mal supportées).

— Menthol......................	2 gr.
Huile d'olives stérilisée	30 gr.

Un c.c. en injection intra-trachéale, tous les 2 ou 3 jours.

— Badigeonnages laryngés, faits à l'aide du miroir, tous les jours, avec une solution d'*acide lactique* à 30 %, puis à 50 %, ensuite tous les deux jours avec une solution à 80 %.

Contre la *dysphagie douloureuse* :

— Chl. cocaïne........................	2 gr.
Chl. morphine....................	1 gr.
Antipyrine....................	10 gr.
Glycérine neutre................	60 gr.

(CASTEX).

Une cuillerée à café, dans un demi-verre d'eau, pour gargarismes.

— Petits fragments de glace à laisser fondre dans la bouche.

LAVEMENTS MÉDICAMENTEUX.

Purgatifs.

— Miel de mercuriale.............	50 gr.
Eau chaude....	500 gr.
— Sulfate de soude................	
Folicules de Séné................	āā 15 gr.
Eau bouillante................	500 gr.

(CODEX).

— Sulfate de soude	10 gr.
Follicules de Séné	5 gr.
Eau bouillante	250 gr.

Pour les enfants.

Diarrhée aiguë.

| Amidon | 15 gr. |

A délayer dans 100 gr. d'eau. Faire chauffer envi-viron 400 gr. d'eau, qu'on verse bouillante sur la bouillie d'amidon, en agitant.

Ajouter :

Laudanum de Sydenham. Dix à trente gouttes.

Diarrhée chronique.

| Racine d'ipéca concassé | 5 à 10 gr. |
| Eau bouillante | 250 gr. |

Dysenterie.

— Tanin	5 gr.
Eau bouillie	500 gr.
— Sous-acétate de plomb	20 gr.
Eau bouillie	500 gr.
— Teinture d'iode	1 gr.
Iodure de potassium	5 gr.
Eau bouillie	500 gr.

Nutritifs. — A faire précéder d'un lavement évacuateur et à donner, à l'aide d'une sonde molle. Trois à quatre en 24 heures.

— Jaune d'œuf	N° 1.
Lait	200 gr.
Peptone liquide	30 gr.
Laudanum de Sydenham	V gouttes.
Bicarbonate de soude	0 gr. 50

(Pour neutraliser l'acidité des peptones).

— Farine de pois...................... 250 gr.
Eau.................................,.... 500 gr.
Acide salicylique................... 1 gr.
Glycérine pancréatique............... X gouttes.
(PENZOLD).

— Bouillon dégraissé...............} àà 25 gr.
Vin................................}
Peptone........................... 2 cuil. à soupe
(GAUCHER).

— OEufs frais...................... N° 2.

Battre et passer au tamis.

Lait............................... q.s. p. 300 c.c.
Sel................................ 4 gr.
(SURMONT).

— Dans la *tuberculose*, Plique conseille :

Huile de foie de morue............ 300 gr.
Jaune d'œuf....................... N° 1.
Eau de chaux...................... 200 gr.

Pour 5 lavements.

Antalgiques.

— Chl. morphine..................... 0,02 cg.
Sulfate d'atropine................. deux milligr.
Eau distillée...................... 100 gr.
(LEMOINE).

A répéter au besoin 2 fois par jour.

LAXATIFS.

Constipation par dyspepsie hypo.

— Poudre de cascara sagrada...... 0,30 à 0, 0 cg.
Pour un cachet. Un le soir au coucher.

— Extrait de cascara................ 0,10 cg.
Pour une pilule. Une à deux, le soir.

— Extrait fluide de cascara............   0,50 cg.
Sirop simple....................... 100 gr.
Glycérine neutre.................. q.s.p. 150 c. c.

Une cuillerée à soupe = 0,05 cg., pour un enfant d'un
an.

— Quassine amorphe................ 0,04 cg.
Bicarbonate de soude............. 0,30 cg.
Poudre de noix vomique........... 0,03 cg.

Pour un cachet. Un, une demi-heure avant les deux
repas.

— Salicylate de magnésie...........⎫
Benzoate de soude..............⎭ ãã 2 gr. 50
Poudre de rhubarbe..............   5 gr.
Poudre de noix vomique...........   0 gr. 50

(HUCHARD).

Pour 10 cachets. Un cachet deux ou trois fois par se-
maine.

Chez les nerveux.

— Extrait fluide de bourdaine......⎫
Glycérine neutre. ....⎭ ãã 50 gr.
Sirop d'éc. d'or. amères.... ...,. q.s.p. 300 c.c.

Une à deux cuillers à soupe par jour, aux repas.

Chez les enfants.

— Lactose.

Une à deux cuillers à café, dans du lait chaud, le matin
à jeun ou le soir, au coucher.

— Miel............................. 50 gr.
— *Manne* : 10 à 30 gr. dans du lait chaud.
— *Casse.* Même dose.

— Manne........................   12 gr. 50
Magnésie calcinée........ ......⎫
Soufre lavé.....................⎭ ãã 25 gr.
Miel blanc....... ....   12 gr. 50

(FERRAND).

Une ou deux cuillers à soupe, dans du lait chaud.

— Sirop de fleurs de pêcher........   10 à 20 gr.
ou infusion à 20 °/₀₀.

Chez les nourrissons. — Magnésie anglaise.

Une forte pincée, chaque deux jours, dans du lait sucré.
— Huile de ricin........ ....   15 à 25 gr.
Huile d'amandes douces.........   50 gr.

Une cuiller à soupe le matin.

— Sirop simple de rhubarbe.

Une cuiller à café.

Constipation chronique. — Poudre de cascara sagrada :
0,50 à 0,75 cg.

Pour un cachet. Un, le soir, au coucher.

— Lactose : 10 à 30 gr. dans un peu de lait chaud, le
matin à jeun ou le soir, au coucher.

— Evonymine ; 0,05 cg. Pour une pilule. Une à deux,
le soir, au coucher.

— Podophylle : 0,02 à 0,05 cg. en pilules. Le soir, au
coucher.

Ou :

Podophylle.. ....   0,02 cg.
Extrait de belladone...........,..   0,01 cg.
Miel......................... ..   q. s.

Pour une pilule. Une à deux, le soir, au coucher.

— Calomel.......................   0,01 cg.
Lactose........................   0,10 cg.

Pour une pilule. Une, le matin à jeun.

— Réglisse pulvérisée...............⎫
Séné...........................⎬ āā 60 gr.
 ⎭

Soufre lavé......................⎫
Fenouil pulvérisé................⎬ āā 30 gr.

Sucre pulvérisé...................   180 gr.

(HUCHARD).

Une à deux cuillerées à café.

— Fleur de soufre......................)
Magnésie calcinée............ ...... } àà 5 gr.

(HUCHARD).

Pour 10 cachets. 1 cachet tous les 2 ou 5 jours.

— Magnésie calcinée lourde.......... 80 gr.
Lactose.......................... . 40 gr.
Essence de citron................. II gouttes

(HUCHARD).

Une cuillerée à café ou à dessert dans un peu d'eau.

LEUCÉMIE.

Repos complet au grand air, autant que possible.

Toniques :

— Lécithine...................... .... 0,10 cg.
Pour une pilule. 5 par jour.

Ou :
— Huile lécithinée................... à 1 20.
Injecter 4 c. c. par jour.

— Glycogène....................... 0,15 cg.
Pour une pilule. 10 par jour.

Médication arsenicale :

— Cacodylate de soude............. 1 gr.
Eau distillée stérilisée............ 10 gr.
Injecter 1 c. c. par jour, pendant 10 jours.

Opothérapie :

— Moelle osseuse crue de bœuf ou de veau, 100 gr.
par jour.
— Tablettes d'extrait sec.

LUMBAGO.

Forme névralgique.

— Phénacétine	0 gr. 20
Acétanilide	0 gr. 07
Antipyrine	0 gr. 30
Salophène	0 gr. 25
Bromure de potassium	0 gr. 20

Pour un cachet. 2 à 5 par jour.

Quelquefois. il peut être utile chez les arthritiques de famille goutteuse, d'ajouter une certaine
quantité de lithine aux cachets ci-dessus ou de
prescrire les suivants :

— Salicylate de lithine	0 gr. 30
Bromure de potassium	0 gr. 25
Phénacétine	0 gr. 25
Bromhydrate de quinine	0 gr. 25

Trois cachets par jour.

Forme myalgique ou articulaire.

— Pyramidon	0,50 cg.

Pour un cachet. 2 à 5 par jour.

— Aspirine	0,50 cg.

Pour un cachet. 2 à 4 par jour.

— Antipyrine	}
Salicylate de soude	} àà 5 gr.
Eau distillée	50 gr.

4 à 6 cuillers à café par jour.

Quelle que soit la forme observée, qu'il y ait
fièvre ou non, il faut toujours administrer, en plus
des autres médications, de la *quinine* à la dose de
0,50 centigr. environ, matin et soir.

De même, dans tous les cas, il faut faire une

médication locale qui peut et doit varier suivant les circonstances.

La plus simple consiste en frictions répétées avec :

— Huile de camomille camphrée..... 30 gr.
Laudanum de Sydenham.......... 3 gr.

suivies de l'application d'un morceau de flanelle sur lequel on passe un fer très chaud.

On peut aussi employer le mélange suivant :

— Vaseline.............................. 15 gr.
Lanoline............................ 15 gr.
Salicylate de soude................ 8 gr.
Antipyrine.......................... 4 gr.
Menthol............................. 1 gr.

additionné au besoin de 3 à 5 gr. d'*essence de térébenthine*.

Lorsque la douleur est nettement localisée, on pratique juste en ce point une piqûre intra-musculaire de la valeur de deux centimètres cubes de la solution suivante :

— Antipyrine........................ 5 gr.
Chlorhydrate de cocaïne.......... 0 gr. 30
Eau distillée. q. s. pour volume total de 10 cent. cubes.

On peut répéter cette injection de deux centimètres cubes 8 à 10 heures après la précédente. Pour la première piqûre, n'*injecter qu'un centimètre cube* afin de tâter la susceptibilité du malade.

La forme articulaire et abarticulaire, qui est plus à proprement parler du vrai lumbago, est très heureusement modifiée par les frictions et surtout les massages avec pétrissage profond et intense sur les points douloureux. La compression

an digitale est fort utile ; elle doit être aussi forte
que possible, juste aux points douloureux au niveau des insertions musculo-vertébrales ou des
articulations costovertébrales.

Il faut aussi faire exécuter au malade des mouvements progressifs des régions malades arrivant
jusqu'aux mouvements forcés, suivant la technique
suédoise.

Ces massages et ces exercices de gymnastique
thérapeutique doivent avoir lieu au moins deux
fois par jour. Les bains tièdes et un peu prolongés sont parfois de bons adjuvants.

Enfin, dans tous les cas, il ne faut pas oublier
qu'il y a un élément intrinsèque souvent infectieux,
et il ne faut pas négliger les lavages antiseptiques de la bouche, les purgations fréquentes,
prescrire une diététique légère et tonique avec un
peu d'alcool, de la teinture, kola, coca, quinquina,
ââ, p. e. 2 à 3 cuillerées à café par jour.

(CAPITAN).

LUPUS.

— Badigeonner matin et soir toute la plaque lupi-
que et la région ulcérée avec la solution suivante :

Silicate de soude......................	10 gr.
Eau stérilisée......................	89 gr.

(PLICQUE).

Cette solution n'a d'autre inconvénient que de
laisser une pellicule blanchâtre assez disgracieuse
à la face. On peut atténuer cet inconvénient en
ajoutant à la solution une quantité aussi minime
que possible de fuchsine, de façon à donner une
coloration rosée au topique.

— Badigeonner avec une solution fluorescente
(*éosine* à 5 °/₀) et exposer à la lumière solaire ou

électrique la partie badigeonnée. La fluorescence agirait à la façon des rayons de Rœtgen (TAPPEINER).

— Après lavage de la région malade avec l'émulsion suivante :

Sublimé...	0,30 cg.
Teinture de benjoin.....................	5 gr.
Teinture de savon........................	50 gr.
Eau distillée.................................	200 gr.

et assèchement soigneux, appliquer, pendant un quart d'heure, une compresse imbibée de :

Permanganante de potasse...........	10 gr.
Eau distillée.................................	500 gr

(BUTTE).

Au bout d'une quinzaine de jours, il commence à se former un tissu cicatriciel. S'il est induré et irrégulier, l'assouplir par des scarifications.

— Radiothérapie.

— *Dans la variété psoriasiforme.*

Acide pyrogallique........................	4 gr.
Acide salicylique...........................	2 gr.
Vaseline..	40 gr.

(BROCQ).

Acide salicylique...............	}	ââ 2 gr.
Chlorure d'antimoine..........	}	
Créosote............................	}	ââ 4 gr.
Extrait de chanvre indien....	}	
Lanoline.............................		8 gr.

(UNNA).

Cocaïniser auparavant la région. (Voir page 43).

LYMPHATISME.

Climat marin. Bains de mer.
Alimentation substantielle.

Frictions stimulantes, matin et soir, sur tout le corps.

Médication tonique dépurative :

Huile de foie de morue enfants de 15 mois à 3 ans ; 10 à 20 gr. ; de 3 à 5 ans : 10 à 30 gr. ; de 5 à 10 ans : 30 à 40 gr. ; adultes : 40 à 100 gr.

Sirop iodo-tannique ou de *raifort iodé :* enfants 2 gr. par année d'âge. Adultes : 3 à 4 cuillerées à soupe.

Sirop d'iodure de fer : mêmes doses.

Médication arsenicale : mêmes doses.

Liqueur de Fowler : enfants ; une goutte par année. Adultes : Cinq à quinze gouttes, progressivement et d'une façon intermittente.

Arséniate de soude. Adultes : cinq milligr. à un centig. par jour. Enfants : cinq gouttes par jour et par année d'âge de *liqueur de Pearson*, dont douze gouttes, : un milligr. d'arséniate de soude.

M

MÉNOPAUSE.

Tenir le ventre libre ; frictions sèches sur tout le corps ; vie régulière, exercices modérés, éviter la nourriture trop excitante. Porter des vêtements chauds et se garder du froid.

Contre la somnolence : sangsues anales. Purgatifs. Bains de siège, bains de pieds sinapisés.

Opothérapie ovarienne.

Contre *l'anémie* : prendre avant chaque repas un des cachets suivants :

Acide arsénieux......................	0 gr.001 mgr.
Poudre de noix vomique	0 gr.03 cgr.
Aloès...............................	0 gr.05
Fer réduit..........................	0 gr.10

Pour un cachet.

(JACOBS).

Ou :

> Arséniate de soude.. ....   0 gr.05 centgr.
> Extr. hydroal. de kola............   10 gr.
> Sirop d'éc. d'or. amères q. s p.   300 c. c.

Une cuillerée à soupe à chaque repas.

(GRASSET).

En cas de prédominance des *troubles nerveux* : prescrire dix gouttes d'extrait fluide de *gelsémium*.

Ou :

> Extrait de belladone.............   0 gr. 01 cgr.
> Extrait de jusquiame ....   0 gr. 02
> Bromure de camphre............⎱
> Valérianate de quinine..........⎰ àà 0 gr. 1

Pour une pilule. 4 à 5 par jour.

(HERZEN).

Contre la *dyspepsie*.

> Teinture de noix vomique........   gr.
> Liqueur d'Hoffmann............⎱
> Teinture de badiane.............⎬ àà 12 gr.
> Teinture de rhubarbe...........⎰

XX gouttes avant le repas, dans quelques cuillerées d'eau

(POTAIN).

Contre les *troubles cardiaques*.

> Poudre d'arséniate de fer ....   0 gr. 40 cgr.
> Poudre de digitale...............⎱
> Poudre d'ergotine...............⎰ àà 0 gr. 05
> Poudre de cannelle..............   0 gr. 10

Pour un cachet. 5 par jour.

(MONIN).

Contre la leucorrhée, deux injections chaudes par jour, avec deux litres d'eau et une cuillerée à soupe de *tithin* et le soir un tampon imbibé de :

> Acide lactique...................   10 gr.
> Glycérine........................   100 gr.

Contre les hémorrhagies, NE PAS DONNER D'ERGOTINE. S'adresser aux *opiacés* :

            Chlorure de calcium..............,...   4 gr.
            Sirop d'opium...................   20 à 30 gr.
            Sirop simple.....................   60 gr.
            Eau de menthe.................   q.s.p. 150 c.c.

A prendre en 24 heures.

MÉNINGITES.

Méningite cérébro-spinale. — Toutes les deux heures, jour et nuit sauf sommeil, prendre un bol de lait glacé s'il y a des vomissements.

Quatre à six fois par vingt-quatre heures, grand bain chaud (à 38 ou 39 degrés) de cinq à dix minutes ; compresses d'eau froide sur la tête pendant le bain.

Constamment sur la tête, préalablement rasée (ou à cheveux très courts), vessie de glace à simple affleurement sur le crâne.

Saignée-transfusion : ventouses scarifiées le long du rachis, sangsues derrières les oreilles ou à la nuque, saignée de 150 à 200 centimètres cubes. — En même temps, injecter, par quarts de litre, 1 litre de sérum artificiel à 7 %.

Lavements d'eau bouillie (1 litre) matin et soir ; ou lavement avec 15 grammes de *sulfate de soude* dans une infusion de 8 grammes de *follicules de séné* ;

Ou 0,50 centigrammes de *calomel*, le matin, dans du lait.

Suivant les symptômes, *morphine et chloral*, s'il y a de l'agitation, *ou caféine* en injections, s'il y a de la dépression et tendance au collapsus.

(GRASSET).

Méningite tuberculeuse.

Glace sur la tête.
Bains chauds, comme ci-dessus,

Donner chaque jour ou chaque deux jours :

Calomel................................. 0,05 cg.

Par année d'âge.

Chaque jour :

Iodure de potassium............. 0,10 à 0,20 cg.
Par année d'âge.

Injection de *morphine*, contre les douleurs (deux à cinq milligr. chez un enfant de dix ans).

Au stade prodromique, Tripier recommande d'appliquer, tous les deux jours, un bandelette vésicante sur le cuir chevelu préalablement rasé.

CLIMAT MARIN.

Le climat marin, stimulant des échanges généraux et respiratoires, s'adresse aux sujets dont les échanges généraux sont en baisse. En principe, ils doivent être interdits dans les états morbides accompagnés de désassimilation ou d'oxydations exagérés.

INDICATIONS. *Anémiques*, à échanges ralentis, *lymphatiques, scrofuleux, neurasthéniques*, à nutrition affaiblie, *rachitiques, tuberculose osseuse et ganglionnaire*.

CONTRE INDICATIONS. *Tuberculose pulmonaire*, sauf dans les cas où les échanges sont normaux ou ralentis (8 % des cas), et lorsque l'état général étant bon les lésions même avancées évoluent vers la cicatrisation. Choisir alors les stations à climat doux et uniforme, abritées contre le vent et l'ardeur du soleil ; interdire la zone la plus rapprochée de la mer et examiner les échanges généraux et respiratoires.

BAINS DE MER.

Les bains de mer, dont les effets stimulants sur les échanges organiques sont supérieurs encore à ceux du climat marin, sont *indiqués* dans tous les cas où il y a lieu de stimuler ces échanges, et *contre indiqués* chez les malades à échanges exagérés, quand l'exagération porte sur la désassimilation.

Indications. Ils conviennent aux *rachitiques*, aux *lymphatiques*, aux *scrofuleux*, aux *tuberculoses osseuses et ganglionnaires*, à la condition formelle que les échanges généraux et respiratoires ne révèlent pas une destruction organique plus active que la réparation. — Aux *anémiques et chlorotiques* dont les échanges et surtout les oxydations sont diminuées (*anémies par défaut*) et dans le groupe des *anémies plasmatiques*. — Chez les *obèses dits par défaut*, c'est-à-dire présentant des échanges réduits et un coefficient d'oxydation azotée abaissée. — Chez les prédisposés à la *goutte*, dont ils relèveront l'activité nutritive, stimuleront les oxydations et tonifieront le système nerveux régulateur des échanges. Dans ces cas, on aidera l'action du bain par une alimentation et une hygiène appropriées aux troubles de la nutrition antérieure aux manifestations locales de la diathèse. — Dans les *auto-intoxications chroniques* d'origine gastro-intestinale ou consécutives aux divers modes de surmenage : la plus grande activité des oxydations étant l'un des meilleurs moyens de rendre les toxines plus facilement éliminables, en les solubilisant ; — dans le groupe des *dyspepsies hyposthéniques*, dont le syndrome nutritif répond exactement à l'activité du bain de mer et du climat marin — Chez les *neurasthéniques phosphaturiques* et dans *les troubles nerveux consécutifs aux maladies fébriles,* ainsi que dans tous les cas où il faut restaurer le système nerveux, en faisant pencher la balance du côté de l'assimilation : — chez certains *diabétiques,* quand la nutrition fléchit, quand les échanges azotés et le coefficient d'oxydation azotée diminuent, quand le rapport de l'acide phosphorique total à l'azote total tend à s'élever, à la condition que les échanges respiratoires ne soient pas en hausse.

CONTRE-INDICATIONS. — Comme les bains de mer ne comportent pas les éléments d'atténuation du climat, que l'état de la mer et les conditions dans lesquelles on les prend ne peuvent pas changer le sens de leur activité, ils sont contre-indiqués chez les *phtisiques,* dans les anémies où les actes chimiques de la vie élémentaire sont augmentés *(anémies par excès)* : — chez les *obèses par excès,* dont les échanges sont en hausse.

(D'après ROBIN et BINET).

MAL DE MER.

— Antipyrine.............................	6 gr.
Caféine.............................	1 gr.
Chlorhydrate de cocaïne...........	0,10 cg.
Sulfate de strychnine..............	0,01 cg.
Alcool..............................	40 gr.
Sirop simple.......................	120 gr.

(D'après ROQUETTE).

Une cuillerée à soupe avant de s'embarquer. Puis une cuillerée à soupe 3 fois par jour.

— Position de Trendelenburg, jointe au calage (Baudoin).

— Inspirations profondes et fréquentes (pour diminuer l'excitation des centres vomitifs et les nausées. (Heinz).

— D'après le D' Sharpe, le mal de mer ne serait qu'un vomissement nerveux, aboutissant d'un réflexe transmis par le nerf vague. Pour prévenir ce vomissement réflexe, il suffit d'instiller de l'*atropine* dans l'un des deux yeux, ou d'appliquer un bandeau sur un seul œil.

— La compression forte du tronc, du pubis aux fausses-côtes, donnerait les résultats les plus favorables, grâce à un effet purement mécanique. La compression agit quand elle réalise le mieux possible, chez un individu donné, l'immobilisation du ventre, contenant et contenu.

Augmenter progressivement la compression, à mesure qu'on se rapproche de la région gastrique.

— Bardet, assimilant le mal de mer à la crise paroxystique des hyperchlorhydriques, conseille le traitement suivant :

Dès l'embarquement, prendre dans 50 gr. d'eau un paquet ainsi composé :

— Carbonate de chaux.... .... 3 gr.
 Magnésie hydratée.................... 2 gr.
 Sous nitrate de bismuth.......... 0,50 cg.

Y ajouter une cuillerée à café de la mixture suivante :

— Picrotoxine.... ....⎫
 Chl. de morphine..........,........⎭ àà 0,05 cg.
 Sulfate d'atropine................... 0,01 cg.
 Validol...............;............... 10 gr.
 Curaçao blanc................... 240 gr.

Dose maxima : 5 cuillerées à café en 24 heures.

Prendre une nourriture extrêmement légère et se contenter même de lait, les premiers jours.

MIGRAINE.

Régime antidyspeptique (Voir page   ). Hydrothérapie tiède. Laxatifs.

Dùe 95 sur 100 à un accès de dyspepsie hypersthénique (Bardet). Il convient de proscrire l'usage des analgésiques, bons seulement dans les cas névralgiques. M. Bardet propose le traitement gastrique suivant :

Le premier soin doit être de ne pas manger, car toute prise d'aliments risquerait de provoquer une indigestion, qui rendrait toute thérapeutique impossible.

Prendre dès les préliminaires de l'accès migraineux, dans un quart de verre d'eau, un paquet ainsi formulé :

— Bicarbonate de soude............... 1 gr.
Carbonate de chaux............,..... 5 gr.
Magnésie hydratée................. 2 gr.
Sous-nitrate bismuth.............. 0 gr. 25
Poudre d'opium .... 0,01 à 0,05 cg.
Poudre de racine de belladone..... 0 gr. 02 à 0 gr. 05

Pour un paquet.

On se rappellera que les dyspeptiques sont des réactifs très sensibles à l'opium.

Au bout d'une heure, on administrera un nouveau paquet de saturation, mais cette fois constitué de la manière suivante :

— Carbonate de chaux................. 2 gr.
Magnésie..................... 1 gr.
Sous-nitrate bismuth.............. 0 gr. 25

S'adresser seulement ensuite aux analgésiques :

— Pyramidon..................... 0,30 cg.

Pour un cachet. 1 ou 2, au besoin.

— Antipyrine...................................⎱ àà 0,50 cg.
  Bromure de potassium............⎰
  Chl. cocaïne........................... 0,01 cg.
  Caféine................................ 0,02 cg.
  Poudre de paullinia sorbilis........ 0.30 cg.

(ROBIN).

Pour un cachet. 2 à 3 dans la journée.

— Citrophène.......................⎱
  Caféine..............................,..........⎬ àà 0,03 cg.
  Bromhyd. de quinine..........,....⎰

Pour une pilule. 2 à 4 par jour.

Applications locales avec :

— Menthol............................⎱ àà 3 gr.
  Antipyrine.........................⎰
  Alcool.. q. s. p. pâte.

(CAPITAN).

MORPHINE (CONTRE-INDICATIONS DE LA).

Affections cérébrales, la morphine congestionnant le cerveau.

Angine de poitrine, *avec cyanose.*

Affections nitrales (dans la crainte d'augmenter la congestion passive).

Cardiopathies à la phase hypo ou asystolique, avec stase pulmonaire.

Congestion du poumon.

Période ultime de la tuberculose pulmonaire.

Oligurie et urémie. (N'user de la morphine que si la dyspnée est très forte et non soulagée par la saignée, les purgatifs et le régime lacté).

Douleurs et angoisse des agonisants.

Morphinomanie.

Supprimer d'emblée la ration de luxe et laisser la ration de maintien qui est de 0,40 cg.

Donner quotidiennement, le même nombre d'injections à un titre moins concentré, puis un nombre moindre.

Pour calmer l'excitation et l'insomnie, donner p ar jour 4 à 6 gr. de *chloral* ou de *bromure de potassium* et des bains tièdes.

Par jour, quatre des pilules suivantes pour transformer la morphine :

Permanganate de potasse............	1 gr.
Kaolin...........................	2 gr.
Sulfate de soude déshydraté.......	1 gr.
Eau..............................	1 gr.

Pour 20 pilules..

Repos au lit.

Boissons alcooliques ou injections d'éther, quand le malade est abattu.

Contre les désordres cardiaques, on prescrira soit la digitale, soit la *sp   téine* (0,04 à 0,08 cg., en injection, selon la formule

Sulfate de spartéine..............	0,40 cg.
Eau distillée stérilisée...............	10 gr.

Injecter 1 ou 2 c. c. par jour.

— Hoffmann recommande le *camphre*, à la dose de cinq centigr. trois fois par jour.

MORT (QUELQUES SIGNES PRATIQUES DE LA).

Si on instille dans l'œil de la dionine au 20e, on obtient une rubéfaction avec gonflement. Si on pratique la même manœuvre après l'arrêt du cœur, on n'obtient aucune rubéfaction. Si l'on remplace la dionine par l'éther, les réactions sont encore plus nettes. S'il persiste le moindre battement du cœur, on a une rubéfaction nette de l'œil, qui manque totalement si le cœur s'arrête.   (HARDOIN).

— Procédé de l phlyctène *gazeuse* (insuffisant).

- — Récemment, Icard, de Marseille, a indiqué un moyen simple, infaillible et à la portée de tous, basé sur ce que bien avant l'apparition de la putréfaction évidente, des gaz sulfurés se produisent ; la constatation de leur présence indique d'une façon certaine la réalité de la mort.

Ces gaz sulfurés se forment d'abord dans les poumons, d'où ils s'échappent par les fosses nasales. Il suffit donc d'introduire dans une narine ou d'en approcher un papier à écrire ordinaire, sur lequel on a tracé une inscription quelconque, à l'aide d'une solution d'*acétate neutre de plomb*, inscription invisible, qui apparaît en noir, au moment de la formation du sulfure de plomb.

— Injection de *fluorescine* :

Fluorescine........................	0,40 cg.
Carbonate de soude...............	0,70 cg.
Eau distillée.....................	20 gr.

La conjonctive se colore en vert chez une personne vivante et *ne se modifie pas chez le cadavre.*

PIQURES DE MOUSTIQUES.

Prophylaxie et traitement.— Empêcher les moustiques de pénétrer dans les appartements. Eviter de déposer dans la chambre tout ce qui peut introduire des larves ou des adultes ; ne pas leur fournir l'eau ou la simple humidité nécessaires à leur développement ; éviter les coins sombres, donner de la lumière, enfin, et surtout, se barricader contre l'intrusion des moustiques, en fermant ses portes et ses fenêtres, dès que disparaît le soleil ; ou mieux, en armant ces dernières de cadres munis de toile métallique fine ou de gaze à moustiquaire laissant passer l'air et point les insectes. La moustiquaire du lit devient ainsi superflue.

Au dehors, il est bon de porter des vêtements amples, blancs de préférence.

Pour protéger le visage, ne pas hésiter à porter une voilette à mailles très serrées. Pour être efficace, ce voile, fixé sur le casque, doit également être serré autour du cou.

Mais quelque précaution qu'on prenne, on subit toujours un plus ou moins grand nombre de piqûres, qui, si elles ne sont pas toutes septiques, sont, sans exception, désagréables et mêmes douloureuses.

Appliquer alors la mixture suivante :

> Formol (solution 40 p. 100....... 15 gr.
> Xylol....,........................ 5 gr.
> Acide acétique................... 0 gr. 50
> (Ou mieux Acétone).............. 4 gr.
> Baume de Canada............... 1 gr.
> Essence parfumée.............. q. s. p. parfumer

Aucune de ces substances prise isolément ne suffit. Pour appliquer la mixture, *agiter vivement*, et toucher la piqûre avec le bouchon imbibé, ou un petit tampon ; laisser sécher.

(JOLY).

— Brûler, dans une lampe, de l'*essence de pyrèthre*, et faire l'aération là plus large possible (Onimus).

— Comme moyen préservatif, Lapique recommande des applications de *teinture de benjoin* sur tout le corps.

MYDRIATIQUES.

> — Sulfate neutre d'atropine.......... 0,02 cg.
> Eau distillée bouillie.............. 10 gr.

(DESMARRES).

Instiller 2 à 4 gouttes.

— Sulfate neutre de duboisine........   0,05 cg.
  Eau distillée bouillie...............   10 gr.
                                    (GALEZOWSKI).

Action plus rapide et de moins longue durée que celle de l'atropine.

— Bromhydrate de scopolamine.......   0,05 cg.
  Eau distillée bouillie...............   10 gr.
                                    (TERRIEN).

Instiller une goutte.

— Hyosciamine.........................   0,02 cg.
  Eau distillée stérilisée..............   10 **gr.**

— Bromhyd. d'homatropine...........   0,05 cg.
  Eau distillée stérilisée..............   10 gr.

Peu toxique. Action fugace. Agent par excellence pour l'examen ophtalmoscopique et pour combattre le spasme de l'accommodation chez les myopes.

MYÉLITE AIGUE.

Révulsion sur la colonne vertébrale : pointes de feu, ventouses, vésicatoire, sac de glace.
Laxatifs répétés et sudorifiques :

Chl. ou nitrate de pilocarpine...   0 gr. 10 cg.
Eau distillée stérilisée...........   10 gr.

Injecter de 1 à 2 c. c. par jour.

Mercure. En cas de syphilis.

S'il n'y a pas de syphilis, prescrire le *salicylate de soude* (3 à 4 gr. par jour) et *l'iodure de potassium* (1 gr. par jour.

Contre les douleurs :

Bromure de potassium...........   15 gr.
Antipyrine.......................   10 gr.
Eau distillée....................   50 gr.
Sirop simple.....................   q. s. p. 300 c.c

Deux à quatre cuillerées à soupe par jour.

ou au besoin injection de *chl. de morphine* (0,01 à 0,02
cg. par jour).

Après la période aiguë, massage des muscles et lorsqu'il n'y a pas de contractures, galvanisation ou faradisation.

MYOPATHIES PRIMITIVES PROGRESSIVES.

Traitement général important, non pour lutter contre l'affection elle-même, mais parce que le sujet, affaibli, est apte à contracter toutes les maladies infectieuses. Recommander le séjour au bord de la mer ou sur les montagnes, la viande crue et les préparations arsenicales.

L'*électricité* est le seul mode de traitement qui puisse rendre quelque service. On emploiera la *faradisation localisée* (Duchenne de Boulogne), en se contentant d'une application d'une à trois minutes sur chaque muscle et en interrompant fréquemment le courant induit, pour éviter la tétanisation du muscle. Chaque séance durera 10 à 15 minutes et aura lieu, tous les jours environ — ou la *faradisation indirecte*, en plaçant une électrode sur une région indifférente et l'électrode active sur un point de la région malade, où le tronc nerveux est superficiel.

Mécanothérapie, dans un établissement spécial pourvu des appareils de Sander.

On peut tenter le *traitement opothérapique* : 60 à 120 gr. par semaine de *corps thyroïde* frais dose très élevée (Lépine), ou deux capsules par jour de 0,10 cg. de *poudre desséchée* ou injection quotidienne de 3 c. c. d'*extrait glycériné*, ou injections de *suc musculaire* (Allard).

MYOTIQUES.

— Sulfate ou salicylate ou bromhy-
drate d'éserine....................... 0,05 cg.
Eau distillée bouillie................ 10 gr.
(DUJARDIN-BEAUMETZ).
Instiller 2 gouttes par jour.

— Chl. pilocarpine............... ...... 0,20 cg.
Eau distillee stérilisée............... 10 gr.
Instiller 1 à 2 gouttes par jour. (Action plus faible).

N

NEURASTHÉNIE.

— Repos physique et moral, plus ou moins
grand, selon les cas.

— Hydrothérapie chaude (bains, douches, affusions) dans les cas où domine l'excitation. Hydrothérapie froide (douche en jet brisé, de dix à
quinze secondes, en terminant par les pieds et en
exceptant la tête) chez les déprimés.

— Régime alimentaire antidyspeptique chez tous
indistinctement. Voir page 475.

— Chez les excités :

— Bromure de sodium.............. ⟩
—   d'ammonium......... ⟩ ãã 10 gr.
Eau distillée....................... 300 gr.
2 cuillers à soupe par jour.

Ou :

— Suc de valériane................... 20 à 60 gr.
Eau distillée....................... 100 gr.
Sirop simple....................... q.s.p.300 c.c.
2 cuillers à soupe par jour.

— Contre les *troubles gastriques*, voir page 180.

— Contre l'*insomnie* :

— Trional.............................. 1 gr.

*Pour un cachet. Un le soir, avec une infusion chaude
de f. d'oranger ou de tilleul.*

Ou :

— Hédonal.............................. 1 gr.

Pour un cachet.

Ou :

— Chloralamide........................ 1 à 3 gr.
    Eau distillée...................... 30 gr.
    Sirop d'écorce d'or. am............ q. s. p. 90 c.c.

A prendre en une fois.

Ou :

— Dormiol à 50 °/₀.................... 5 gr.
    Julep gommeux .... 150 c. c.

1 à 2 cuillers à soupe, le soir.

— Contre l'*excitation génitale* :

— Bromure de camphre................ 0,50 cg.

Pour 1 cachet. 1 à 2 par jour.

— Pour tonifier le système nerveux :

— Glycérophosphate de chaux........ 0,30 cg.
         —   soude........⎞
         —   potasse......⎬ àà 0,10 cg.
         —   magnésie.....⎠
         —   fer.......... 0,05 cg.
    Poudre de fèves de Saint-Ignace... 0,03 cg.
    Pepsine........................... 0,15 cg.
    Maltine........................... 0,05 cg.

                                    (A. ROBIN).

Pour un cachet. 2 par jour après le repas.

Ou :

— Magnésium métallique............... 0,10 cg.
  Glycérophosphate de chaux........ 0,30 cg.
  Poudre de fèves de Saint-Ignace..... 0,02 cg.
  Fluorure de calcium..... .... 0,02 cg.

(A. Robin).

Pour un cachet. 2 par jour, aux repas.

Ou :

  Phosphate de soude... .... 10 gr.
  Sulfate de soude.................... 5 gr.
  Chlorure de sodium............... 2 gr.
  Acide phénique neigeux.......... 0,50 cg.
  Eau distillée stérilisée............ q.s.p. 100 c.c.

(Huchard).

Injecter 5 c. c. deux fois par semaine.

Dans la NEURASTHÉNIE A HYPERTENSION, de l'artério-sclérose :

  Sulfate de soude......,..,....... 0,41 cg.
  Chlorure de sodium............... 4,92 cg.
  Phosphate de soude......,........ 0,15 cg.
  Carbonate de soude............. 0,21 cg.
  Sulfate de potasse.............. 0,40 cg.
  Eau distillée stérilisée........... q. s. p. 100 c.c,

(Trunececk).

*Injecter 1 c. c., chaque deux jours, et augmenter cha-
que fois de 1/2 c. c.*

Ou :

  Phosphate de soude. .... 0,50 cg·
  Carbonate de soude...............·)
  Iodure de sodium................) àà 1 gr.
  Eau distillée stérilisée........... q. s. p.10 c. c.

(Luton).

Injecter 2 c. c., par semaine.

Traitement général de l'artério-sclérose.

TREMBLEMENT.

Essentiel ou toxique.

Strychnine. (MENDELSOHN).

>   Sulfate de strychnine............   0,03 cg.
>   Sirop simple......................   150 c. c.

Une à deux cuillers à soupe par jour, avant le repas.

>   Sulfate de strychnine. ....   0,02 cg.
>   Eau distillée stérilisée...........   10 gr.

Un à 2 c. c. par jour en injection hypod.

T. Sénile, Paralysie agitante. Chorée.

>   — Bromhydrate d'hyoscine........   0,003 mgr.
>   Eau distillée.....................   150 gr.

Une cuiller à café = 1/10 milligr.

Commencer par une par jour et augmenter progressivement jusqu'à cinq.

>   — Phosphure de zinc............   0,004 mgr.
>   Extrait de jusquiame ....   0,05 cgr.
>   Poudre de valériane............   0,10 cgr.
>   Essence de lavande.............   II gouttes.
>   (MONIN).

Pour une pilule. Trois à cinq par jour.

Bains sulfureux chauds, suivis de frictions à l'al-
coolé de tanin.

>   — Chlorhydr. d'hyoscine...........   0,015 milligr.
>   Eau distillée.....................   150 gr.

Une cuiller à café = 1/2 milligr.

Commencer par une par jour et augmenter jusqu'à trois
ou quatre, au plus.

>   — Hyosciamine *amorphe*............   1 milligr.

Pour une pilule. Une à quatre par jour.

ou en solution.

> Hyosciamine *amorphe*....,....   0,03 cgr.
> Eau distillée.......................   150 gr.

Une à quatre cuillers à café par jour.

> — Bromure de camphre.............   0,50 cg.

Pour un cachet. Un à trois par jour.

> — Formiate de soude..............   10 gr.
> Sirop d'éc. d'or. amères..........   200 gr.

2 *cuillers à soupe par jour.*

(HUCHARD).

> — Bromhydrate de scopolamine.....   5/10 de millig.
> Eau distillée....................   1 gr.

(A. ROBIN).

On commence par injecter un 1/4 de seringue ; puis peu à peu, on monte à une seringue complète, voire une seringue et demie (7/10 de millig.)

Par la voie buccale. on peut prescrire une dose plus élevée : un milligramme de bromhydrate de scopolamine à diviser én 4 doses, à prendre à 1 h. 1/2 d'intervalle. Le remède est continué 3 à 4 jours de suite.

(Robin a obtenu avec la scopolamine de bons résultats dans les tremblements d'autre nature).

En même temps que la scopolamine, M. A. Robin prescrit l'arrhénal : 5 centigr. en 2 doses de 2 cent. et demi avant déjeuner et dîner. Continuer 4 jours. Interrompre 4 jours et reprendre 4 jours.

L'action de la scopolamine est continuée par le bromure d'or qui sera ordonné les jours suivants :

> Bromure d'or...................   0 gr. 05
> Eau distillée ....   500 gr.

Une cuillerée à soupe avant déjeuner et dîner.

Sclérose en plaques.

> Solanine...........................   0,05 cg.
> Craie préparée...................   0,40 cg.
> *Pour un cachet. 2 a 5 par jour.*
>
> — Solanine ....   0,03 cg.
> Hyosciamine *amorphe*............   1 millig.
> *Pour une pilule. 2 à 5 par jour.*
>
> — Véronal..........................   7,50 cg.
> (COMBEMALE).
>
> *Pour un cachet à prendre le soir, au coucher, avec une tasse d'infusion chaude.*

T. hystérique. — Hydrothérapie froide.

Suggestion. Electricité statique. Aimant.

Bromure de potassium (2 à 4 gr.par jour). *Suc de valériane.*

Névrites.

Chercher à supprimer la cause (intoxication exogène) ou lutter contre elle (syphilis, paludisme. etc).

Contre les phénomènes douloureux aigus, repos au lit et administration des divers analgésiques :

— Antipyrine, 2 à 4 gr. par jour, en cachets ou solution.
— Exalgine, 0,40 cg. à 0,80 cg., en cachets de 0,20 cg.
— Acétanilide, 0,20 cg. à 0,50 cg. en cachets de 0,10 cg.
— Phénacétine, 1 gr. à 1 gr. 50, en cachets.
— Salicylate de soude, 5 à 8 gr. en solution étendue.
— Bleu de méthylène, 0,40 à 0,60 cg. en cachets de 0,20 cg. avec 0,50 cg. de lactose.

— Pour la nuit, injection de *morphine* (0,01 cg. pour commencer). Cette dernière est contre indiquée en cas d'albuminurie, de tachycardie ou d'asthénie cardiaque s'ajoutant aux accidents nerveux.

— Au besoin, injection, intra-arachnoïdienne, de *cocaïne*
(0,01 à 0,02 cg.).

Quand la période franchement aiguë est terminée, grands
bains chauds prolongés, enveloppements froids autour du
membre atteint deux ou trois fois en 2 heures.

(Pospischill).

Contre l'insomnie :

Trional........................   1 gr.

Pour un cachet 1 à 2, avec du liquide chaud.

Ou :

Hydrate de chloral................   4 gr.
Sirop d'opium.....................   20 gr.
Sirop simple......................   80 gr.

A prendre en 2 fois. (Le chloral sera évité en cas de dépression du myocarde).

Ou :

Paraldéhyde.......................   3 gr.
Eau distillée...................... }
Sirop de laurier-cerise.......... } àà 30 gr.

A prendre en une fois.

S'il y a *tachycardie et faiblesse du pouls :*

Huile camphrée éthérée à 1/10.

Ou :

— Caféine........................   2 gr. 50
Benzoate de soude................   3 gr.
Eau distillée stérilisée..........   q.s.p. 10 c. c.

Injecter un à 5 c. c.

Traitement curatif, à tenter seulement quand
les douleurs provoquées ou spontanées ont disparu :

Massage des muscles.
Bains chauds, sulfureux ou salins.
Douches tièdes.

9

Gymnastique raisonnée.

Frictions excitantes avec un liniment du type suivant :

— Baume de Fioraventi.............. |
 Alcool camphré................... | àà 50 gr.
 Essence de térébenthine........... 20 gr.
 Teinture de noix vomique......... 100 gr.

— Electrisation des nerfs. Courant *galvanique* faible (3 à 6 milliampères), *descendant*, le pôle indifférent étant appliqué sur la colonne vertébrale, au niveau du oint d'émergence des nerfs, le pôle actif sur la région malade. Chaque séance, de quatre minutes au début, pourra aller jusqu'à un quart d'heure.

— Electrisation des muscles. A commencer après celle des nerfs, pour éviter la production de crampes ou de douleurs vives. *Galvano-faradisation*, le courant étant interrompu 60 fois par seconde et d'une intensité de 5 à 10 milliampères ; le pôle positif est appliqué sur la colonne vertébrale, le pôle négatif sur les muscles intéressés. (Eviter les troncs nerveux).

Injections de *strychnine* :

— Sulfate de strychnine............... 0,01 cg.
 Eau distillée stérilisée............... 10 gr.

Injecter 1 à 2 c. c. chaque jour.

Avoir soin de fournir au malade une alimentation richement azotée et phosphorée (cervelle, jaunes d'œufs, poissons de mer) et de prescrire, en outre, des toniques :

— Lécithine........... .... 0,10 cg.

Pour une pilule. 5 par jour.

— Glycérophosphate de chaux........ 0,50 cg.
—   magnséie..... 0,20 cg.
—   fer............ 0,10 cg.

Pour un cachet. 2 à 3 par jour, aux repas.

NEZ.

Coryza aigu. — *Traitement abortif.*

— Benzoate de soude................ 10 gr.

(RUAULT).

A prendre dans la journée.

Ou :

— Salicylate de soude................ 2 à 4 gr.

(COURTADE).

— Comme moyens locaux :

— Acide phénique pur ....} àà 5 gr.
Ammoniaque......................}

Alcool. ....} àà 15 gr.
Eau distillée....................}

(BRAND).

Aspirer quelques gouttes sur du buvard.

— Irrigation d'*eau salée ou boriquée*, (la canule étant dirigée *horizontalement*), matin et soir, à 48 ou 50°. (Jamais d'eau bouillie simple, qui altère l'épithélium de la muqueuse).

— Priser du *chlorure de sodium* finement pulvérisé.

— Salol............................ 1 gr.
Acide borique pulvérisé........... 4 gr.
Acide salicylique................. 0 gr. 20
Tannin............................ 0 gr. 10

(CAPITAN).

Dès le début du coryza, on prend, pour chaque narine, une pincée de cette poudre et on l'aspire très fortement, de manière qu'elle pénètre profondément ; on ne continue ce traitement que pendant une demi-journée, en prenant une prise toutes les heures. Si on veut continuer l'emploi de la poudre, il faut la mélanger avec du talc ou augmenter la dose d'acide borique ; on peut encore réduire la dose de salol à 50 ou même à 25 centigr.

Traitement palliatif.

— Sulfate neutre d'atropine.......... 5 milligr.
   Sulfate de strychnine.............. 5 centigr.
   Sirop d'écorces d'oranges amères.. 100 gr.

                    (*Arch. Méd.* Toulouse).

3 à 5 cuillers à café par jour.

— Irrigation boriquée ou salée, matin et soir à 50°.

— Naphtaline en poudre impalpable.. 5 gr.
   Acide borique en poudre impalpable.... .... 5 gr.
   Camphre pulvérisé............... 0,20 cg.
   Extrait de violettes............... 0,20 cg.
   Essence de rose................. 2 gouttes.
   Essence de patchouly............. 2 gouttes.

                    (ASCHMANN).

Pour priser.

— Menthol....................... 0,20 cg.
   Chlorhydrate de cocaïne.......... 0,40 cg.
   Acide borique.................... 8 gr.
   Salicylate de bismuth............. 16 gr.

— Chlorhydrate de cocaïne.......... 0,20 cg.
   Menthol........................ 0,20 cg.
   Acide borique.................... 2 gr.
   Café torréfié.................... 2 gr.
   Sucre de lait.................... 20 gr.

— Salol......................... 2 gr.
   Acide citrique................... 4 gr.
   Benjoin........................ 4 gr.
   Sucre de lait.................... 10 gr.

                    (*Nouveaux remèdes*).

Eczéma. — S'adresser d'abord à l'état général.

Localement, placer dans les fosses nasales des tampons d'ouate aseptique imbibés d'une solution boriquée tiède, pour ramollir les croûtes.

Moure recommande des onctions avec la pommade suivante :

— Goudron....... .... 0 gr. 50 à 1 gr.
    Acide salicylique.............. 0 gr. 25 à 0 gr.40
    Vaseline..................... 15 grammes.

On pourra aussi toucher la lésion avec une pommade contenant du baume du Pérou à 1/10.

Lermoyez conseille une autre pommade ainsi composée :

— Huile de cade vraie............... 4 gr.
    Vaseline........................ 10 gr.
    Lanoline........................ 10 gr.
    Essence de girofle............... V gouttes

Enfin, dans les cas rebelles, faire des cautérisations au nitrate d'argent à 1/10 ou à l'acide chromique à la même dose.

Ozène.

— Collargol....................,...... 0 gr. 40
    Sucre de lait.................... 10 gr.

(ROQUES)

Pour insufflations deux fois par jour pendant dix jours, puis une fois par jour pendant les huit jours qui suivent.

La technique est simple : après un nettoyage du nez aussi complet que possible, soit avec un lavage, soit avec une pommade, sécher les fosses nasales avec du coton hydrophile monté sur un stylet ;

puis à l'aide d'une soufflerie, insuffler 4 ou 5 pin·
cées de la poudre : une première pincée le long
de la paroi inférieure, une deuxième très haute
à la partie supérieure, une troisième et une quatrième, à la partie moyenne, sur les cornets inférieur et moyen.

— Douches nasales très chaudes, pour détacher les
croûtes. Faire passer plusieurs litres d'eau, dans laquelle on fait dissoudre du *chlorure de sodium*, du
bicarbonate de soude (une cuillerée à soupe),du lysol,
du *goménol* (une petite cuillerée à café par litre),du
naphtol (25 centigr. par litre d'*eau boriquée*).

Introduire ensuite dans les narines la pommade
suivante.

Gomenol...............................	5 gr.
Vaseline....... ....., ...	30 gr.
Résorcine................................	1 gr.

Ou :

Diiodoforme......................	4 gr.
Vaseline.........................	20 gr.

Après anesthésie à la *cocaïne* faire deux fois par
semaine un badigeonnage avec :

Iode.....................................	2 gr.
Iodure de potassium...............	2 gr.
Eau distillée.....................	12 gr.

(RUAULT).

A l'intérieur, on donnera l'*iodure de potassium*, 1 à
2 gr. par jour, 15 jours par mois, l'iodure de potassium produisant aisément du coryza iodique et une
chute consécutive des croûtes qui entraîne une stimulation de la muqueuse nasale.

(D'après *Journal des Praticiens*).

— Pétrole raffiné................. 40 gr.
Nitrate de strychnine...... .... 0 gr. 02
Huile d'eucalyptus odoris citri... 0 gr. 50

(BOBONE).

La technique pour l'application est très simple.

Après une irrigation antiseptique des cavités nasale, faite dans le but d'en faire tomber les croûtes, suivie, les premiers jours de la cocaïnisation de la muqueuse, tremper dans la solution ci-dessus, de petits tampons d'ouate hydrophile montés sur des spécilles, et badigeonner en la frottant, toute la muqueuse des cavités nasales, en ayant soin de pénétrer dans toutes ses anfractuosités. Le malade supporte très bien cette opération, qui est faite une fois par jour.

— *Méthode d'Etiévant, de Lyon.*

Après avoir débarrassé la fosse nasale des croûtes et des sécrétions, badigeonner le cornet inférieur et la cloison avec une solution de cocaïne à 1/10, puis d'adrénaline à 1/1000. Limiter toutefois ce badigeonnage à la moitié antérieure du cornet, de manière à laisser la partie postérieure plus turgescente, ce qui facilite beaucoup l'introduction de l'aiguille.

Dans la première séance, s'attacher à reconstituer la partie postérieure des cornets au moyen de deux injections de paraffine sur des points convenablement choisis, l'un sur la convexité interne du cornet, l'autre sur la convexité inférieure, et, pour agir très méthodiquement, noter sur un schéma, représentant les cornets inférieurs et la cloison, les points sur lesquels porte l'injection, de façon à connaître plus tard les régions déjà traitées.

Dans les séances ultérieures, passer à la partie

moyenne et antérieure des cornets. De même, et suivant en cela le conseil de Broekaert, ne pas craindre de créer un éperon artificiel en injectant sous la muqueuse de la cloison une certaine quantité de paraffine. Il est important de suivre du regard les modifications de la muqueuse qu'on voit se soulever progressivement en même temps qu'elle pâlit ; en effet la quantité de substance à injecter ne peut être fixée mathématiquement d'avance, il y a là un moment à saisir de façon à profiter de la piqûre pour injecter une quantité suffisante sans en abuser, au point de faire éclater une muqueuse déjà malade et très friable. C'est pourquoi encore l'injection doit être poussée avec lenteur ; il n'est pas nécessaire d'ailleurs, comme dans l'injection à chaud (on se sert de *paraffine solide,* qu'on injecte au moyen : 1° d'une seringue métallique avec piston en métal et à crémaillère ; 2° d'une pince à ressort qui actionne le piston), d'agir avec promptitude pour empêcher la paraffine de se solidifier.

Quelques jours après la première injection, les croûtes ne se forment plus, la punaisie disparaît. Guérison complète dans 12 cas sur 18, après deux à sept injections.

Rhinite purulente.

Bain nasal antérieur.

Verser dans les narines (la tête penchée en arrière) et garder 5 minutes (respirer par la bouche) une cuiller à café du mélange suivant :

Acide thymique.........................	1 gr.
Alcool.................................	25 gr.
Eau distillée..........................	225 gr.

(MALHERBE).

Plusieurs fois par jour, introduire dans les narines la pommade :

Iodol.......................... } àà 0,15 cg.
Menthol.......................}

Lanoline......................} àà 5 gr.
Vaseline......................}

(MALHERBE).

Chez les jeunes enfants, verser dans les narines quelques gouttes de :

Menthol........................ 0,15 cg.
Huile d'olives stérilisée........... 20 gr.

NITRITE D'AMYLE (CONTRE-INDICATIONS DU).

Etats congestifs.
Athérome avancée des artères.

O

ŒDÈMES.

Œdèmes sans lésions (PAR NÉVROSE OU INTOXICATION).

Ne sont en général, que passagers.

(GOUTTE RHUMATISME).

Sulfate de soude...,............. 80 gr.
Bicarbonate de soude .... 20 gr.

Une cuillerée à café, dans un verre d'eau, à jeun, 25 matinées de suite.

Recommencer trois fois par an.
— Régime alimentaire approprié.

Œdèmes avec lésions (ŒDÈME CARDIAQUE).

Régime lacté. Drastiques..Digitale.Théobromine. Saignée.

En cas de dilatation cardiaque grave, réduire la quantité de liquides (3/4 de litre d'eau et autant de lait mélangés, à prendre en 24 heures, par verre) et appliquer 5 à 6 mouchetures à chaque jambe. Avoir soin d'onctionner la jambe avec de la vaseline boriquée, pour éviter la macération de l'épiderme.

(MALADIES DES ARTÈRES).

Saignée copieuse. Injections sous-cutanées de *caféine*, et d'*huile camphrée*.

(AFFECTIONS VEINEUSES).

Compression élastique. Massage. Eaux de *Bagnols de l'Orne*.

Extrait fluide d'hamamelis....... ⎫
Glycérine neutre................. ⎭ áá 60 c. c.

5 cuillerées à café par jour, dans un peu d'eau.

(AFFECTIONS DES LYMPHATIQUES). — Compression, embolies, filaires.

Repos au lit, pulvérisations et mouchetures dans les formes aiguës.

Repos et compression élastique, dans les formes chroniques.

(CANCER OU TUBERCULOSE DE L'APPAREIL DIGESTIF).

Le lait est souvent mal supporté. Donner alors du babeurre (voir page 243) et des bouillies à l'eau.

(CIRRHOSE DU FOIE).

Lait, farineux et pâtes, en petite quantité. Donner juste la ration suffisante.

(MALADIES DES REINS).

Régime déchloruré. (Voir page 479).

Pas de viande, dans la néphrite aiguë, à cause des toxines.

Prescrire la *théobromine*, comme agent déchlorurant.

Dans la néphro-cardio-sclérose, ordonner la *digitaline* ;
1/10 milligr. pendant 10 jours de suite, à recommencer
au bout de 10 à 30 jours selon la gravité du cas. *Saignée,* si le cœur est fortement dilaté.

Tisanes diurétiques (chiendent, queues de cerises, fleurs
de genêt).

En cas d'œdème cérébral, drastiques et sudorifiques :

Nitrate de pilocarpine............	0,10 cg.
Vaseline...........................	100 gr.

(D'après HUCHARD ET FIESSINGER)

*En frictions sur la poitrine et le dos. Entourer de co-
ton et de taffetas.*

Opium (CONTRE-INDICATIONS DE L').

Voir page 273.

OPOTHÉRAPIE.

Méthode ayant pour but de remplacer par des
organes d'animaux, l'insuffisance ou l'absence de
la sécrétion interne de ces mêmes organes chez
l'homme.

Cirrhoses Diabète sucré	*Par insuffi- sance hépatique*	*Foie frais* de porc râpé dans du bouillon, 100 à 150 gr. p. j. *Poudre de foie desséché :* 20 à 25 gr. Injections hypod. d'*extrait glycériné* (2 à 3 c. c.).
	Par hyperhépatie	*Pancréas frais* de mouton haché : 30 gr. *Poudre de pancréas* desséché, en cachets ou tablettes. Inject. hypod. d'extrait pancréatique glycériné (2 à 3 c.c.)

Diabète maigre. — Opothérapie pancréatique.

Myxœdème (SPONTANÉ, OPÉRATOIRE OU INFANTILE).
Retards de la puberté.

Corps thyroïde frais de mouton (enfants de 8 ans : 0,20 à 0,30 cg. — de 15 ans : 0,30 à 0,40 cg. — adultes : commencer par 0,50 cg. et arriver à 2 gr. en tâtonnant).

Poudre desséchée ou *thyroïdine*, en tablettes de 0,10 cg. ; une à deux par jour chez l'adulte ; une demi à une chez l'enfant.

Extrait thyroïdien injectable : 2 à 3 c. c.

Iodothyrine : un gr. du mélange officinal d'iodothyrine et de lactose = un gr. de glande fraîche. Deux à dix comprimés à 0,25 par jour. (Médication à *éviter chez les cardiaques, les brigthiques et les artério-scléreux avancés ; à employer avec prudence chez les autres :* (tachycardie, palpitations, céphalée, insomnie, troubles nerveux, diarrhée, albuminuerie ou glycosurie à craindre).

Ménopause
(ARTIFICIELLE OU NATURELLE)

Ovaires frais de génisse ou de vache : 5 à 10 gr.

Tablettes ovariques ou capsules de poudre d'ovaire desséchée à 0,10 cg. Deux à quatre par jour.

Pilules d'ocréine (extrait du corps jaune).

Extrait glycériné : 3 c.c. en injection biquotidienne.

**Néphrite chronique.
Urémie.**

Poudre de rein desséché de mouton ou de porc : 0 gr. 50 à 1 gr. en tablettes.

Macération de rein frais de porc (Renault) : Décortiquer, hacher et laver à l'eau salée 2 ou 3 reins de porc, puis les pulper dans un mortier avec 350 c. c. d'eau salée à 7 °/₀₀. Laisser reposer 4 heures (le mortier étant entouré de glace en été) et décanter. A prendre dans les 24 heures, en 3 ou 4 fois. en mélangeant chaque dose à une petite quantité de bouillon concentré de julienne tiède à 38°. Ne pas continuer plus de dix jours.

Extrait glycériné injectable : 2 à 5 c. c.

**Impuissance fonctionnelle.
Neurasthénie.**

Testicule frais de taureau ou de bélier : 2 à 5 gr.

Tablettes de poudre à 0,20 cg. cinq à dix par jour.

Extrait glycériné : 1 à 3 c.c. en inj. hypod.

(Excitation nerveuse à craindre).

**Leucémie. Anémie
pernicieuse.
Cachexie paludéenne.**

Rate fraîche : 1 à 4 gr.

Poudre de rate desséchée . 0,25 cg. à 0,75 cg. en tablettes.

Extrait glycériné : 2 à 3 c.c. en injections.

Leucémie.

Moëlle osseuse crue de bœuf ou de veau : 100 gr. par jour.

Gigantisme. Acromégalie.

Tablettes d'hypophysine à 0,25 cg. Cinq par jour.

Hypophysine injectable.

Maladie d'Addison. Hémophilie.	*Capsules surrénales fraî-* *ches* de veau ou de mouton : 1 à 2 gr. par jour. *Poudre sèche,* en tablettes : 0,40 à 0,60 cg. *Extrait glycériné* : 2 à 3 c.c. en injection. (Un c.c. = 0,25 de glande fraîche). *Sphymogénine* (1) *injecta-* *ble.* *Solution* ou tablettes de sphymogénine.

Accidents à craindre : vomissements, vertige, tremblement.

Acholie. Ictère. Coliques hépatiques.	*Extrait biliaire.* Les capsu- les Chaix correspondent à 0,80 cg. de bile de bœuf : cinq à dix par jour.

Adénite scrofuleuse. — *Lymphatine* ou *adénine* (représente 7 fois son poids de ganglions lymphatiques frais
de jeunes moutons), 0,15 cg. trois fois par jour.

OREILLE.

Eczéma de l'oreille.

A la *phase d'irritation de l'eczéma aigu,* modé-
rer les douleurs et les démangeaisons, s'abstenir de
tout pansement humide et de toute application de
médicament dissous dans l'eau. Recouvrir les parties

(1) Sphygmogénine. Extrait total des glandes surrénales.
Adrénaline. Extrait partiel représentant le principe actif
isolé et utilisé comme hémostatique. Voir page 228.

malades de poudre de *talc* ou *d'oxyde de zinc* ou
d'un mélange des deux :

    Poudre de talc...................   30 grammes
    Poudre d'oxyde de zinc...........   10 grammes

3 ou 4 fois par jour

Plus tard, *quand il y a suintement et productions croûteuses*, faire tomber les croûtes avec un corps gras, huile de vaseline ou axonge, laissé en place pendant 24 heures. Puis, lorsque l'eczéma est totalement décapé, faire des pansements avec de la pommade à l'oxyde zinc :

    Axonge fraîche ou vasel. blanche.   20 grammes.
    Oxyde de zinc pulvérisé...........   2 grammes.

A pratiquer avec minutie si l'on veut obtenir de bons résultats.

Pour éviter le passage à la chronicité, lorsque les croûtes cessent de se reproduire, on protégera pendant quelque temps l'épiderme nouveau avec la pâte de Lassar :

    Vaseline.........................   20 gr.
    Poudre d'amidon..................⎰
                                   âà 10 gr.
    Poudre d'oxyde de zinc...........⎱
    Acide salicylique................   0 gr. 50

On pourra encore se servir de pommades au *calomel* ou à *l'oxyde jaune de mercure* au 1/20, à *l'ichtyol* ou à *l'huile de cade* au 1/10.

Dans la tendance très nette aux *formes chroniques*, après nettoyage du conduit, on y introduit une mèche de coton imbibée d'une solution de *nitrate d'argent* au 1/40 et on bouche le méat avec un tampon de coton sec enduit de vaseline. Lorsque la peau du conduit devient rose vif on se contentera de pommades inertes.

Dans certains cas très rares, il faudra avoir recours, et avec précaution en ne laissant que 3 minutes, à une solution de *nitrate d'argent* au 1/10.

Contre l'eczéma sec du conduit, s'il y a simplement de la desquamation furfuracée, badigeonner 3 fois par jour le conduit avec un pinceau imbibé de :

Huile de vaseline................	40 gr.
Menthol.........................	1 gr.

Ou :

Huile de vaseline...............	10 gr.
Goudron ou huile de cade........	1 gr.

Ou :

Huile de vaseline...............	20 gr.
Acide salicylique...............	0 gr. 10

Si les squames adhèrent ou oblitèrent le conduit, les détacher avec quelqués gouttes de la solution suivante :

Carbonate de soude..............	0 gr. 10
Glycérine neutre................	10 gr.

On traitera ensuite avec du nitrate d'argent et des corps gras.

Contre l'eczéma sec du pavillon, décaper la peau avec de l'ouate imprégnée de la solution suivante :

Savon noir......................	40 gr.
Alcool à 90°....................	60 gr.
Eau distillée..................	100 gr.

Recouvrir ensuite avec la pommade :

Vaseline........................	20 gr.
Ichthyol ou styrax..............	2 gr.

La forme séborrhéique sera traitée avec des *pommades soufrées*, les rhagades par des attouche-rate d'argent.

Le traitement général consiste en l'hygiène alimentaire, et la médication générale des diathèses. L'arsenic rendra de grands services ; prendre 1 à 4 cuillerées à café par jour de la solution suivante :

Arséniate de soude.............. 0 gr. 10
Eau de laurier-cerise............ 50 gr.
Eau............................... 200 gr.

(Journal des Praticiens).

Surdités et bruits d'oreille. CATARRHE TUBO-TYMPANIQUE.

Commencer par désinfecter les fosses nasales soit avec les *douches nasales* antiseptiques chaudes, pratiquées trois fois par jour, avant les repas, au moyen d'une petite poire en caoutchouc, *sans force*, dans une direction horizontale et le malade; le plus souvent un enfant ou un adolescent respirant par la bouche, toutes conditions nécessaires pour que l'injection n'entre pas dans les trompes d'Eustache.

Choisir entre les solutions suivantes :

1° Naphtol B....................... 0 gr. 20
   Eau bouillie..................... 1.000 gr.
2° Résorcine....................... 5 gr.
   Eau bouillie..................... 1.000 gr.
3° Phénosalyl...................... 1 gr.
   Chlorure de sodium............... 5 gr.
   Eau bouillie..................... 1.000 gr.
4° Acide salicylique............... 1 gr.
   Chlorure de sodium............... 10 gr.
   Bicarbonate de soude............. 20 gr.
   Eau bouillie..................... 1.000 gr.

S'il y a des contre-indications à l'injection nasale, introduire dans les narines, matin et soir, gros comme un pois d'une des pommades :

>   Résorcine.....................   0,50 cg.
>   Vaseline......................   10 gr.

Ou :

>   Menthol.......................   0,50 cg.
>   Vaseline......................   10 gr.

Une fois la désinfection assurée, pratiquer des insufflations d'air dans les trompes avec la sonde d'Itard, tous les jours, et y introduire des bougies, si les trompes sont rétrécies.

Traiter la *rhinite hypertrophique* par des galvano-cautérisations.

Combattre le *lymphatisme* du sujet par l'administration de l'*iode* et des *phosphates*, séjour à la mer. Cures à la *Bourboule, Salies-de-Béarn*, etc.

Otorrhée.

Essayer de stériliser en instillant matin et soir, dans le conduit auditif, quelques gouttes de *glycérine phéniquée* au 1/10 (à éviter chez les enfants ou d'*eau oxygénée* ou d'*acide lactique* en solution à 10 à 50 % (Baratoux) ou de *solution éthérée d'aristol* à 10 % ou d'un mélange à parties égales de *naphtol camphré et glycérine* (Schwartz) ou de :

>   Résorcine.....................   10 gr.
>   Extrait d'opium...............   10 gr.
>   Eau...........................   40 cent. cubes.
>   (CHEBAIEF).

L'oreille étant préalablement nettoyée, y verser 10 à 15 gouttes de cette solution chauffée et l'y laisser de vingt à trente minutes.; le traitement doit être renouvelé tous les jours.

En cas d'insuccès, intervention chirurgicale.

Éviter le séjour au bord de la mer.

Dans les *otorrhées taries*, douches d'air.

SCLÉROSE TYMPANIQUE.

> Iodure de sodium................. 10 gr.
> Eau distillée..................... 200 gr.

Une cuiller à café,le matin,pendant 15 jours,chaque mois.

Massage du tympan, cathétérisme des trompes.
Contre les *bourdonnements,* ordonner les bromures.
Exercice en plein air.
Eviter le séjour, au bord de la mer.

SCLÉROSE OTIQUE.

Cathétérisme de la trompe d'Eustache. Bougirage, si elle est rétrécie.
Aspirations sur le tympan, avec le masseur de Delstanche.
Courants continus.
— *Contre les bourdonnements,* bromures, bromoforme, bromidia, antipyrine , extrait fluide de *cimifuga ou actæa racemosa* (X à XXX gouttes). Traitement général de l'artério-sclérose.

(D'après CASTEX).

Otite moyenne *(de la rougeole ou de la scarlatine).*
PROPHYLAXIE.

Pas d'irrigations nasales, qui peuvent entraîner les germes septiques à travers la trompe dans la caisse.
Larges pulvérisations, pour inonder les muqueuses de vapeur *d'eau boriquée* qui fait tousser et cracher le malade.
Instillations d'huile mentholée :

> Menthol........................ 0 gr. 25
> Huile d'amandes douces......... 10 gr.

Une ou 2 gouttes matin et soir, dans chaque narine.
Ou pommades antiseptiques, thymolée ou boriquée.

Badigeonnages dans la gorge avec :

Glycérine............................ 20 gr.
Résorcine......... .... 2 gr.

Ou :

Glycérine......................... 20 gr.
Borate de soude................. 10 gr.

(COMBY).

Répéter les badigeonnages tous les jours, plusieurs fois par jour.

Si l'otorrhée survient, grandes irrigations, avec le bock ou l'irrigateur, d'un litre ou deux d'eau boriquée.

Puis insuffler un peu de poudre d'acide borique dans le conduit auditif externe et obturer avec un tampon d'ouate.

TRAITEMENT CURATIF.

Toutes les 2 heures, compresses chaudes d'une solution de *bicarbonate de soude* à 6 %. Recouvrir de taffetas.

Verser auparavant un peu de cette solution chaude, dans le conduit.

Remplacer, toutes les 4 heures, cette instillation par 4 gouttes de la mixture suivante à employer chaude :

Glycérine neutre stérilisée....... 10 gr.
Résorcine....... .... 0, 75 cg.
Chlorhyd. de cocaïne........... 0,10 cg.

3 fois par jour, introduire dans chaque narine, gros comme un poids de la pommade.

Menthol........................... 0,30 cg.
Vaseline......................... 30 gr.

Toutes les 3 heures, grands lavages de la bouche et du pharynx à l'eau bouillie simple ou boriquée.

Au bout de 2 ou 3 jours, si les douleurs persistent et si la fièvre augmente, examiner le tympan et faire au besoin la paracentèse.

OREILLONS.

Repos. — Diète lacto-végétarienne. — Purgatifs légers.

Contre les douleurs :

Vaseline...........................	30 gr.
Salicylate de méthyle..............	3 gr.

Ou :

Vaseline.......................... }	
Lanoline.......................... }	ââ 15 gr.
Gaïacol...........................	3 gr.
Menthol...........................	2 gr.

Pour onctions à volonté.

Contre l'orchite :

Tenir les bourses relevées, sans compression.
Onctions avec les pommades précédentes.
Applications de glace ou sangsues au niveau du cordon.

P

PALUDISME.

Traitement préventif.

Sulfate de quinine.................	0 gr. 25 cg

Pour un cachet. Un à chacun des deux repas.

Accès fébriles intermittents.

Type quotidien.

Neuf heures avant le moment présumé du frisson, prendre un cachet de :

Sulfate de quinine............ .... 0,50 cg.

Une heure après, soit huit heures avant l'accès, nouvelle dose.

Type tierce.

Donner les deux doses deux heures plus tôt.

Type quarte.

Administrer la quinine dix-huit heures avant le frisson.

(JACCOUD).

Paludisme ancien à accès irréguliers.

Administrer 1 gr. de quinine par jour, pendant 3 jours.
Puis 0,80 cg. de quinine par jour, pendant 3 jours.
Puis 0,60 cg. de quinine par jour, pendant 5 jours.
Puis 0,40 à 0,50 cg. tous les jours, huit heures avant le moment habituel de l'accès.

Au bout de 2 à 3 semaines, suspendre le médicament un jour sur trois, puis deux jours sur quatre, jusqu'à ce que le malade soit resté deux mois sans accès.

(MANQUAT).

Fièvre continue.

0,75 cg. de quinine, matin et soir.

(LAVERAN).

Cas graves pernicieux.

Chlorhydrate neutre de quinine..   3 gr.
Eau distillée stérilisée........... q. s. p. 10 c. c.

Injecter d'emblée 3 c.c. (Se méfier des solutions plus concentrées, qui déterminent souvent la formation d'abcès)

Ou :

Sulfate de quinine..............   1 gr.
Uréthane... ...., 0,50 cg.
Eau distillée stérilisée.... .... 1 gr.

(POUCHET).

Pour injection *intra-veineuse.*

Réchauffer le malade. Lavement à l'*essence de térébenthine*.

TRAITEMENT AU MOMENT DES ACCÈS *(Quand ils ne
peuvent être prévus)*.

— Teinture d'iode...........................⎰
Iodure de potassium.....................⎱ ââ 4 gr.
Eau distillée...........................   100 gr.

Une cuillerée à café (vingt centigrammes d'iodure
de potassium et vingt centigrammes de teinture
d'iode, c'est-à-dire un peu moins de deux centigrammes d'iode pur.) dans un peu d'eau au début
de l'accès ; une seconde cuillerée à café quinze ou
vingt minutes plus tard, si l'amélioration tarde à
se produire.

Dans les cas où le malade présente des vomissements, on ajoute un gramme *d'éther* à la première dose de solution iodo-iodurée.

Peu de temps après avoir pris le mélange, le
malade peut boire du thé léger faiblement pun-
ché. S'il faut donner de la quinine pour éviter le
retour d'un accès, on évite de la faire prendre dans
la première heure qui suit l'absorption du mélange
iodo-ioduré, en raison de l'incompatibilité chimique de l'iode et de la quinine.

(REGNAULT).

Cachexie paludéenne. — Granules de Dioscoride à un
milligr.

4 à 6 par jour.

Ou :

— Cacodylate de soude ou arrhénal..   1 gr.
Eau distillée.......................   20 gr.

10 à 40 gouttes par jour.

— Teinture de noix vomique.

*Dix gouttes, un quart d'heure avant les deux princi-
paux repas, dans un peu d'eau.*

— Vin de quinquina.

50 à 100 gr. par jour.

Ou :

— Extrait fluide de quinquina....... 30 à 50 gr.
Glycérine neutre.................... 50 gr.
Sirop d'éc. d'or. am............... q.s.p. 300 c.c.

Deux cuillers à soupe par jour.

PARALYSIES (EMPLOI DE LA STRYCHNINE DANS LES):

Paralysie organique d'origine centrale. — La strychnine ne peut avoir qu'une *action nulle ou mauvaise* (production de raideurs spasmodiques dans les membres paralysés, lorsque les mouvements réflexes y persistent et cela parce que la communication est coupée entre eux et les centres supérieurs, dont l'action frénatrice ne peut s'exercer).

Paralysie organique périphérique. — Strychnine *inutile,* puisqu'elle n'agit que sur les centres nerveux.

Paralysie saturnine et diphtérique. — Tanquerel et Andral ont retiré, dans ces cas, quelques avantages du médicament.

Amblyopie et amaurose, par parésie fonctionnelle du muscle ciliaire. Strychnine utile.

Mydriase par affaiblissement fonctionnel du moteur oculaire commun. Strychnine utile.

Paralysie vésicale et intestinale, d'origine non centrale. Effet utile.

PARALYSIE DIPHTÉRIQUE.

La meilleure manière de prévenir la paralysie diphtérique est d'injecter de larges doses de sérum de Roux.

Une fois qu'elle est installée continuer le sérum à hautes doses.

Alimenter les enfants avec du lait, des crèmes, des œufs, en se servant au besoin de la sonde œsophagienne. Parfois, un changement de position suffit à faire passer les aliments. (Faire manger l'enfant à plat ventre).

S'il y a des vomissements, lavements nutritifs :

— Bouillon de poulet................ 100 gr.
   Peptone sèche................... 10 gr.
   Jaune d'œuf..................... n° 1
   Sel marin....................... une pincée.

Pour un lavement à garder.

Ou :

— Salep.......................... 2 gr.
   Jaune d'œuf.................... n° 1
   Bouillon sans sel.............. 150 gr.

Pour un lavement à garder.

A l'intérieur :

— Lichen mondé................. 50 gr.
   Bouillon cons. très peu salé....... 250 gr.

(Archambault).

Réduire à 150 gr, sucrer et faire prendre en gelées épaisses. A donner par cuillerées dans la journée.

Comme tonique, associer les ferrugineux et l'arsenic :

— Teinture de mars tartarisée..., ...
Liqueur de Fowler................ } 10 gr.

V gouttes matin et soir, dans un peu de vin ou de lait.

Potion cordiale, potion de Tood, vins généreux (champagne).

On donnera la *strychnine* (1 à 4 milligrammes de sulfate en granules ou sirop), ou la teinture de noix vomique (X à XX gouttes) ou des injections sous-cutanées :

— Sulfate de strychnine............... 0 gr. 01
Eau distillée....................... 10 gr.

De un quart de seringue à 2 seringues de Pravaz par jour.

En outre, courants continus (pôle positif à la nuque, pôle négatif au bas du dos ou sur les membres, et courants faradiques à intermittences peu fréquentes. L'électricité sera surtout utilisée dans la paralysie du diaphragme.

On y associera les frictions avec des liniments alcooliques :

— Baume de Fioraventi............... 100 gr.
Teinture de noix vomique.......... 20 gr.

Des bains sulfureux (30 à 50 gr. de *trisulfure de potassium* par bain) ; des bains salés (3/100 de *chlorure de sodium*) seront ordonnés ; bains à 33° de 1/4 d'heure de durée). Changement d'air et cure marine, si possible.

(D'après *Journal des Praticiens*).

PARALYSIE INFANTILE.

Appliquer deux à quatre ventouses scarifiées le long et de chaque côté du rachis.

Exercer une dérivation sur l'intestin au moyen du *calomel* (4 à 5 cent. par année d'âge).

Des enveloppements sinapisés des membres seront pratiqués dans le courant du jour.

Les jours suivants, et si la fièvre continue à dépasser 38° 1/2, bains chauds de 35° toutes les 3 heures, pendant 10 minutes.

Employer l'*ergot de seigle* en raison de ses propriétés vaso-constrictives ; (5 à 10 cent. par année d'âge).

Ergot pulvérisé................ 0 gr. 05
Chlorhydrate d'hydrastinine..... 0 gr. 005

P. un paquet.— Un matin et soir pour un enfant de 2 à 4 ans. (Continuer 8 jours).

Ou :

Extrait de belladone.............. 0 gr. 01
Ergotine........................ 0 gr. 05

P. un paq. — (1/2 cent. d'extrait par année d'âge).

Ou :

Ergotine.

10 gouttes, 5 fois par jour, chez un enfant de 6 mois.

(HAMMOND).

Sur les intervalles de peau saine entre les ventouses scarifiées, faire un badigeonnage, à la teinture d'iode iodurée :

Teinture d'iode.................. 30 gr.
Iode............................ 2 gr. 50
Iodure de potassium............ 1 gr. 50

L'enfant sera soumis à la diète, prendra du lait, des œufs, des potages légers.

Au bout de quinze jours à trois semaines, quand l'inflammation médullaire sera en pleine période de régression, on pourra user avec précaution de la *strychnine* :

Sulfate de strychnine............	0 gr. 05
Pyrophosphate de fer............	2 gr.
Acide phosphorique.............	16 gr.
Sirop de gingembre.............	80 gr.

Une demi-cuillerée à café, 2 fois par jour, pour un en-
fant de 5 ans.

— Teinture de gentiane.............	8 gr.
Teinture de noix vomique........	2 gr.

X gouttes 2 fois par jour. (enfant de cinq ans).

La strychnine ou la noix vomique seront prises 8 jours de suite, puis suspendues 8 jours.

Dans l'intervalle des 8 jours de strychnine, on prescrira l'*iodure de potassium*, 0 gr. 50 par année d'âge.

Au bout de quelques semaines pourront être administrés des bains salés quotidiens (1 à 2 kilogr. par bain; bains à 36°, de 10 minutes de durée).

L'électricité et le massage rendront les plus grands services : on attendra d'ordinaire quelques semaines avant d'y recourir, de manière à ne pas exposer la moelle enflammée à des excitations nuisibles.

(D'après *Journal des Praticiens*).

PEAU (Maladies de la peau) (1).

Acné. — Surveiller l'alimentation. Voir page 483.

Acné non inflammatoire.

____

(1) D'après *Journal des Praticiens* et Leloir, *in* Formulaire Lemoine et Gérard.

Comédons. Toilette du matin au panama ; ensuite lavage à l'eau tiède contenant par litre une cuillerée à dessert de :

Bicarbonate de soude .... }
Borate de soude. .... } àà 10 gr.

Puis appliquer, à l'aide d'un tampon d'ouate hydrophile, la solution suivante :

Alcool à 60°..................... 100 gr.
Alcoolat de mélisse composé...... 50 gr.
Résorcine........................ 10 gr.
Hydrate de chloral............... 2 gr.

Le soir, extraire les comédons et appliquer la pommade suivante :

Glycérolé d'amidon............... 20 gr.
Glycérine........................ 5 gr.
Résorcine........................ 0,50 cg.
Acide tartrique.................. 0,75 cg.

Acné cornée. Enlever les aspérités à la curette.

Puis cautérisation à la teinture d'iode et pansements imbriqués à l'emplâtre de Vigo.

Tumeurs sébacées. — Evacuation de la cavité a la gouge de Vidal, après avoir excisé la peau au besoin et panser au moyen d'un emplâtre à l'*oxyde de zinc.*

ACNÉ INFLAMMATOIRE.

Simple ou polymorphe. — Au commencement de chaque repas, prendre un des cachets :

Bicarbonate de soude............ 0 gr. 20
Magnésie calcinée............... }
Poudre de cascara sagrada....... } 0 gr. 10

Pour un cachet.

Nettoyer la figure avec des tampons d'ouate hydrophile et de l'eau ausi chaude que possible, qui aura bouilli avec 10 gr. de son et une cuillerée à soupe de *biborate de soude* par litre :

Le soir, savonnage des points malades avec du *savon naphtolé* ; y passer ensuite de *l'eau-de-vie camphrée* ;

Appliquer sur les boutons, pour la nuit, un peu de la pommade.

Naphtol B. camphré...............	0 gr. 30
Résorcine......................	0 gr. 20
Savon noir........	0 gr. 20
Craie préparée....................	0 gr 50
Soufre précipité....................	1 gr. 50
Vaseline pure....................	20 gr.

Augmenter ou diminuer la dose de vaseline suivant l'effet produit.

Le matin, après la toilette passer sur la figure un peu du mélange :

Borate de soude....................	10 gr.
Ether sulfurique camphré........	40 gr.
Eau distillée de roses.............	100 gr,
Eau distillée........	150 gr.

Acné chéloidienne. Essayer le traitement de l'acné vulgaire et s'il ne donne pas de résultats, pratiquer des scarifications.

Acné nécrotique. Cautérisation au *chlorure de zinc* déliquescent. Ensuite, pansement à *l'emplâtre rouge de Vidal.*

Acné rosée ou variqueuse. Traitement de l'acné vulgaire. Pour la nuit, appliquer la pommade suivante :

```
Vaseline.........................       40 gr.
Lanoline.........................       20 gr.
Soufre...........................        0 gr. 25
Oxyde de zinc....................       15 gr.
Ergotine.........................        0 gr. 30 cg.
```

Acné hypertrophique. Enucléer les pustules, pratiquer un curetage à la gouge de Vidal, puis cautériser à la *teinture d'iode* et recouvrir *d'emplâtre de Vigo,* ou galvano-cautérisation ou râclage et décortication.

Crevasses des mains.

```
Menthol .........................        1 gr. 50
Salol............................        2 gr.
Huile d'olives...................        2 gr.
Lanoline.........................       50 gr.
```
(STEFFEN).
Pour onctions deux fois par jour.

Ecthyma. SUPERFICIEL.

Cataplasmes de fécules, faits à *l'eau boriquée.*

Quand les croûtes sont tombées, pansement à *l'emplâtre de Vigo* ou à *l'emplâtre rouge de Vidal* à renouveler chaque jour, après lavage à *l'éther.*

AVEC ULCÉRATIONS PROFONDES.

Même traitement. Puis combler les ulcérations avec :

```
Sous carbonate de fer............       10 gr.
Poudre de quinquina..............        5 gr.
Salol............................        1 gr.
```

Eczéma. AIGU SIMPLE.

Pansements humides.

Bains quotidiens à 32° ou 35°, pendant dix minutes.

Saupoudrer les parties atteintes avec la poudre suivante :

Salicylate de bismuth............	5 gr.
S. nitrate de bismuth............	30 gr.
Poudre de riz................	50 gr.

Contre le prurit, voir page 361.

Chronique.

Cuir chevelu. Chez l'homme, couper les cheveux ras et détacher les croûtes à l'aide d'un bonnet de caoutchouc ou de compresses humides, à changer 3 à 4 fois par jour.

Chez la femme, lotions huileuses et émollientes, pulvérisations chaudes, douches de vapeur locales.

Quand les croûtes sont tombées, pratiquer un badigeonnage quotidien avec :

Huile de cade................	20 gr.
Huile d'amandes douces.........	80 gr.

(Gaucher).

Barbe et sourcils.

Oxyde de zinc................	6 gr.
Calomel............,.........	3 gr.
Axonge................	30 gr.

(Gaucher).

Variété sycosiforme.

Pour usage externe.

Epilation. Pulvérisations d'eau boriquée chaude. Pansements humides avec de *l'eau d'Alibour* étendue des 2/3 ou avec une solution de *résorcine* à 1/100.

Quand l'inflammation est tombée, faire matin et soir un badigeonnage à la *teinture d'iode* ou appliquer une des pommades :

| Turbith minéral..................... | 1 à 3 gr. |
| Axonge.............................. | 30 gr. |

(GAUCHER).

— Turbith minéral... .... ,...	2 gr.
Camphre.............................	1 gr.
Vaseline............................	30 gr.

— Tanin.,.........................	1 gr.
Soufre précipité..................	2 gr
Vaseline.........................	20 gr.

Quand la guérison est bien amorcée, appliquer une pommade à l'*ichthyol* à 1/20 ou 1/10.

Narines. — Deux fois par jour, après une injection à l'*eau boriquée*, introduire des boulettes d'ouate imbibées de :

Vaseline boriquée	à 1/10.
Ou » au tanin	à 1/10.
Ou » au calomel	à 1/10.
Ou » à l'oxyde de zinc à 1/10.

Si l'eczéma est torpide, employer l'*huile salicylée* de 1/500 à 1/100.

Lèvres. — Bandelette de caoutchouc, appliquée la nuit. Dans la journée, pommade à l'*oxyde de zinc* à 1/10 ou *salicylée* à 1/100.

S'il y a des fissures, les toucher légèrement avec un cristal de *sulfate de cuivre.*

Eczéma des paupières.—Compresses humides (eau bouillie, tilleul, boriquée). Compresses émollientes contre la conjonctivite concomitante ; celle-ci sera en plus traitée par l'emploi d'un collyre légèrement astringent (*borax* à 1/100), ou :

| Alun calciné....................... | 0 gr. 10 |
| Eau bouillie...................... | 12 gr. |

(GAUCHER)

Une goutte matin et soir dans le coin de l'œil.

Une inflammation vive de la cornée pourra nécessiter l'usage d'un collyre à *l'atropine*.

L'*Eczéma ciliaire*, outre les applications émollientes, se trouvera bien de l'usage d'une pommade à l'oxyde jaune de mercure :

> Oxyde jaune de mercure......... 0 gr. 30
> Vaseline............................... 30 gr.

L'épilation des cils et la cautérisation avec des cristaux de cuivre pourront être tentées, si cette première médication ne réussit pas, en raison de l'infection trop accusée des follicules.

Conduit auditif. — Irrigations boriquées, plusieurs fois par jour. Dans l'intervalle, tampon imbibé d'huile d'amandes douces.

Quand les croûtes sont tombées, employer *l'huile de cade* à 1/3 ; puis la pommade à *l'oxyde de zinc*.

Anus. Huile de cade pure, en badigeonnages quotidiens.

S'il y a des fissures, les toucher au crayon de *sulfate de cuivre*.

Scrotum.—Si l'eczéma est *sec*, on le combattra localement par *l'huile de cade mitigée*; s'il est *suintant*, employer la poudre suivante :

> Acide salicylique................ 2 gr.
> Talc pulvérisé.................... 100 gr.

Eczéma du gland. Fréquent chez les diabétiques.

Bains locaux 2 à 3 fois par jour, avec une solution de *résorcine* (1/200) ; dans l'intervalle, saupoudrer avec :

> Carbonate de magnésie.......... 30 gr.
> Aristol............................. 2 gr.

(GAUCHER).

Vulve. —Compresses **d'eau boriquée** ou **de chloral** à 1/200.

Pommades au *calomel*, à l'oxyde de zinc, au *dermatol* à 1/10.

Contre le suintement, *eau d'Alibour*.

Epilation, si les poils du pubis sont infectés.

Vagin. — Introduction de poudre d'*amidon*, pour isoler les parois.

Plis articulaires. — Pommade au *calomel* ou à l'oxyde de zinc à 1/10.

Au creux poplité, *huile de cade* et lotions de *sublimé* à 1/200.

Membres inférieurs. — Position horizontale et applications humides dans la période aiguë. Ensuite ;

Huile de cade.....................	10 gr.
Oxyde de zinc.....................	15 gr.
Vaseline..........................	20 gr.

(GAUCHER).

Eczéma palmaire ou corné.— Décapage préalable, au moyen d'une solution alcoolique de savon noir, en lotion matin et soir.

Quand la peau est décapée, applications d'*huile de cade pure* ou de pommade *salicylée* à 1/50.

Ongles. — *Huile de cade pure et pommade salicylée* à 1/20. Difficilement curable).

Engelures. — Prescrire, dès l'automne, pour lutter contre la diathèse, l'*huile de foie de morue*, le *sirop iodo-tannique*, l'*arsenic*, et tonifier les parois vasculaires :

— Sulfate de quinine..............⎰	ăă 0,05 cg.
Ergotine........................⎱	
Extrait de digitale...............	5 milligr.
— belladone...............	1 milligr.

(BROCQ).

Pour une pilule. 2 à 5 par jour.

Engelures non ulcérées.

Bains locaux pendant une demi-heure, avec une décoction chaude d'*écorce de chêne* à 50 °/₀₀, en y ajoutant 50 gr. d'alun.

Ou à l'*eau oxygénée* (à couper par moitié chez les enfants avec de l'eau bouillie).

Badigeonnages quotidiens avec :

— Extrait de Saturne................ }
    Eau-de-vie camphrée............ }   àà 30 gr.

Ou :

— Teinture d'iode. ....   5 gr.
    Glycérine........................   60 gr.

Contre le prurit, bains d'eau tiède à 35° pendant 10 minutes et applications de :

— Eau oxygénée.. .... }
    Lanoline anhydre................. }
    Vaseline pure.................... }   àà 20 gr.
    Poudre de talc.................. }

                                   (GAUCHER).

Ou :

— Huile camphrée.....................   2 gr.
    Lanoline...........................   20 gr.

                                (LIEBREICH).

Engelures ulcérées.

Bains d'*eau oxygénée* additionnés d'une solution de borate de soude.

— Amidon..............................   5 gr.
    Oxyde de zinc......................   10 gr.
    Vaseline...........................   20 gr.

Pour pansement, 2 fois par jour.

Ou :

— Sous-acétate de plomb............ 2 gr.
  Acide phénique................. 0 gr. 50
  Oxyde de zinc.................. 15 gr.
  Vaseline.......................⎱ àà 20 gr.
  Lanoline.......................⎰

(GILLET).

Ou :

— Dermatol......................⎫
  Oxyde de zinc.................⎪
  Talc..........................⎬ àà 5 gr.
  Vaseline......................⎪
                                ⎭
  Lanoline...................... q. s. p. pâte.

Erythème noueux.

Repos absolu.

Bains locaux ou compresses d'*eau blanche*.

Contre les douleurs :

— Extrait d'opium............ 0,20 cg.
  —   de belladone......... 0,30 cg.
  Vaseline................... 30 gr.

A l'intérieur, administrer le *salicylate de soude* ou *iodure de potassium*.

Erythème fessier.

— Carbonate de zinc...........⎱ 3 gr.
  S. n. de bismuth...........⎰
  Poudre de talc............. 20 gr.

Ou :

— Oxyde de zinc.............. 10 gr.
  Poudre de lycopode......... 20 gr.
  S. n. bismuth.............. 5 gr.
  Poudre de talc............. 30 gr.

Pour saupoudrer, après lavage à l'eau boriquée et essuyage méticuleux.

Eschares du décubitus.

> Dermatol........................... 10 gr.
> Chlorhydrate de cocaïne........... 2 gr.
> Poudre de benjoin.................. 5 gr.
> Amidon............................ 20 gr.
>
> (BACELLI).

> — Gutta-percha ⎱Traumaticine......⎰ 4 gr.
> Chloroforme. ⎰   ⎱ 30 gr.
> Baume du Pérou..... .... 1 gr.

Enduire avec un pinceau fin, deux fois par jour, les parties menacées. *(Comme préventif)*.

Gale. — CHEZ LES ENFANTS.

> Naphtol B.. .... 1 gr.
> Alcool............................ q. s.
> Vaseline.......................... 100 gr.
>
> (GAUCHER).

Augmenter la quantité de naphtol, si cette pommade est bien supportée.

Si elle ne l'est pas :

> Huile de camomille camphrée. .. 100 gr.
> Styrax........................... 20 gr.
> Essence de menthe............... 3 gr.
>
> (BESNIER).

Ou :

> Huile d'olives.................... 60 gr.
> Styrax........................... 25 gr.
> Baume du Pérou.................. 5 gr.
>
> (BROCQ).

CHEZ L'ADULTE.

Méthode de Fournier. — Faire, dans un grand bain, une friction prolongée avec du savon ordinaire ; puis frotter le corps entier avec la pommade suivante :

Glycérine......................	200 gr.
Gomme adragante................	1 gr.
Soufre.........................	100 gr.
Carbonate de soude.............	50 gr.
Parfum.........................	q. s.

Le lendemain, faire prendre un second bain.

Changer de linge de corps et brûler ou désinfecter les vêtements qu'on avait, au moment du traitement.

Les jours suivants, prendre des bains de son ou d'amidon et panser, s'il y a lieu, les lésions consécutives à la frotte, à l'aide de pansements humides ou de pommade à *l'oxyde de zinc*.

— *Pétrole* pur ou coupé d'eau, en frictions répétées trois ou quatre jours de suite. (C. PAUL).

— *Huile de cade*.

Une ou deux frictions

— CHEZ LES FEMMES ENCEINTES.

Naphtol........................	5 à 10 gr.
Ether..........................	q.s.p. dissoudre
Menthol........................	0 gr.25 à 1 gr.
Vaseline.......................	100 gr.

(BESNIER).

Faire une friction par jour pendant cinq à six jours ; donner un bain d'amidon tous les deux jours.

Si la peau est trop irritée :

Baume du Pérou.................	3 gr.
Onguent styrax frais...........	7 gr.
Oxyde de zinc..................	10 gr.
Lanoline.......................	}
Vaseline.......................	} āā 40 gr.

(BROCQ).

```
— Aristol.........................  ....     10 gr.
  Vaseline.................................. |
  Lanoline ......  ...................      | ââ 50 gr.
```

Herpès. — *Labial*. Au début, attouchements avec :

```
Eau de Cologne....................  10 gr.
Résorcine.........................  0 gr. 30
Cocaïne...........................  0 gr. 05
```

Quand les croûtes sont formées, les faire tomber au moyen de petits cataplasmes de fécule faits à l'eau boriquée et appliquer la pommade :

```
Glycéré d'amidon..................  10 gr.
Oxyde de zinc.....................  5 gr.
Acide borique.....................  2 gr. 50
Calomel...........................  0 gr. 50
```

Buccal. — Gargarismes et lavages avec une décoction de racines de guimauve préparée à l'eau boriquée.

Plusieurs fois par jour, attouchements avec :

```
Miel rosat........................  30 gr.
Acide borique.....................  4 gr.
Biborate de soude.................  2 gr.
```

Génital (homme). — Contre *l'herpès cutané*, pansements humides avec la solution suivante :

```
Eau boriquée .....................  200 gr.
Eau de Cologne....................  20 gr.
Chloral (Hydrate de)..............  3 gr.
Salol.............................  1 gr.
```

Quand l'inflammation a disparu, appliquer deux fois par jour :

```
Vaseline..........................  30 gr.
Acide salicylique.................  0 gr. 40
```

Contre l'herpès de la *muqueuse,* lotions ou mieux bains avec :

Eau blanche......................	100 gr.
Eau bouillie.....,...............	200 gr.
Thymol........................	0 gr. 50

Bien sécher et saupoudrer, au moyen de :

Salicylate de bismuth............	5 gr.
Talc.........................	
Poudre de riz...................	} àà 10 **gr.**

— (Femme). — Tous les jours, un bain de siège tiède, contenant 250 gr. de gélatine, 500 gr. d'amidon et un litre de vinaigre.

Pendant toute la période aiguë, compresses en permanence imbibées de :

Infusion de feuilles de coca........	200 gr.
Décoction de têtes de pavot.......	100 gr.
Eau boriquée.....................	500 gr.

Après la période aiguë, lotions plusieurs fois par jour, avec la solution précédente et après un essuyage soigneux, employer la poudre indiquée précédemment.

A la période de dessication, appliquer la pommade suivante :

Vaseline........................	20 gr.
Lanoline........................	10 gr.
Calomel........................	1 gr. 50
Chl. de cocaïne..................	0 gr. 10

S'occuper en même temps des phénomènes nerveux possibles (*bromure, valériane*).

Ichthyose.— Tous les deux jours, bain tiède contenant 500 gr. d'amidon et un demi-litre de glycérine neutre.

Dans la journée, plusieurs onctions à la glycérine pure.

La nuit, appliquer la pommade suivante :

Glycéré d'amidon...............	}	àà 60 gr.
Glycérine...................		
Biborate de soude...............		10 gr.
Acide tartrique................		6 gr.

Impétigo. — Après avoir ramolli et détaché les croûtes à l'aide de cataplasmes d'amidon ou de compresses d'eau boriquée, faire un lavage au sublimé à 1/1000 ou bien un badigeonnage à l'eau d'Alibour ; cette dernière préparation ainsi composée :

Sulfate de zinc..................	3 gr.50
Sulfate de cuivre..................	1 gr.
Safran......................	0 gr.20
Eau saturée de camphre.........	200 gr.
Eau bouillie...................	300 gr.

Dans le cas où la maladie se montre particulièrement extensive, M. Sabouraud conseille de recouvrir en permanence les parties malades avec un pansement largement imbibé de cette liqueur.

Leredde préfère le *nitrate d'argent* à 1/10 ou 1/20. On frotte les érosions avec un tampon imbibé de cette solution et on recouvre d'une pâte.

Parmi les pâtes à employer quand les croûtes seront tombées, Patoir recommande la suivante :

— Bicarbonate de soude............		2 gr.
Oxyde de zinc................	)	
Talc................	}	10 gr
Vaseline................	)	
Lanoline................		20 gr.

Si les croûtes continuent de s'étendre et si les exulcérations laissent s'écouler une sérosité abon-

dante, laver soigneusement (*eau boriquée*, 30 p. 1000,
sublimé, 1 p. 5.000). Toucher ensuite les érosions
au *nitrate d'argent* à 1/10, ou à la *teinture d'iode*,
et lotionner 5 ou 6 fois par jour avec l'Eau d'Alibour au 1/3. Puis on emploiera les pommades *boriquées à 1/15, les pâtes à l'acide salicylique et à la
résorcine* :

— Résorcine.. . . . .}
Acide salicylique. . . . .}   1 gr.
Oxyde de zinc. . . . .}
Amidon pulvérisé. . . . .}   10 gr.
Vaseline. . . . .   20 gr.
Lanoline. . . . .   30 gr.

ou les pommades au calomel, au salol 1/30, au précipité jaune 1/20, au naphtol 1/25, au dermatol, a
l'aristol.

Quand l'écoulement n'est pas excessif et que la
lésion est localisée, on peut user d'un emplâtre,
tel que l'*emplâtre rouge de Vidal*, qu'on laissera 1
à 2 jours en place et qu'on réappliquera jusqu'à
guérison :

— Emplâtre de diachylon. . . . .   52 gr.
Minium. . . . .   5 gr.
Cinabre. . . . .   3 gr.

Si l'ulcération est fongueuse, peu suintante et
torpide, appliquer matin et soir une couche de la
pommade :

— Huile de cade.   5 gr.
Bioxyde de mercure. . . . .   0 gr. 30
Vaseline. . . . .   20 gr.

                                   (VIDAL).

Ou une pâte au soufre et au cinabre :

> — Soufre précipité.................... 2 gr.
> Sulfure rouge de mercure.......... 1 gr.
> Oxyde blanc de zinc............... 6 gr.
> Vaseline..........................,.......... 10 gr.
>
> (LEREDDE).

S'il existe des érosions ou des fissures, les badigeonner au *nitrate d'argent*, à *l'huile de cade pure*, puis appliquer une pâte pour dessécher avec poudrage consécutif.

Intertrigo.

Chez l'enfant, changement de régime, et diète lactée.

Aux obèses prescrire le régime d'amaigrissement ; aux femmes qui souffrent d'un intertrigo sous-mammaire, conseiller de relever les seins par des bandes de toile.

Traiter les troubles dyspeptiques concomitants s'il en existe.

Localement, prescrire matin et soir, des lotions avec une décoction de guimauve, s'il y a prurit, ou une infusion de feuilles de noyer si le suintement est abondant. On peut encore user de lotions au tannin (10/1000), à l'alun, au borate de soude :

> Alun................................. 5 gr.
> Borate de soude................. 15 gr.
> Eau de roses .... 500 gr.

Le bicarbonate de soude (20/1000), le carbonate neutre de soude (30/1000), sont employés dans les mêmes conditions.

Si le prurit est intense, on usera d'eau *vinaigrée* (10 gr. de vinaigre par litre d'eau bouillie), *salicylée* (1/1000), *thiolée* (10/1000), *ichthyolée* (10/1000). Le *coaltar saponiné* (10/1000) est également utilisé.

Poudrer directement, après lavage avec :

Dermatol........................... ⎱ 10 gr.
Oxyde de zinc...................... ⎰
Poudre de talc.................   20 gr.

Ou :

Salicylate de bismuth.............   5 gr.
Oxyde de zinc.....................   10 gr.
Poudre de talc....................   40 gr.

S'il existe des fissures, badigeonner avec une solution faible de *nitrate d'argent à 1 ou 2/100*.

Une fois la guérison obtenue, on veillera à empêcher les récidives. Les plis exposés à l'intertrigo seront nettoyés tous les jours à l'alcool et poudrés avec une poudre isolante. On interdira les vêtements de laine appliqués directement sur la peau, et les causes qui provoquent une sudation intense exercices violents. Aux enfants, on administrera des bains d'empois d'amidon tièdes et très courts (3 à 5 minutes).

Lichen. — Plan.

Formes aiguës. — Applications sédatives, soit enveloppements humides permanents, soit emploi de poudres comme la suivante :

Camphre pulvérisé..............   1 gr.
Talc pulvérisé et tamisé...........   100 gr.
M. s. a.

A l'intérieur, on donnera, de préférence aux bromures, les préparations de valériane, surtout l'extrait de valériane ;

> Extrait fluide de valériane........ 40 gr.
> Sirop de menthe................
> Teinture de valériane........... } àà 15 gr.
> Sirop simple.................... 30 gr.
>
> (GAUCHER).

Matin et soir, une cuillerée à café.

Formes chroniques. — Ordonner les douches tièdes en pluie, de 2 à 3 minutes de durée ; *l'arsenic*
à des doses croissantes, sous forme de liqueur de
Fowler ou d'arséniate de soude. Commencer par
deux milligrammes par jour *d'arséniate de soude* et
sans dépasser la dose de quatre à cinq milligrammes. Si l'on veut donner davantage, s'adresser de
préférence aux composés organiques *(cacodylate
de soude, arrhénal).*

Soumettre les malades au régime spécial des
arthritiques, en y joignant les alcalins.

Comme traitement local, dans les formes géné-
ralisées, on prescrit le *glycérolé tartrique* de Widal au 20e, en applications tous les soirs.

Dans les formes localisées, prescrire : soit
l'acide pyrogallique en pommade à 5 ou 10 p. 100,
soit surtout *l'acide salicylique* en pommade au 50e
ou au 30e. On aura soin de décaper au préalable
les parties malades avec du savon noir.

— PILAIRE. — Dans les cas légers, ramollir les grains
cornés à l'aide de *savon noir* ou de *savon salicylé,*
ou les enlever mécaniquement au moyen de frictions à la poudre de marbre plus ou moins fine ou
au savon ponce.

Pour combattre le léger degré d'inflammation
qui peut exister, prescrire soit une *pâte de zinc résorcinée à 3 ou 5 %,* soit une pâte de zinc *soufrée*
ou la poudre suivante :

— Soufre précipité.......................⎞
Terre fossile............................⎬ àà 5 gr.
Talc de Venise.........................⎠

Ou l'une des pommades suivantes :

— Soufre précipité.................... 15 gr.
Savon de potasse......................⎫
Axonge................................⎬àà 30 gr.
Pierre ponce pulvérisée............. 16 gr.

— Lanoline.............................⎞
• Axonge.............................⎬àà 50 gr.
Savon de potasse....................⎠
Naphtol.............................. 15 gr.
Craie blanche....................... 10 gr.

Traiter les phénomènes d'irritation avec de la
colle de zinc à l'ichthyol ou de la pommade au
zinc et à l'ichthyol.

Nœvi. — *Pigmentaires.*

Intervention chirurgicale.
— *Vasculaires (plans).*
Scarifications, chaque quinze jours.

Après chaque séance, appliquer la pommade
suivante :

— Résorcine........................... 1 gr.
Ergotine............................. 0 gr. 10
Vaseline............................. 30 gr.
Lanoline............................. 20 gr.

— Cautérisation au thermo-cautère, contre les petits nœvi satellaires.
— Vaccination sur le nœvus.
— Applications de *perchlorure de fer* (THIÉRY),
après avoir dénudé la peau.

— Collodion riciné................... 30 gr.
Sublimé............................. 1 gr. 80
                                  (FRATTINI).

A l'aide d'un pinceau, étaler une couche de ce collodion, en ayant soin de dépasser un peu les limites du mal. Attendre que le collodion se soit transformé en une pellicule blanche. Appliquer ensuite de la même façon deux ou trois nouvelles couches de collodion, puis recouvrir de coton aseptique et d'une bande. Au bout de deux jours, détacher la pellicule recouvrant le nœvus et procéder à une nouvelle application de collodion au sublimé, qu'on enlève au bout de trois autres jours. On voit se détacher alors une eschare superficielle brunâtre, sous laquelle apparaît une cicatrice fine et lisse ou bien une petite ulcération qui ne tarde pas à se cicatriser sous un pansement sec antiseptique. D'autres fois, quand notamment le nœvus est turgide, le résultat ne peut être obtenu qu'après quatre ou cinq applications.

Lorsque le nœvus siège au cuir chevelu ou à la paupière, il faut, dans le premier cas, avoir soin de raser les cheveux au niveau de la télangiectasie, avant de procéder aux applications du sublimé, et dans le second cas, prendre les mesures nécessaires pour éviter toute pénétration accidentelle du caustique dans l'œil.

— *(Tubéreux)*.

Electrolyse. Le pôle négatif est placé dans la main du malade, ou dans une région voisine de la région opératoire. Le pôle positif aboutit à une simple aiguille en platine, qu'on enfonce de deux à plusieurs millimètres dans les tissus.

Si la tumeur est volumineuse, on emploie plusieurs aiguilles réunies ensemble.

L'intensité du courant et sa durée d'application

devront être proportionnées à l'étendue et à la profondeur de la lésion. Pour une petite télangiectasie limitée, un courant de 2 à 3 milliampères pendant quelques secondes suffit. Pour des angiomes saillants, on atteint progressivement 8 à 10 et jusqu'à 30 milliampères, et une durée de 5 à 10 minutes. Les séances seront renouvelées tous les 8 ou 15 jours. (GAUCHER).

Pemphigus. — *Chez l'adulte*, évacuer le contenu des bulles au moyen d'une aiguille flambée, puis saupoudrer avec :

— Oxyde de zinc....................⟩āā 5 gr.
S. n. bismuth...................⟩
Talc.............................. 30 gr.
Acide salicylique.................. 0 gr. 50

Dans les formes graves, *quinine*, (1 gr. par jour en deux fois).

Chez le nouveau-né, bains de sublimé à 1/10.000 (Comby), et pansement avec :

— Lycopode..........................⟩
Salol. ....⟩ āā gr.
Acide borique.....................⟩

(COMBY).

Phtiriase. — Couper les cheveux et faire un lavage au savon noir ou au savon de goudron. Faire ensuite une lotion avec la solution suivante tiède :

— Créoline ou crésyl................ 30 gr.
Eau .... 150 gr.

Pour le pédiculi pubis, faire le lavage dans un bain contenant 6 gr. de sublimé dissous dans l'alcool.
Désinfection des vêtements.

Prurigo.

Traitement général et tonique (huile de foie de morue).

Tous les quatre jours, bain d'une demi-heure contenant 1/4 de litre de glycérine et 500 gr. de gélatine.

Tous les deux jours, badigeonnage au goudron de Norwège.

Matin et soir, lotion chaude avec :

Silicate de soude................... 2 gr.
Eau bouillie...................... 300 gr.

Laisser sécher, puis étaler sur la peau malade du baume de Commandeur qui, en se desséchant forme un mince vernis sur la peau et la soustrait au contact des vêtements ou des irritations externes.

Contre les démangeaisons, voir page 361.

Psoriasis.

Faire tomber les croûtes, c'est-à-dire décaper la peau au moyen de bains d'amidon, de bains alcalins, de bains de vapeur, et d'un bon savonnage. Quand la peau est décapée, appliquer une fois par jour la pommade :

Huile de cade................... 10 à 30 gr.
Glycérine d'amidon............... 90 gr.
Extrait de bois de Panama....... 5 gr.
Essence de girofle............... q. v.

Puis :

Chrysarobine................... 10 gr.
Gutta percha........... 10 gr.)
Chloroforme........... 90 gr.) (Traumaticine),

En badigeonnages :

Hallopeau conseille, comme supérieur aux autres topiques, le *permanganate de potasse en compresses* (1/300 à 1/100).

Dans le psoriasis des ongles, employer la pommade à *l'acide salicylique* à 1/30. Dans celui de la face, la pommade au calomel à 1/10.

Comme traitement général, conseiller *l'arsenic*, dans les psoriasis limités ou torpides, et la médication alcaline. Eviter soigneusement le froid.

Comme eaux minérales, les seules qui soient utiles, prises à l'intérieur, sont les eaux arsenicales de la Bourboule. Les sulfureuses fortes (Luchon, Cauterets, etc.), qui irritent la peau, sont contre-indiquées. (GAUCHER).

Purpura (HÉMORRHAGIQUE. —MALADIE DE WERLHOFF).

Repos au lit.

Régime lacté ou lacto-végétarien.

```
— Chlorure de calcium..............    8 gr.
  Sirop simple.....................  200 gr.
  Eau de menthe....................   50 gr.
```

Deux cuillerées à soupe par jour (chez un enfant de 5 ans).

— (RHUMATOÏDE).— Médication anti-rhumatismale.

En outre :

```
Sulfate de quinine...............  0 gr. 50
```

Pour un cachet. Deux à trois par jour.

— (INFECTIEUX). — Antisepsie de la bouche et du nez : lavages à l'*eau oxygénée* à 2 ou 3 volumes.

```
— Chlorure de calcium.............    20 gr.
  Sirop thébaïque.................   100 gr.
  Eau de menthe...................   100 gr.
  Sirop simple....................   q. s. p. 300 c. c.
```

Trois à quatre cuillerées à soupe par jour.

Balnéation froide ou tiède, selon la gravité de l'affection causale.

Urticaire. — Dans l'urticaire de *cause externe*, il suffit de supprimer cette dernière.

Dans l'urticaire de *cause interne*, régime lacto-végétarien et antidyspeptique ; laxatifs (une cuiller à café de sel de Seignette ou de Carslbad à continuer 8 ou 15 jours).

— Nitrite de soude	**1 gr.**
Eau distillée	300 gr.

(SAWYER).

Une cuillerée à soupe deux ou trois fois par jour.

Dans les cas d'arthritisme ancien :

Bromhyd. de quinine	} ââ 0 gr. 05
Ergotine	
Extrait de belladone	1 millig.

(BROCQ).

Pour une pilule. Huit à seize par jour.

Comme traitement externe :

Poudre d'amidon	} ââ 40 gr.
Poudre de talc	
Sous-nitrate de bismuth	20 gr.
Salicylate de bismuth	10 gr.

Ou :

Poudre de lycopode	} ââ 40 gr.
Poudre de talc	
Oxyde de zinc	20 gr.
Camphre pulvérisé	2 gr.

A appliquer après avoir fait des lotions chaudes avec une infusion de têtes de camomille, de fleurs de sureau, de racine de guimauve additionnée par verre d'une à trois cuillerées à soupe d'eau blanche ou de vinaigre, suivies d'un essuyage méticuleux.

Si le prurit persiste, faire suivre la lotion d'une application de :

Vaseline............................. }
Oxyde de zinc...................... } âà 50 gr.
Menthol............................ }
Chlorhydrate de cocaïne........... } 2 gr.

Ou :

Vaseline........................... }
Oxyde de zinc..................... } âà 50 gr.
Acide phénique.................... 2 gr.
Acide salicylique................. 1 gr.

Ou :

Glycérolé d'amidon................ 20 gr.
Acide tartrique................... 1 gr.
Acide salicylique................. 0 gr. 20

et poudrer sur la pommade.

Grands bains à 35° d'une demi-heure avec 500 gr. damidon ou de fleurs de tilleul.

Pityriasis. *(Rosé de Gibert)*.

Garder le lit.

Bains quotidiens de dix minutes, contenant 500 grammes d'amidon et 2 à 3 gr. d'acide phénique en solution préalable.

Après le bain, appliquer la poudre suivante :

— Salicylate de bismuth............... 5 gr.
Poudre de riz..................... 45 gr.

(Versicolor).

Bain de 20 minutes, dans lequel on fait un savonnage au savon noir.

Faire ensuite 2 ou 3 applications de *teinture d'iode*, ou de sublimé à 1/1000.

Verrues et cors. — Chaque matin, prendre :

— Magnésie calcinée (?)............. 0,50 à 1 gr.
Pour un paquet.

Appliquer chaque jour :
— Collodion salicylé à 1/10.

Ou : '

— Résorcine.. .... }
Acide salicylique.. .... } àà 1 gr.
Acide lactique...................)
Collodion riciné.................... 10 gr.

Ou :

— Acide salicylique................... 1 gr. 50
Acide lactique....................... 2 gr.
Extrait de chanvre indien......... 0 gr. 25.
Ether sulfurique................... 3 gr.
Collodion élastique................... 10 gr.

Ou :

— Chloral...............,.... ,........ } àà 1 gr.
Acide acétique....................)
— salicylique.................. }
Ether........................ } àà 4 gr.
Collodion ,...................... 15 gr.

(MANTELIN).

Zona. — Comme traitement général, *bromures* et *valériane*.

A la période érythémato-vésiculeuse, appliquer des compresses imbibées de :

— Résorcine........................ 5 gr.
Menthol........................ 0 gr. 50
Eau de Cologne.................. 100 gr.

Ou saupoudrer avec :

— Salicylate de bismuth............... 5 gr.
Poudre de riz...................... 45 gr.

A la période vésico-pustuleuse, faire chaque jour un pansement avec :

— Vaseline......................... 50 gr.
Talc.............................. 10 gr.
Oxyde de zinc..................... } āā 5 gr.
Salicylate de bismuth............. }
Acide borique..................... 3 gr.
Salol............................. 1 gr.

Si les douleurs sont intenses, badigeonnage au *salicylate de méthyle*. (CHAMBARD).

Zona ophtalmique. — Percer les grosses bulles, à l'aide d'une aiguille flambée.

Appliquer deux ou trois fois par jour la pommade suivante :

— Dionine......................... 0,50 cg.
Lanoline.......................... 15 gr.
Huile de vaseline................. 5 gr.

— Contre les douleurs très violentes, faire chaque jour une injection, à la tempe du côté affecté, d'un c. c. de la solution :

— Dionine......................... 0,10 cg.
Eau distillée bouillie............ 10 gr.

COSMÉTIQUES.

ou   r l'embellissement du teint.

Éviter la poudre de riz des parfumeurs et même la poudre d'amidon ordinaire, qui fermentent au contact de la chaleur et de l'humidité de la peau et donnent naissance à des acides irritants. Employer les poudres d'origine non végétale, mais minérale, telle que la *minéraline*, après avoir étalé sur la peau une couche légère de cold-cream frais et l'avoir essuyée. (BROCQ)

— Teinture de baume de Tolu.......	50 gr.
Eau de roses......................	450 gr.
— Teinture de benjoin...............	50 gr.
Carbonate de soude...............	5 gr.
Eau de Cologne...................	450 gr.
— Borate de soude	10 gr.
Carbonate de soude.............	5 gr.
Eau de roses......................	200 gr.
Teinture de benjoin..............	30 gr.
Eau de Cologne...................	250 gr

Une cuillerée à soupe, dans l'eau de lavage.

Taches de rousseur.

Bichlorure de mercure............	0 gr. 25
Chlorhyd. d'ammoniaque...........	10 gr.
Emulsion d'amandes amères......	300 gr.
Teinture de benjoin..............	5 gr.
— Teinture de benjoin...............	5 gr.
Eau de roses......................	200 gr.
Glycérine neutre..................	100 gr.
Acide chlorhydrique au 1/10......	10 gr.
Chlorhyd. d'ammoniaque.........	10 gr.

Pour lotions.

— Huile de ricin.....................}	
Beurre de cacao...................}	àà 30 gr.
Oxyde de zinc....................	1 gr.
Oxyde jaune de mercure.........	0 gr. 25
Essence de rose..................	Deux gouttes

Deux onctions par jour.

— Appliquer, pendant cinq minutes chaque jour un tampon de coton hydrophile imbibé d'*eau oxygénée*. Faire ensuite une onction à la lanoline ou laver avec :

> Eau boriquée.................... 50 gr.
> Glycérine neutre.............. ... .. 15 gr.

— Laver la peau à *l'alcool* et appliquer sur les taches de petites plaques d'*emplâtre au précipité blanc* ; les garder toute la nuit.

Pendant le jour, appliquer avec un pinceau la mixture suivante, qu'on laisse sécher :

> Amidon de riz.................. } àà 2 gr.
> Oxyde de bismuth.............. }
> Craie préparée.................. 4 gr.
> Onguent de glycérine............. 10 gr.
> Eau de rose.................... 90 gouttes.
>
> (UNNA).

Quand les taches sont très rebelles, on peut employer aussi le remède énergique d'Hébra,*(collodion élastique renfermant 1 p. $^{0}/_{0}$ de sublimé)*.
— Lavage deux fois par jour avec une décoction chaude de *fleurs de sureau* à 20 p. 1000.

Rides.

> Sulfate d'alumine.................. 4 gr.
> Lait d'amandes.................. 50 gr.
> Eau de roses.................. 200 gr.
>
> (JAMES).

Pour lotions, matin et soir.

Rugosités de la peau. — Lavage matin et soir à l'eau de Vichy ou à l'eau bouillie renfermant 5 à 7 gr. de *bicarb. de soude* par litre.

Frotter ensuite les parties malades avec un petit tampon d'ouate imbibé du mélange :

Tanin.................................	0 gr. 75
Glycérine neutre.	25 gr.
Eau de roses.......................	100 gr.

Ou :

Borate de soude...................	1 gr.
Glycérine neutre..................	5 gr.
Eau de fleurs d'oranger...........	50 gr.

(Journal des Praticiens).

Vergetures.

— Teinture de noix vomique.......⎱ āā 5 gr.
—   quinquina.......⎰

Lanoline.............................⎱ āā 20 gr.
Vaseline.............................⎰

                     (De Molènes).

Pour massage tous les soirs pendant dix minutes (ef-fleurage, tapotements et pincements).

Le matin, lotion à l'eau de cologne.

Varicosités. — Comme décongestionnants locaux, appliquer des compresses chaudes de tilleul ou de guimauve, renouvelées toutes les deux minutes, pendant un quart d'heure chaque soir.

Le matin, à jeun, prendre dans un peu d'eau une cuillerée à café de :

— Sulfate de soude.................... 20 gr.
Bicarb. de soude.................... ⎱ āā 10 gr.
Chlorure de sodium................. ⎰

Pendant 20 jours de suite.

                 (Journal des Praticiens).

Entre les repas, prendre deux fois par jour, dans un peu d'eau, une cuillerée à café de :

— Extrait fluide d'hamamélis.......⎱ āā 60 c.c.
Glycérine neutre..................⎰

Fards. *Pour la peau* (Rausch).

— **Argile rouge**....................................	0 gr. 03
Glycérine......................................	VI gouttes.
Pommade à l'oxyde de zinc........	10 gr.

Usage externe.

— Argile rouge...........................	0 gr. 24
Glycérine...........................	XX gouttes.
Solution d'éosine rouge à **2** p. 1000.	VIII gouttes.
Pâte à l'oxyde de zinc............	40 gr.

Usage externe.

— Ichthyol........................	0 gr. 40 à 1 gr. 60
Pâte à l'oxyde de zinc..........	40 gr.
Solution d'éosine rouge à 2 p.	
1000...........................	XXIV à XL gout.

Usage externe.

— Argile rouge.....................	0 gr. 03
Solution d'éosine rouge à 2 p.	
1000...........................	3 gr. 50
Eau distillée....................	50 à 55 gr.
Gélatine.........................	12 gr. 50 à 15 gr.
Glycérine........................	10 gr. à 12 gr. 50
Oxyde de zinc...................	20 à 25 gr.

Usage externe.

Avec la formule ci-dessus, on obtient un vernis plus dur ou plus mou suivant qu'on augmente ou qu'on diminue la quantité de gélatine et d'oxyde de zinc d'une part, et celle d'eau et de glycérine, d'autre part.

— Argile rouge........................	0 gr. 02
Solution d'éosine rouge à 2 p. 1000.	II gouttes.
Oxyde de zinc.......................	0 gr. 40
Glycérine...........................	3 gr.
Gélatine............................	20 gr.

Usage externe.

(Indiqué surtout dans la séborrhée sèche de la face).

Pour les lèvres.

— Extrait d'orcanette.................. 0 gr. 05
Essence de Bergamote...........⎫
Essence de citron..................⎬ââ 0 gr. 10
Paraffine..........................⎫
Vaseline..........................⎬ââ 8 gr.

A couler en tablettes ou en crayons.

               (Revue intern. méd. et ch.).

Chute des seins. — Grands bains contenant 5 gr. *d'arséniate de soude* et le mélange suivant :

— Vinaigre fort......................⎫
Teinture de benjoin................⎬ 200 gr.
—   de rose rouge..........⎭

                     (Brocq).

Intervention chirurgicale consistant à enlever un losange de peau à la partie supérieure de la poitrine ; rapprocher et suturer les lèvres. La cicatrice produite serait à peine visible.

PÉRITONITES.

Aiguë. — Révulsion locale au début (Ventouses)..
Application de glace sur l'abdomen.

Opium par la bouche :
    Extrait thébaïque............ 0 gr. 01
Pour une pilule. Cinq à douze en 24 heures.
ou injections de *morphine.*
Eau par cuillerées à café et fragments de glace à laisser fondre dans la bouche.
Laparatomie.

Tuberculeuse. Repos au lit, avec cure d'air et de soleil, promenades en voiture, bonne alimentation : lait, œufs, purées, viande crue.

Cure de campagne, cure marine, Berck (été), Hendaye (hiver).

Au besoin : huile de foie de morue, créosote, glycérophosphate de chaux, lécithine.

Localement, badigeonnages iodés, collodionnés, compressions, *frictions de savon noir* (COMBY).

PHARYNGITES.

P. aiguë. — Repos au lit, sudation et boissons chaudes. L'antisepsie nasale sera assurée par l'emploi de là pommade mentho-boriquée :

Vaseline..........................	30 gr.
Menthol..................	0 gr. 30
Acide borique...................	1 gr.

Pour introduire dans les narines matin et soir.

— Baume de Pérou.................	20 gr.
Alcool à 90°....................	10 gr.

Quelques gouttes dans un 1/2 verre d'eau bouillante. Inhalations de cinq minutes 3 à 4 fois par jour.

Des pulvérisations d'*huile de vaseline* répétées toutes les 3 heures seront pratiquées dans le jour.

Si l'on croit devoir pratiquer le lavage des fosses nasales, on usera de l'eau salée tiède à 7.5 p. 1000 (la muqueuse rhino-pharyngée ne supporte pas l'eau pure).

P. chronique.

Iode pur......................	0 gr. 50
Iodure de potassium..........	1 gr.
Lanoline................	10 gr.

Faire deux badigeonnages par semaine.

Ou :

> Teinture d'iode................... 4 gr.
> Glycérine......................... 12 gr.

Pour badigeonnages une à deux fois par jour.

Ou :

> Tannin............................ }
> Alcool............................ } aa 30 gr.

Pour attouchements quotidiens.

Prendre à jeun un verre d'eau de *St-Honoré* ou quelques cuillerées à soupe d'*eau de Challes* ou d'*Eaux-Bonnes*, dans une tasse de lait tiède; continuer trois semaines.

Pratiquer des pulvérisations avec ces mêmes eaux sulfureuses au fond de la gorge, dix minutes chaque matin.

Si possible, une saison à *St-Honoré, Luchon, Challes, Cauterets, Eaux-Bonnes, Aix.*

Si le malade est pâle, à tendance anémique, les eaux arsenicales seront préférées (*Mont-Dore, La Bourboule*).

En certains cas, l'alternance des traitements sulfureux et arsenical produit de bons résultats (trois semaines de traitement sulfureux et trois semaines de traitement arsenical).

S'il existe une lésion locale irritative, la traiter directement (ablation de débris adénoïdiens, cautérisation des granulations au galvano-cautère, ablation des queues de cornets, cloisons déviées, etc.).

Dans les *formes atrophiques*, brossage de la muqueuse avec une brosse de peintre, imbibée de la solution iodo-iodurée ;

Iode .... 1 gr.
Iodure de potassium............... 3 gr.
Eau distillée..................... 40 gr.

Eviter l'irritation locale par le tabac, l'alcool et le vin pur.

(D'après *Journal des Praticiens*).

PHLÉBITE.

Dans la période du début, immobilisation au moyen d'une gouttière en fil de fer ou de la gouttière de Bonnet, si la phlébite est double. Matelasser la gouttière d'ouate et de taffetas, pour permettre les applications humides.

Durée de l'immobilisation très variable.

Compresses ou *d'eau blanche*, si la peau n'est pas intacte ou de solution saturée de *chlorhyd. d'ammoniaque*.

Contre les douleurs :

Chl. de morphine.................. 3 gr.
Vaseline......................... 60 gr.

A la période d'état, c'est-à-dire au bout de 3 semaines environ, sortir sans secousse le membre malade de la gouttière, l'entourer d'ouate et pratiquer la compression élastique, au moyen de bandes de Velpeau (Contre l'œdème).

— Extrait fluide d'hamamelis........}
Sirop d'éc. d'or. am...............} àà 50 gr.
Teinture de Vanille.............. Vingt gouttes.

(DUJARDIN-BEAUMETZ).

Quatre cuillers à café par jour.

A la période terminale, massage très prudent par pressions douces et continues, si le membre reste tuméfié et *mouvements passifs*. Après chaque séance, appliquer autour du membre une bande élastique légèrement serrée et ne continuer l'usage pendant quelque temps après la guérison. (JAEGER).

A la période de convalescence, traitement hydro-minéral. A domicile bains chargés de 4 à 5 kilog. de gros sel gris, pour hâter la résolution de l'œdème et activer la nutrition des tissus. Trois à quatre bains par semaine, de 20 à 40 minutes de durée. Après le bain, repos d'une demi-heure au moins dans le décubitus horizontal.

A la période de guérison, conseiller une saison à *Bagnoles de l'Orne, Brides-les-Bains, Plombières, Bourbonne-les-Bains, Dax,*

Phlébite blennorrhagique.

Ichthyol..........................	10 gr.
Lanoline........................	
Vaseline........................	àà 50 gr.

Phl. syphilitique. —*A la période secondaire*, traitement mercuriel et applications d'*onguent napolitain*.

A la période tertiaire, iodure à doses massives.

Phl. chlorotique (PRÉTUBERCULEUSE).

A la période de convalescence, balnéothérapie saline *(Biarritz, Salies de Béarn, Salins)*.
Traitement de la tuberculose.

Phl. goutteuse.

Poudre de sem. de colchique......	1 gr.
Sirop de guimauve................	3 gr.
Extrait de digitale...............	0 gr. 40

Pour 20 pilules. 1 par jour.

ou bien encore on prescrira, à la dose de 2 à 3 cuillerées à café, mais le matin à jeun, la *liqueur de Laville*.

En face d'un accident aussi grave que la phlébite goutteuse, qui s'embolise facilement, les moyens prophylactiques énergiques devront être opposés à cette complication qui récidive aisément.

Une hygiène sévère sera imposée au malade ; on lui recommandera les diverses stations utiles contre la diathèse, qui l'a engendrée, telles que *Vichy*, *Pougues*, *Contrexéville*, *Evian*, etc.

Phl. rhumatismale. — Plus souvent *périphlébite*, qui autorise une sévérité moins grande à la période aiguë.

Le salicylate de soude, le salophène, le salol échouent en général.

L'*antipyrine*, 3 à 4 gr. par jour, donne au contraire de bons résultats.

Régime végétarien.

Phl. variqueuse. — Outre le traitement général indiqué plus haut, envisager la possibilité de l'extirpation de gros paquets variqueux, quand les veines s'enflamment et s'infectent facilement.

Veiller aux érosions de la peau et prescrire le port constant de bandes de Velpeau.

(D'après Hirtz, in *Journal des Praticiens*).

PHOSPHATURIE

— Exercice modéré. Diminuer la viande, les féculents et les sucres.

—Sulfate de chaux chimiquem^t pur⟩) àà 0,50 cg.
Carbonate de magnésie...........)

(ETTERLEN).

Pour un cachet. Un le matin, deux à midi, un le soir avant de manger.

(Dans 30 cas, l'acide phosphorique urinaire est tombé de 1 gr. 4 à 0,45 environ). On peut remplacer ces cachets par l'eau de *Contrexéville* ou de *Martigny*, qui contiennent 1 gr. 22 et 1 gr. 42 de sulfate de chaux par litre.

— Phosphate de chaux............... 0,40 cg.
Phosphate de soude............... 0,20 cg.
Phosphate de potasse............. 0,10 cg.
Magnésie calcinée................ 0,10 cg.
Poudre d'yeux d'écrevisse........ 0,20 cg.
Poudre de fèves de St-Ignace..... 0,01 à 0,04 cg.

(A. ROBIN).

Pour un cachet. Un au milieu des deux repas.

Ou :

Hypophosphite de strychnine...... Cinq milligr.
       »   de quinine.......)
       »   de magnésie.....) àà 4 gr.
       »   de potasse........ 0,60 cg.
       »   de chaux.......... 1 gr. 60
       »   de soude.......... 1,40 cg.
       »   de fer............ 1,60 cg.
Sirop d'éc. d'or. amérés.......... 300 c. c.

(A. ROBIN).

Une cuillerée à soupe au milieu des deux repas.

S'il y a neurasthénie concomitante.

Glycérophosphate de chaux...... 0,30 cg.
       »   de magnésie..)
       »   de soude......) àà 0,10 cg.
       »   de fer......... 0,05 cg.

Poudre de fèves de St-Ignace......   0,02 cg.
Albumine d'œuf desséchée. ....   0,10 cg.

Pour un cachet. Un au milieu des deux repas.

Ou :

— Glycéroph. de soude à 50 °/₀......   2 gr.
Eau distillée stérilisée...........   q. s. p. 10 c. c.

Injecter deux à trois c. c. par jour.

— Envoyer les malades déprimés à *Biarritz,
Salins, Salies de Béarn* ; les excitables à *Néris ou
Plombières.*

PLEURÉSIE.

P. séro-fibrineuse. — Régime lacté exclusif pendant
15 jours environ ; au bout de ce laps de temps,
autoriser deux ou trois potages par jour.

Repos complet au lit, aussi longtemps que persiste l'épanchement et que la fièvre n'est pas tombée.

Le premier jour, *ventouses* sèches ou scarifiées
s'il y a en même temps de la congestion à la
base atteinte ; à recommencer les jours suivants,
en alternant avec des applications de *teinture
d'iode.*

— Lutter contre la fièvre par l'administration de
sulfate de quinine : 0,25 à 0,30 cg. en un cachet,
matin et soir.

— Contre les douleurs, injection de *morphine*, si
elles sont très fortes, surtout dans la pleurésie
diaphragmatique.

— Favoriser la diurèse par des infusions de *reine
des prés* ou de *pariétaire* et des potions diurétiques.

> Oxymel scillitique................ 30 gr.
> Nitrate de potasse................ 3 gr.
> Infusion de baies de genièvre..... 150 gr.

A prendre en 24 heures, par cuillerées à soupe.

— Soutenir le cœur par la *spartéine* (0,10 cg. par jour en potion, pilules ou injection hypodermique) ou la *teinture de digitale* associée à la potion précédente (20 à 25 gouttes par jour, pendant 4 jours).

— Vers le 15ᵉ ou le 20ᵉ jour, tenter de favoriser la résorption du liquide par le *salicylate de soude* (4 à 6 gr. par jour. TALAMON).

Ou par la potion suivante à prendre dans la journée et à continuer huit jours :

> Chlorure de baryum............. 0 gr. 20
> Eau distillée..................... 100 gr.
>
> (PESCI).

ou injection quotidienne d'un à deux centigr. de *pilocarpine*.

— Si l'épanchement persiste ou s'il détermine des accidents, pratiquer la thoracentèse.

— A la période terminale de la maladie et dans la suite, instituer le traitement anti-tuberculeux.

P. Sèche. — Révulsion, au moyen de pointes de feu superficielles.

Ventouses scarifiées.

Médication générale pathogénique (donner le salicylate de soude ou le salophène, dans le *rhumatisme* — la quinine, dans *l'impaludisme* — la quinine et l'acide salicylique dans la grippe).

P. purulente. — Essayer une ou deux ponctions.

Si l'état général ne s'améliore pas, intervention chirurgicale.

PNEUMONIE.

CHEZ L'ADULTE. — Si le malade est vigoureux et
pléthorique, pratiquer une *saignée* de 500 gr. et
en cas de dépression consécutive, faire une injection de 500 gr. de *sérum artificiel.*

Diète lactée, boissons abondantes (eau, bouillon,
infusions).

Ventouses en grande abondance.

Matin et soir, *quinine* (0.50 à 0.75 cg.).

Pour favoriser l'expectoration:

Liqueur ammoniacale anisée...	2 gr.
Liqueur d'Hoffmann............	3 gr.
Sirop de fleurs d'oranger.......	150 c. c.

(A prendre dans la journée par cuillers à soupe)

Ou si le malade a un bon état général :

Kermès...	0. 25 cg.
Julep gommeux...............	150 c. c.

A prendre dans la journée.

Voir *Expectorants,* page 189.

Dans les formes qui s'accompagnent de *catarrhe
gastro-intestinal* :

Poudre d'ipéca..................	0.50 cg.

*Pour un paquet n° 3. A prendre à 10 minutes d'in-
tervalle.*

Lutter contre l'*asthénie cardiaque* :

Infusion de f. de digitale...	0.30 à 0.40 cg.
Sirop des cinq racines.....	50 gr.
Eau distillée................	q. s. p. 150 c. c.

*A prendre dans la journée et à recommencer pendant
trois jours.*

Recourir en même temps ou ensuite, selon les cas aux injections d'*huile camphrée* à 1/10 (1) (1 à 3 c. c. par jour) ou de *spartéine* et *strychnine* :

Sulf. de spartéine................,....	0.50 cg.
Sulf. de strychnine...,.............,..	0.01 cg.
Eau distillée stérilisée..............	10 gr.

Injecter 2 c. c. par jour.

ou de *caféine* :

Caféine.....,....................	2 gr. 50
Salicylate de soude...,..............	2 gr.
Eau distillée stérilisée...........	q. s. p. 10 c.c.

Injecter deux à quatre c.c. en 24 heures.

Contre l'infection générale.

Collargol...........,..............	5 gr.
Lanoline...,.........................	
Vaseline...........................	āā 15 gr.

(1). Scheffler, de Saint-Etienne, a proposé un traitement systématique de la pneumonie par le camphre, qui donnerait d'excellents résultats :

Injection sous-cutanée d'un à trois c. c. de la solution suivante, lorsque le cœur faiblit :

Camphre...................,...........	2 gr.
Ether sulf,...........................	1 gr.
Huile d'olives stérilisée................	20 gr.

Administrer le camphre à l'intérieur sous la forme suivante dans les cas où le cœur reste bon :

Camphre..............................	1 gr.
Teinture de Quillaja...................	5 gr.
Glycérine.............................	5 gr.
Sirop de tolu	100 gr.
Sirop de fl. d'oranger.....	50 gr.
Eau distillée;.......................	q. s. p. 310 c. c.

Chaque cuillerée à soupe = 0,05 cg. de camphre — Six à seize cuillerées par jour.

Gros comme une noisette pour une friction quotidienne
durant dix minutes, sur le thorax, l'abdomen ou
l'intérieur des cuisses. — Laver auparavant la peau
à l'eau savonneuse chaude et à l'éther. Recouvrir de
taffetas, après la friction.

Ou :

Collargol.............................. 0 gr. 05
Lactose............................... gr. 10

Pour une pilule. Deux par jour.

Ou :

Collargol............................. 0 gr. 10
Eau distillée stérilisée............... 10 gr.

*Pour injection intra-veineuse de 5 c. c. ou intra-mus-
culaire, jusqu'à 20 centigrammes en 24 heures.*

(CAPITAN)

Si la fièvre se maintient très élevée, malgré la
médication interne, pratiquer des *enveloppements
froids* toutes les 3 ou 4 heures.

Traitement de Robin :

Le 1er jour, si le sujet est robuste, s'il est rouge,
on enlève 300 à 400 gr. de sang par une bonne
saignée.

Si le point de côté est violent, faire une piqûre
de morphine. Nourrir le malade avec du lait et
du bouillon et 50 gr. d'alcool, puis lui faire prendre 2 cachets de 0,25 de bromhyde de quinine.

Le lendemain, donner 4 paquets de 0,10 cg. de
calomel ; on obtient 1 à 2 bonnes selles.

Le 3e jour, 1re injection de 10 c. c. de ferment
métallique près du point malade. Il a semblé que
le platine, le palladium et l'or donnaient de meilleurs résultats que les autres métaux.

Toutes les 48 heures, on répète l'injection.

Si la forme est grave on injecte 5 c. c. dans les veines.

Puis on ajoute à la quinine, 30 centigr. de pyramidon. Les sueurs abondantes qui surviennent sont souvent utiles.

A partir du 5ᵉ jour, Robin place un *large vésicatoire* sans avoir jamais vu le moindre accident se produire de ce fait.

CHEZ L'ENFANT. — Ventouses, contre le point de côté.

Boissons abondantes, comprenant café et thé.
Potion stimulante :

Acétate d'ammoniaque...............	2 gr.
Liqueur d'Hoffmann...............	1 gr.
Eau de mélisse...................	20 gr.
Sirop de fl. d'oranger...............	q. s. p. 90 c.c.

A prendre dans la journée (enfant de quatre ans).

En cas de convulsions, *bains tièdes* à 30-32°, de dix minutes, toutes les trois heures. Donner en même temps la potion suivante :

Bromure de sodium................	1 à 2 gr.
Antipyrine....................	1 gr.
Teinture de belladone............	Six gouttes
Sirop de fl. d'oranger............	60 c. c.

A prendre dans la journée (enfant de 4 ans).

Dans les formes graves avec *délire ou stupeur*, balnéation fraîche à 25°-30°, toutes les 3 ou 4 heures ou à défaut, compresse de Priessnitz (entourer le thorax d'une serviette trempée dans l'eau froide et recouverte de taffetas) à laisser une heure en place et à recommencer toutes les deux ou 3 heures.

En cas de *cyanose* ou de *collapsus*, injections d'*huile camphrée* ou de *caféine* (0,05 cg. par année), inhalations d'oxygène et bains sinapisés.

CONGESTION PULMONAIRE.

Suraiguë (Apoplexie pulmonaire).

— Large saignée

Aiguë à frigore. — Ventouses sèches ou scarifiées. Sinapismes.

Aiguë infectieuse. — Enveloppements froids complets (drap mouillé), ou du thorax seulement (Serviette trempée dans l'eau froide, recouverte de taffetas et laissée en place une demi-heure). A renouveler toutes les 3 ou 4 heures.

   — Sulfate de quinine................... 0,10 cg.
     Pour un cachet. Deux à trois par jour.
   — Poudre d'ipéca...................... 1 gr. 50
Pour trois paquets A prendre chacun dans un verre d'eau tiède à dix minutes d'intervalle.

   Ou :

   Poudre de Dower................ }
   Poudre de scille............... }   aā 0,10 cg.
                             (HUCHARD).
Pour un cachet. Trois à quatre par jour.

   Ventouses.
   Sinapismes.

Par insuffisance cardiaque. Repos en évitant la station absolument horizontale. Faire changer souvent le malade de position et le faire coucher sur l'un et l'autre côté alternativement.

— Ventouses sèches.

   — Solution alcoolique de digitaline
     cristallisée à 1°/₀₀................ 1 gr.
   Sirop simple...................... 150 c.c.
A prendre en deux ou quatre jours, selon la gravité du mal.

Ou :

　　Poudre de f. de digitale............　**1 gr.**
　　A infuser dans : Eau bouillante...　150 gr.

Filtrer et ajouter :

　　Sirop des cinq racines............　50 gr.

A prendre dans le même temps.

Chez l'enfant. — Balnéation chaude (bain à 38° pendant dix minutes, à renouveler deux ou trois fois dans la journée).

Sinapismes sur le thorax. Ventouses, au besoin scarifiées.

　　Poudre d'ipéca.....................　0,10 par année d'âge.

Ou :

　　Sirop d'ipéca.....................　5 gr.par ann.

EMPHYSÈME PULMONAIRE.

Eviter le froid et l'humidité.
Cataplasmes sinapisés ou ventouses, au moment des accès de dyspnée.

Pendant vingt jours par mois, prendre au début du repas de midi, une cuillerée à soupe du sirop :

　　Iodure de potassium..............　10 gr.
　　Sulfate de spartéine.............　0 gr. 40
　　Eau distillée...................　50 gr.
　　Sirop d'écorce d'or. am..........　q. s. p. 300 c. c.

A remplacer les dix derniers par :

　　Arséniate de soude..............　0 gr. 05
　　Eau distillée..................　150 gr.

— Bains d'air comprimé.
— *Contre la toux spasmodique.* Quatre gargaris-

mes par jour avec une décoction à 10 °/₀ de *bois de Panama* (Zick Graf) qui en outre, facilite beaucoup l'expectoration.

— *A la période asystolique*, toniques du cœur :

Solution alcoolique de digitaline
   crist. à 1°/₀,..................... 1 gr.
Sirop simple..................... 150 c. c.

A prendre en un ou plusieurs jours, selon la gravité du cas.

Puis :

Caféine.......................... 1 gr.
Benzoate de soude................ 1 gr. 50
Eau distillée.................... 50 gr.
Sirop des cinq racines.......... q. s.p. 150 c. c.

A prendre trois à cinq cuillerées à soupe par jour.
ou *adonis vernalis, spartéine*, etc. (Voir page 123).

POULS LENT PERMANENT.

Inhalation systématique, tous les matins et tous les soirs, de 3 à 4 gouttes de *nitrine d'amyle*.

La *trinitrine* en solution alcoolique au centième sera ordonnée 10 jours de suite ;

Solution alcoolique de trinitrine
   au 1/100°.................... XL gouttes
Eau distillée................... 300 gr.

(HUCHARD).

Une cuillerée à dessert à 7 h., 11 h. le matin et 4 h. du soir.

Au bout de 10 jours, remplacer par le *tétranitrol* un comprimé de 5 milligr. à midi et à dîner, continuer 5 jours.

Les 15 derniers jours du mois, on prescrira de l'iodure à faible dose :

Iodure de potassium............. 3 gr.
Eau distillée..................... 300 gr.

Une cuillerée à soupe à dîner et à souper.

Si la trinitrine ne donne pas de résultats, on la remplacera par *l'atropine* qui jouit de la propriété d'accélérer les battements du cœur, en paralysant les terminaisons cardiaques du nerf vague, — un granule de 1/2 milligramme de sulfate d'atropine avant déjeuner et dîner.

Provoquer la diurèse par la *théobromine*. Elle sera ordonnée 10 à 15 jours par mois, par cachets de 50 centigr., 2 à 3 fois par jour, entre les repas ou si le malade est en même temps rhumatisant, associée au *benzoate de soude* ou au *carbonate de lithine* :

Théobromine...................... 0 gr. 50
Benzoate de soude............... 0 gr. 25
Carbonate de lithine...........'...... 0 gr. 10

P. 1 cachet.

L'association avec la *caféine* sera indiquée si le cœur commence à fléchir :

Théobromine...................... 0 gr. 50
Caféine........................ 0 gr. 05

P. 1 cachet. 3 par jour.

On s'abstiendra de la digitale.

Quant au régime, il sera lacto-végétarien.

(D'après Huchard, in *Journal des Praticiens*).

PRESSION SANGUINE (MODIFICATEURS DE LA),

Augmentation par
- Adonis vernalis.
- Adrénaline.
- Pyramidon.
- Scille.
- Belladone à dose faible.
- Sels de potasse à dose faible.
- Digitale à dose thérapeutique.
- Scopolamine.
- Eserine.
- Caféine. Kola.
- Convaliaria maïalis.
- Tabac.
- Stychnine.
- Quinine à dose faible (0,30 à 0,50 cg.)

Diminution par
- Morphine et opium.
- Sels de potasse, à haute dose.
- Paraldéhyde.
- Bromures.
- Belladone, *à dose moyenne*.
- Vératrine.
- Quinine, à forte dose (1 à 2 gr.), après période d'augmentation de courte durée.
- Iodures.
- Trinitrine. Nitrite de soude. Nitrite d'amyle.

PRURIT.

Médication interne.— Surveiller le régime alimentaire et les boissons.

— Extrait de valériane............. 0, 50 cg.
Pour un bol. Deux à quatre par 24 heures.

(BROCQ).

— Valérianate d'ammoniaque......   0,10 cg.
Pour une pilule. Trois à cinq par jour.

— Eau de laurier-cerise..,........   5 à 10 p.jour
— Acide arsénieux. Trois à six milligr. par jour,
aux repas.

— *Dans le prurit vulvaire* et dans celui d'origine
digestive ;

Acide lactique....................   2 gr.
Eau de menthe...................   40 gr.
Sirop simple....................   q.s. p. 150 c.c.

A prendre dans la journée, par cuillerées à soupe.

Médication externe. — Lotions chaudes, matin et
soir.

— Lanoline.......................   30 gr.
Vaseline........................   50 gr.
Menthol.........................   0 gr. 60
Acide phénique..................   0 gr. 80
Ac. salicylique.................   1 gr.
Oxyde de zinc...................   20 gr.
                                   (BROCQ).

Ou :
— Acide acétique................   5 gr.
Lanoline........................   10 gr.
Vaseline........................   20 gr.

Pour faire plusieurs applications par jour.

— Eau phéniquée au centième.
Pour lotions.

— Acide tartrique...............   1 gr.
Glycérolé d'amidon..............   30 gr.
— Teinture de benjoin...........   3 gr.
Eau.............................   5 gr.
Vaseline........................   15 gr.
Lanoline........................   30 gr.

— Lanoline...........................   90 gr.
  Huile camphrée...... ....   10 gr.
  Hydrate de chloral...............   1 gr.

— Oxyde de zinc....................
  Craie,........................... } àà 25 gr.
  Huile camphrée.................
  Eaux de chaux....................

— Salicylate de méthyle........... ..   2 à 6 gr.
  Oxyde de zinc.................... } àà 30 gr.
  Vaseline.........................
                                    (LEREDDE).

— Résorcine.......................   5 à 10 gr.
  Eau distillée....................   250 gr.
— Résorcine.......................   3 à 6 gr.
  Vaseline.........................   60 gr.
— Sublimé, en solution de 1/1000 à 1/250.
En lotions.

— Sublimé......................... } àà 0 gr. 10
  Chlorhydrate d'ammoniaque...... }
  Lait d'amandes ou eau de lau-
      rier-cerise..................   10 gr.
  Eau distillée....................   240 gr.

— Gaïacol pur synthétique.........   0,30 à 0,50
  Vaseline....................,............   30 gr.
                                    (GAUCHER).

— Menthol cristallisé................. } àà 0 gr. 30
  Gaïacol pur synthétique.......... }
  Oxyde blanc de zinc...............   6 gr.
  Vaseline blonde...................   30 gr.
  Paraffine.........................   1 gr.
                                    (GAUCHER).

— Hydrate de chloral..............   10 gr.
  Glycérine........................   100 gr.
  Eau..............................   900 gr.
                                    (GAUCHER).

Méthode physique. — Occlusion cutanée, à utiliser surtout dans l'urticaire et le prurigo. (Colle de Unna, modifiée par Tenneson) :

— Grénétine............................. 150 gr.
    Gélatine............................. 1C0 gr.
    Glycérine....................... } àà 300 gr.
    Eau.,........................... }
    Oxyde de zinc.................... 190 gr.

On fait fondre la colle au bain-marie et l'on badigeonne le malade avec un gros pinceau ; il est bon de plaquer une légère couche d'ouate sur la colle encore humide. On enlève à l'eau tiède au bout de quelques jours.

Hydrothérapie.

Bains tièdes et courts d'amidon cuit ou de gélatine (200 gr. bouillis séparément et ajoutés ensuite au bain).

Douches à 35° en jet brisé, d'une à trois minutes de durée et terminées par un jet froid très court (JACQUET).

Electrothérapie.

Electricité statique (machines de Wimshurst, Carré, Bonetti), sous forme de souffle électrique, de bain statique ou d'effluve. Séances d'un quart d'heure à une demi-heure.

Courants de haute fréquence (dans les prurits localisés.

DANS LA RÉGION GÉNITO-PÉRINÉALE :

— Injections ou lavements très chauds.

— Beurre de cacao................. 3 gr.
    Chl. cocaïne....................... } àà 0 gr. 02
    Chl. morphine..................... }
        (BROCQ).
Pour un suppositoire anal ou vaginal.

— Nitrate d'argent.................. 3 à 6 gr.
    Eau distillée...................... 60 gr.
en badigeonnages.

— Eviter les poudres fermentescibles (amidon, fécule) et
n'employez que des poudres très sèches (*s. n.bismuth
talc, lycopode*).

— Recouvrir les parties malades de lin ou de fil.

— Si les téguments sont irrités, appliquer 3 ou 4 fois par
jour un cataplasme de fécule ou des compresses imbibées d'eau de tilleul ou de guimauve et recouvertes
de taffetas.

— Courants de haute fréquence.

— *Si le prurit est lié à des hémorrhoïdes.*

Lanoline............................. }	20 gr.
Vaseline.............................	
Teinture de benjoin..................	10 gr.
Extrait d'hamamelis............. }	5 gr.
Ergotine.............................	
Acide phénique......................	0 gr. 50

(BROCQ).

Pour onctions matin et soir.

Ou :

Huile de lin .... }	
Eau de chaux...................... }	20 gr.
Oxyde de zinc.....................	
Extrait d'hydrastis................	10 gr.
Extrait d'hamamelis...............	10 gr.
Iodoforme.........................	6 gr.

Ou :

Extrait fluide d'hamamelis.........	15 gr.
» d'ergot............. }	ää 60 gr.
» d'hydrastis........	
Huile d'olive phéniquée à 5%......	150 gr.

Bien agiter le mélange et injecter 30 à 60 gr. dans le
rectum. (ADLER),

PURGATIFS.

Dérivatifs (CHOLAGOGUES OU HYDRAGOGUES).

Aloès : 0,50 à 2 gr. de poudre, en pilules, au repas du
soir. Les pilules du codex contiennent 0, 10 cg.
— *0,15 à 0,50 d'extrait.*
Pilules écossaises.

Aloès......................................	0,10 cg.
Gomme gutte..............................	0,10 cg.
Essence d'anis...........................	0,01 cg.
Miel blanc...............................	q. s. p^r une pil.

Aloïne = pilules à 0, C4. 1 à 3 le soir.

Calomel : 0,30 à 0,50 cg. le matin à jeun.

Jalap. — Résine : 0,10 à 0,50 en cachets ou pilules.
Poudre de racine : 0,50 à 2 gr.en pilules.
Eau-de-vie allemande 5 à 30 gr. dans un verre d'eau
sucrée.

Scammonée : 0,30 à 1 gr. de poudre, dans du lait, à jeun
(presque insipide).
0,30 à 0,60 de résine.

Gomme gutte : 0,10 à 0,30 cg. mélangés au savon médicinal
ou pilules écossaises.

Coloquinte.— Extrait : 0,10 à 0,20 cg.

Diurétiques.

Bitartrate de potasse (crème de tartre) : 15 à 30 gr.
Tartrate borico-potassique (crème de tartre soluble) : 15
à 30 gr.
Mercuriale annuelle : miel de mercuriale : 50 à 100 gr.
en lavement.
Calomel à la vapeur = 0,30 à 1 gr. le matin à jeun.
Eviter le sel marin en même temps, quoique la question

soit fort discutée — les médications cyaniques comme
le loch blanc ou l'eau de laurier-cerise — l'iode et les
iodures.

Coloquinte : 0,05 à 0,20 d'extrait en pilules. (Pilules de
Morison).

Pilules de coloquinte composées du codex (ãã 0,05 poudre de *coloquinte, aloès* et *scammonée* ; une à quatre
par jour).

Emménagogues.

Séné : 5 gr. en infusion ou 15 à 20 gr. en lavement.
Aloès.
Gomme gutte.
Coloquinte.

PURGATIFS (INDICATIONS SPÉCIALES DES DIVERS).

Par voie hypodermique.

Chl. d'apocodéine.......................   0 gr. 10
Eau distillée stérilisée............   10 gr.

Injecter deux c. c. Résultat au bout d'une heure.
(Irritation locale légère).

GROSSESSE.

— Huile de ricin.......................   30 gr.
Sirop de rhubarbe................   20 gr.
Alcool.....,..........................   15 gr.
Essence de menthe poivrée.......   Deux gouttes.

(LUTAUD).

A prendre en une fois.

— Poudre de cascara sagrada......   0,50 à 0 gr. 75

Pour un cachet. — Un, le soir, au coucher.

— Magnésie calcinée................   2 à 10 gr.
— Sulfate de magnésie................   20 à 30 gr.
— Citrate de magnésie................   30 à 40 gr.

Maladies fébriles. Ictère. Dysenterie. Affections génito-urinaires.

— Sulfate de soude ou de magnésie.   30 à 60 gr.

A prendre en plusieurs fois dans de l'eau gazeuse.

— Phosphate de soude..............   10 à 30 gr.

Saturnisme.

-- Soufre sublimé et lavé............... 5 à 10 gr.
— Hyposulfate de soude............ 20 à 30 gr.

(Préférable, selon Rabuteau, au sulfate de soude, parce
que les hyposulfates sont solubles, tandis que le sulfate de plomb formé ne l'est pas).

— Hydropisies cardiaques.

(Avant l'emploi de la digitale).

Vin blanc.............. .... 120 gr.
Racine de Jalap................. 3 à 4 gr.
Rhizome de gingembre.......... 0,65 cg.
Sirop de nerprun............... 30 gr.

(Sydenham).

A prendre en une fois.

— Eau-de-vie allemande........... 5 à 20 gr.

*A prendre en une fois, dans un ou deux verres d'eau
sucrée.*

— Eau-de-vie allemande...........)
Sirop de Séné.................... } ââ 10 gr.
Sirop de Nerprun...............)

(Dujardin-Beaumetz).

A prendre en une fois.

— Scille...........................)
Digitale......................... } ââ 0,05 cg.
Scammonée......................)

*Pour une pilule. Quatre par jour, pendant 3 ou 4
jours.*

Lorsque le foie est congestionné et qu'il y a su-
bictère et congestion pulmonaire :

    Calomel......................... 0,20 cg.
Pour un cachet. Un à jeun, trois jours de suite.

Ou :

    Scille........................ 0,20 cg.
    Calomel,..................... 0,50 cg.
    Rhubarbe..................... 0,20 cg.
    Sirop des cinq racines........... q. s.
                  (RABUTEAU).
Pour dix pilules, A prendre dans la journée.

Lorsqu'en plus, il y a des urines albumineuses.

(HYDROPISIE RÉNALE)

    Extrait de coloquinte............. 0,20 cg.
Pour 2 pilules. A prendre en une fois.

    — Gomme gutte.................. 0,40 cg.
Pour un cachet.

    — Elatérine.................... 0,05 cg.
    Crème de tartre soluble.........,.. 10 gr.
                  (BRIGHT).
Pour 15 paquets. Un toutes les 3 ou 4 heures.

    — Asa fœtida.................... 0 gr. 10
    Extrait de coloquinte............ 0 gr. 05
    Scille......................... 0 gr. 10
    Digitale....................... 0 gr. 05
          (BOUCHARDAT).
Pour une pilule. Deux toutes les 3 heures.

    — Extrait de coloquinte............   ⎫
    Extrait de rhubarbe.............. ⎬ àà 1 gr.
    Gomme gutte...................   ⎭
    Extrait de jusquiame...........   0 gr. 25
    Huile essentielle d'anis.......... 11 gouttes
          (TROUSSEAU).
Pour 10 pilules de 1 à 4 par jour.

Convalescents.

— Huile de ricin : 15 à 30 gr.
— Magnésie : 10 gr. le soir, dans de l'eau sucrée.
— Rhubarbe : 1 à 3 gr. en cachets.

Métrorrhagies. Métrites aiguës.

Huile de ricin...................... 30 gr.

Etats péritonéaux.

Huile de ricin...................... 30 gr.

Dans l'appendicite, après la détente, Talamon conseille de demi-heure en demi-heure, une cuiller à café d'huile de ricin, jusqu'à ce qu'une selle se produise.

Congestion pulmonaire ou viscérale.

Scammonée : 0,40 à 1 gr. de *poudre* dans du lait (presque insipide) ou 0,30 à 0,60 cg. de *résine*, en cachet.
Aloès : 0,10 à 0,25 cg. d'*extrait*, en pilules, le soir.
Jalap : 0,40 à 0,80 cg. de *résine* en cachet ou 10 à 25 gr. d'*eau-de-vie allemande*.

Aliénés.

Huile de croton. Une demi à une goutte. Dans une tasse de bouillon.

PURGATIFS (CONTRE-INDICATIONS DE CERTAINS).

Séné. — Entérite. — Péritonite. — Grossesse. — Hémorrhoïdes.— Règles abondantes. —Prolapsus utérin ou rectal.

Rhubarbe. — Constipation habituelle. — Gravelle oxalique ou catarrhe vésical, parce qu'elle contient de l'oxalate de chaux. — Hémorrhoïdes, à cause de la congestion du rectum qu'elle produit.

Aloès. — Grossesse. — Affections utérines chroniques.
Périodes menstruelle. — Hémorrhoïdes fluentes. —
Cystite et hématurie. — Prostatite.

Jalap
Scammonée } Inflammation de l'intestin.
Gomme gulle } Grossesse.
Coloquinte }

PUSTULE MALIGNE.

Cautérisation au thermo-cautère.

Puis, injecter autour de la pustule, plusieurs fois par
jour, un à deux c. c. de la solution :

Teinture d'iode................. 0,20 cg.
Eau distillée.................... 10 gr.

A l'intérieur, administrer, toutes les deux heures, deux
à quatre gouttes de *teinture d'iode*.

Inhalations d'oxygène et toniques.

Q

QUININE.

Pour dissimuler l'amertume.

Bichlorhydrate de quinine........ 0 gr. 30
Extrait de réglisse.............. 5 gr.
Sirop de fleurs d'oranger........ 20 gr.
Eau distillée.................... 40 gr.

A prendre en deux ou trois gorgées.

Ou :

Chlorhydrate de quinine.......... 2 gr.
Santonine........................ 0 gr. 30

> Teinture d'oranges amères........   5 gr.
> Sirop simple.....................   60 gr.
>
> (COMBY).

Uue cuiller à dessert contient environ 0 gr. 30 de sel de quinine.

> — Chlorhydrate de quinine.........   1 gr.
> Santonine.......................   0 gr. 30
> Sirop de café...................   20 gr.
> Eau d'anis......................   10 gr.
>
> (CONCETTI).

Une cuiller à café contient 0 gr. 15.

— Mêler au mortier 1 gr. de sulfate de quinine et 8 gr. d'huile d'olives (20 gouttes —0,05 cg. quinine) et prendre la quantité voulue dans une cuillerée de lait (BORDE).

— Dissoudre dans l'éther un corps gras quelconque (huile fixe non susceptible de rancir ou huile de vaseline) et, par trituration, on imbibe le sel de quinine avec cette solution ; on en fait une pâte homogène, qu'on aromatise avec de l'essence de menthe ou de citron ; on laisse évaporer l'éther à l'air libre et l'on termine la dessication à l'étuve. La proportion d'huile de vaseline ou de tout autre corps gras employé est de 15 à 20 p. 100. On administre la quinine ainsi imprégnée en la mettant en suspension dans l'eau ou dans tout autre liquide; on absorbe ensuite un peu de jus de citron. (YVON).

R

RACHITISME.

Séjour prolongé au bord de la mer et bains de mer.

Chez les nourrissons :

Gomme adragante....................	10 gr.
Solution de lacto-phosphate de chaux du Codex à 50 °/₀₀........	150 gr.
Solution de lacto-phosphate [de chaux........................	350 gr.
Huile de foie de morue.............	500 gr.
Zestes de citron....................	20 gr.

(MARFAN).

4 cuillerées à café par jour, avant les tétées.

Chez les enfants d'un à deux ans :

Huile d'amandes douces..........	100 gr.
Phosphore.......................	1 cg.
Essence de menthe...............	Une goutte.

(COMBY).

Une à deux cuillers à café, le matin.

Chez les enfants plus âgés :

Beurre frais....................	300 gr.
Iodure de potassium.............	0,15 cg.
Bromure de potassium...........	0,50 cg.
Chlorure de sodium..............	5 gr.
Phosphore......................	Un centigr.

(COMBY).

Ou :

Huile phosphorée du Codex (à 1/100).......................	100 gr.
Huile de foie de morue............	900 gr.

Ou :

Hypophosphite de soude.	5 gr.
Sirop de fl. d'oranger............	50 gr.
Sirop simple....................	350 gr.

(COMBY).

Une à 4 cuillers à café par jour.

Dans la seconde enfance :

Teinture de Mars tartarisée...... ⎫
Liqueur de Fowler................ ⎭ àà 5 gr.

(COMBY).

Six à 12 gouttes par jour, en deux fois.

RECONSTITUANTS.

Tuberculose lente à la période initiale. — Diabète.

Cacodylate de soude................ 0 gr. 05
Extrait de gentiane............. q. s.

Pour une pilule. Une aux deux principaux repas.

— Cacodylate de soude.............. 0,40 à 0 gr. 80
Eau de menthe .... 50 gr.
Sirop simple............... q. s. 250 c. c.

Une cuiller à soupe au début des deux principaux repas.

— Cacodylate de soude............. 0 gr. 50
Sulfate de strychnine............ 0 gr. 02
Eau distillée stérilisée........... 10 gr.

Une injection quotidienne, *pendant 10 jours. Interrompre* pendant le même temps et reprendre la médication.

Arrhénal. Avantage sur le cacodylate de soude de ne pas se décomposer en oxyde de cacodyle et de ne pas donner à l'haleine une odeur alliacée.

Surveiller son emploi chez les sujets à fonction hépatique insuffisante.

Mêmes doses et modes d'emploi que le cacodylate.

Anémie. — Lymphadénie.

Cacodylate ferrique.

en pilules ou solution aux mêmes doses.

Ou :

    Cacodylate ferrique.............. 0 gr. 60
    Eau distillée stérilisée........... 20 gr.

1 c. c.= 0,05 cg. Injecter 2 c. c. par jour.

Ne pas dépasser ce degré de concentration.

(GILBERT).

Neurasthénie.

Cacodylate de strychnine. Cinq milligr. à deux centigr. en pilules, solution ou injections hypodermiques :

    Cacodylate de strychnine......... 0 gr. 05
    Glycérine...................... 1 gr.
    Eau distillée................... q. s. 10 c. c.

1 c. c.=cinq milligr.

    — Glycéro-phosphate de chaux...... 5 gr.
    Eau distillée stérilisée........... q. s. p. 50 c. c

Pour injections hypodermiques. *Mode le plus sûr d'administration.*

Un c. c.=0,10 cg. de glycérophosphate, 5 à 10 c. c. par jour.

    — Glycérophosphate de soude à 50°/₀ 10 gr.
    Eau distillée................... q. s. p. 50 c. c.

Pour injections hypodermiques ; mêmes doses.

    — Glycéroph. de chaux........... 0 gr. 40
        »   de magnésie.......... 0 gr. 30
        »   de fer............... 0 gr. 10

Pour un cachet, 2 à 5 par jour aux repas

    — Glycéroph. de chaux..., ... }
        »   soude........... . } ää 2 gr. 50
        »   magnésie.......... 3 gr.
        »   fer............... 2 gr.

Acide citrique......................	1 gr.
Sulfate de spartéine..............	0 gr. 50
Sulfate de strychnine...........	0 gr. 04
Eau distillée........................	} ää 150 c.c.
Glycérine...........................	

(d'après ROBIN).

Une cuiller à soupe, aux deux principaux repas, dans un peu d'eau sucrée, soit 1 gr. de polyglycérophosphates.

Rachitisme. Scrofule.

Hypophosphite de chaux..........	5 gr.
Eau distillée......................	150 gr.
Sucre blanc.......................	320 gr.
Eau de chaux.....................	30 gr.

2 cuillers à soupe par jour.

— Sirop de biphosphate de chaux du Codex.

Deux à quatre cuillerées à soupe par jour.

Tuberculose. Neurasthénie. Amaigrissement des hyperchlorhydriques.

Glycogène........................	0,15 cg.

Pour une pilule. Cinq à six par jour.

Préférer la voie hypodermique ;

Injecter 2 à 3 c. c. par jour d'une solution aqueuse à 1/40.

— Lécithine......................	0,05 cg.

Pour une pilule. 4 à 10 par jour aux repas.

Ou mieux injections hypodermiques :

Lécithine.........................	1 gr. 50
Huile d'olives stérilisée............	30 c. c.

Un c. c. = 0,05 cg. Une à deux seringues de Pravaz par jour.

On peut y ajouter 0.10 cg. de *gaïacol* et *d'eucalyptol* et 0,01 cg. *d'iodoforme* par c. c.

PROLAPSUS DU RECTUM (*chez l'enfant*).

Traiter la cause (constipation, diarrhée chronique, bronchite).

Veiller à la régularité des selles, à leur rapidité et à l'absence d'effort, pendant qu'elles ont lieu. Obliger au besoin les enfants à garder la position horizontale.

Quand le prolapsus se produit, le réduire avec un doigt enduit de vaseline ou un tampon d'ouate imbibé d'eau tiède.

En cas d'échec, enduire la tumeur avec la pommade suivante :

        Vaseline...............................   30 gr.
        Chl. cocaïne..........................   0,30 cg.
        Chl. d'adrénaline au millième.....   5 gr.

Et exercer des pressions latérales pour expurger le sang du bourrelet.

Comme moyen prophylactique, introduire dans l'anus deux fois par jour un suppositoire astrin-gent ;

        Extrait de ratanhia.............   0,50 cg.
        Ergotine..........................   0,30 cg.
        Beurre de cacao..................   2 gr.

Massage. Pointes de feu légères sur le périnée.

Si ces moyens ne réussissent pas, faire chaque 2 ou 3 jours, à cinq millimètres de l'orifice et parallèlement au rectum, une injection d'*ergotine* (0,10 par année).

AFFECTIONS RÉNALES (*Des quantités de boisson à donner dans les*).

Tandis que dans la *néphrite chronique non compliquée d'asystolie*, l'eau des boissons s'élimine très vite, dans la néphrite subaiguë, au contraire, des boissons abondantes n'augmentent que très peu la secrétion urinaire. D'autre part, la réduction des boissons diminue aussi l'excrétion azotée : il importe donc de savoir dans quelles limites il faut se tenir pour ne pas augmenter la rétention de l'eau dans les tissus des néphrétiques, tout en sauvegardant leur excrétion azotée.

Dans les néphrites aiguës, comme dans les néphrites chroniques, en restreignant les boissons à la quantité de 1 litre et demi de liquide par jour on a généralement une élimination urinaire égale à l'ingestion de boisson, et l'on peut par cette réduction des boissons diminuer l'œdème ou le prévenir.

Cette réduction des boissons à 1 litre et demi ne modifie pas en général, ni dans les néphrites aiguës ni dans les néphrites chroniques, l'excrétion azotée. Au-dessous de ce chiffre, il n'en est plus de même.

Lorsqu'on descend à 1250 grammes de liquide, l'excrétion des matières azotées est troublée.

Si donc à cause de l'état du cœur ou de la présence d'œdème il faut réduire les boissons au-dessous de 1250 grammes. il faut, tous les trois ou quatre jours donner une boisson un peu plus abondante pour débarrasser l'organisme de son encombrement azoté, par exemple deux fois par semaine 2 litres à 2 litres et demi de liquide, la quantité des autres jours étant réduite à 1 litre et demi. Ne pas s'inquiéter de l'albumine qui à la faveur de cette réduction de liquides, peut s'accentuer momentanément : très vite elle retombe à son taux primitif.

(D'après Journal des Praticiens).

CONGESTION RÉNALE

Aiguë.

Ventouses scarifiées de chaque côté, au niveau du triangle de J. L. Petit.

Diète lactée avec addition d'eau de Vichy. Tisanes diurétiques.

Contre l'hématurie :

Solution officinale de perchlorure
    de fer........................... 1 à 2 gr.
Sirop............................ 30 gr.
Eau............................ 100 gr.
(A. ROBIN).

A prendre dans la journée, par cuillerées à soupe.

Une fois la période de convalescence passée, envoyer le malade à *Royat, Bussang, Forges, St-Nectaire.* (Le maintenir au lit jusqu'à complète guérison).

— Dans les congestions aiguës d'origine infectieuse, hydrothérapie froide (bains, drap mouillé).

Passive.

Régime lacté absolu ou en cas d'intolérance 100 gr. de *lactose* par jour dans 2 litres d'eau.

Contre l'oligurie et en même temps contre l'asystolie à craindre, donner toutes les six heures, une cuillerée à soupe de :

Poudre de f. de digitale............ 0,60 cg.

A infuser dans 150 gr. d'eau.

Filtrer et ajouter :

Iodure de potassium... ....
Acétate de potasse... ... ... ⟩ àà 2 gr.
Ergotine... ... ...·
Sirop des cinq racines... ... ... 30 gr.

(A. ROBIN).

Grands lavements froids.
Bains complets tièdes. Bains de pieds sinapisés

NÉPHRITES.

Néphrite aiguë.

Régime lacté absolu.
Repos au lit.
Ventouses sèches sur la région lombaire.
Prévenir les accidents urémiques par une purgation drastique (10 à 20 gr. *d'eau-de-vie allemande*)
et en cas d'échec par une saignée de 2 ou 300 gr.
ou des ventouses scarifiées sur les reins.

Assurer la diurèse par des tisanes de *queues de
cerise* ou d'*uva ursi*, avec une cuillerée à soupe
de sirop des cinq racines et soutenir le cœur :

Poudre de f. de digitale... .... 0 gr. 10
*Pour une pilule. Cinq par jour pendant deux ou trois
jours.*

Ou :

Solution alcoolique de digitaline
   crist. à 1 °/₀... ... ..., Un gr.
Sirop simple... ... ..., 150 c. c.
à prendre en deux jours.

Et en même temps :

Nitrate de pilocarpine... ... ... trois cent.
Eau distillée bouillie... ... ... 10 gr.
Injecter deux c. c. par jour, en deux fois.

Ou :

Nitrate de pilocarpine............... 0 gr. 05
Vaseline............................ 50 gr.

*Pour frictions sur le thorax. Recouvrir de taffetas et
de coton.*

Néphrite infectieuse ou toxique.

Boissons abondantes.

Diurétiques (sauf dans le cas d'intoxication aiguë
par le sublimé, où ils restent sans effet ; faire le
lavage des glomérules par les injections de sérum
à haute dose   (CHAUFFARD).

Lavements d'eau chaude toutes les 6 ou 8 heures
à conserver.

                    (KERLEY).

Comme moyen prophylactique de la néphrite
consécutive à la scarlatine, Widowitz conseille
d'administrer au début de la maladie, pendant
trois jours, puis au début de la troisième semaine,
une dose quotidienne d'*urotropine* variant de
0,05 cg. à 0,50 cg. Tobetz prescrit quinze à vingt
gouttes d'*essence de térébenthine* par jour, dans du
lait.

Néphrite interstitielle. — Voir régime, page   .

Éviter les causes de refroidissement. Frictions
alcooliques quotidiennes sur tout le corps.

Purgatifs. Tous les huit jours, deux verres d'*eau
de Janos* ou 5 à 10 gr. d'*eau-de-vie allemande.*

— Prendre d'une façon intermittente la solution suivante :

Bromure de lithine................ 2 gr.

Bicarb. de soude.................... 4 gr.
Eau distillée..................... 240 gr.

(LEMOINE).

Trois ou quatre cuillerées à soupe par jour.

Ou :

Benzoate de lithine.............. 0,50 cg.
Bicarb. de soude................. 0,20 cg.

Pour un cachet. Deux à trois par jour.

Ou :

Carbonate de lithine............. 0,50 cg.

Pour un cachet. Deux par jour aux repas.

— Si la diurèse est insuffisante et le pouls irrégulier :

Théobromine..................... 0,50 cg.

Pour un cachet. Deux à trois par jour, entre les repas.

Ou :

Caféine......................... 0,20 à 0,30 cg.
Bicarbonate de soude............ 0,40 cg.

Pour un cachet. Deux par jour.

Néphrite parenchymateuse.

Lactate de strontium .... 20 gr.
Sirop d'éc. d'or. am............. 300 c. c.

Deux à trois cuillerées à soupe par jour.

— Alcalins à haute dose (*carbonate de lithine* 2 gr. par jour.

Néphrite saturnine ou syphilitique.

Iodure de potassium............. 5 à 10 gr.
Eau distillée................... 300 gr.

Deux cuillerées à soupe par jour.

Purgatifs, diurétiques ou sudorifiques, selon la gravité.

LITHIASE RENALE.

(Voir COLIQUE NÉPHRÉTIQUE, page 34).

Après la crise des coliques néphrétiques, régime lacté pendant huit jours infusions diurétiques, reine des prés, fèves des marais, 2 gr. par tasse, feuilles de mûrier à 15 pour 1.000. Pas d'eau de Vichy, eaux d'Amphion. En cas de pyélite, Vittel ; s'il y a albuminurie en petite quantité, Contrexéville, Martigny.

Pour savoir si le malade supportera sa saison d'eaux, on le soumettra à domicile à une médication hydrominérale préalable. Il prendra, les deux premiers jours, deux verres de 333 grammes d'eau de la station où il se rendra,

Les troisième et quatrième jours........	3 verres.
cinquième et sixième jours.........	4 —
septième et huitième jours..........	5 —
du neuvième au seizième jour.....	6 —

Le dix-septième jour, diminution d'un verre, cette diminution d'un verre étant continuée les jours suivants jusqu'au vingt et unième jour.

Le malade doit bien supporter son eau, et son urine doit renfermer de petits cristaux d'acide urique ; une diarrhée bilieuse de une à deux selles fétides le matin est d'un bon augure pour le succès ultérieur de la cure.

Une marche de un quart d'heure est nécessaire après chaque verre et le premier repas aura lieu deux heures après le dernier verre.

Combattre la cause diathésique qui produit la lithiase.

Le régime alimentaire et l'hygiène tiendront la haute place dans cette indication. Le malade s'abstiendra d'aliments crus ou acides, de substances collogènes ou gélatineuses, d'aliments riches en nucléine (cervelles, ris de veau), tous produits qui augmentent la quantité d'acide urique. Comme l'a établi Schweninger, les viandes rouges ne sont pas contre-indiquées. Les corps gras et les sucres seront réduits de quantités.

Bouillons, soupes maigres, viandes rouges, poissons, volailles, œufs, légumes, surtout légumes verts. L'oseille et les tomates sont généralement déconseillées. Un peu de cidre sera autorisé ; l'eau pure est une boisson excellente, à condition qu'elle ne soit pas trop calcique. Le rapport de l'alimentation animale, vis-à-vis de l'alimentation végétale, sera d'environ un tiers.

L'exercice modéré est indiqué ; les fatigues augmentent la quantité d'acide urique. La bicyclette, à condition d'en faire un usage modéré, rendra des services.

Certains médicaments viendront en aide à l'hygiène bien observée : il consistent en principes qui, combinés avec l'acide urique, donnent des urates solubles. M. A. Robin s'est bien trouvé de la pipérazine. Il la formule à doses plus faibles que celles généralement indiquées et ne la continue pas au delà de 3 à 4 jours. Passé cet intervalle, les décharges uratiques ne se produisent plus.

Pipérazine...................... 3 gr.
Eau distillée...................... 300 gr.
1 cuillerée à soupe après le déjeuner et le dîner.

1. Au bout de 3 jours, remplacer par du carbonate de lithine.

Carbonate de lithine............... 0 gr. 15

Dans un verre d'eau de Vittel ou de Contrexéville, à continuer 4 jours, avant le déjeuner et le dîner.

Comme succédané de la pipérazine, on peut encore prescrire le sidonal, qui est un quinate de pipérazine.

On le prescrit aux mêmes doses que cette dernière.

<pre>
Sidonal.............................   3 gr.
Eau distillée......................   300 gr.
</pre>

Une cuillerée à soupe après le déjeuner et le dîner.

Haeckel (de Marseille) a recommandé dans le même but la globularine.

<pre>
Globularine........................   0 gr. 05
Globularétine......................   0 gr. 07
Alcool à 90°.......................   30 gr.
</pre>

5 à 10 gouttes avant chaque repas. Ce remède peut-être associé au carbonate de lithine.

Les strychniques à faible dose exercent une action dans le même sens.

<pre>
Teinture de noix vomique........   6 gr.
Teinture de chardon bénit........   6 gr.
</pre>

6 gouttes avant les repas.

Mais l'essentiel est l'usage de boissons abondantes. Aux repas, plutôt que du vin ou du cidre, conviendront des infusions aromatiques chaudes.

(A. ROBIN).

— Winterintz et Jœnicke conseillent, pour faciliter la fonte ou l'expulsion des calculs, l'infusion de *feuilles de bouleau*, cueillies au début de l'été, séchées et pulvérisées. Faire infuser une cuillerée de cette poudre pendant cinq minutes, puis bouillir pendant cinq minutes encore dans 250 grammes d'eau. On administre après filtration, en deux fois dans la journée, la moitié avant le déjeuner, l'autre moitié a cinq heures du soir. Ainsi sans interruption pendant six mois, et ensuite un mois sur deux.

PYÉLITE

Aiguë. — Emissions sanguines, au moyen d'une saignée ou de ventouses scarifiées.

Révulsion cutanée (teinture d'iode, pointes de feu).

Dérivation intestinale, par l'*eau-de-vie allemande* (10 à 20 gr.).

Contre la fièvre, *sulfate de quinine* (1 gr. par jour, en 3 cachets).

Contre la douleur, applications de :

Vaseline.... .... ··	} àà 15 gr.
Lanoline.........................	
Extrait thébaïque...............	} àà 0,25 cg.
» belladone.	

Chronique.

Benzoate de soude...............	0,50 cg.
Borate de soude.................	0.20 cg.
Bicarbonate de soude.............	0,25 cg.
Sulfate de quinine...............	0,10 cg.

Pour un cachet. Un à deux à chacun des 5 repas.

Ou :

Benzoate de soude................,.	20 gr.
Sirop de térébenthine............	300 c. c.

Deux à cinq cuillerées à soupe par jour.

Ou :

Térébenthine de Venise.........	} àà 0.10 cg.
Extrait mou de quinquina........	

(Liégeois),

Pour une pilule. Six par jour, aux repas.

Ou :

Baume du Canada................. } àà 0,10 cg.
Baume du Pérou................. }
Magnésie calcinée.................   q. s.

(LIÉGEOIS).

Pour une pilule. Six par jour.

REVULSIFS

Syncope et asphyxie. — Marteau de Mayor.

Arthrites chroniques. — Pointes de feu.
Teinture d'iode (à éviter dans les **périodes d'inflamma-tion aiguë**).

Induration des sommets. — Pointes de feu.

Teinture d'iode ou mieux *solution chloroformique d'iode.*

Iode métallique.................   2 gr.
Chloroforme pur................. 20 c.c.(soit 30 gr.)

(CHASSEVANT).

(Action révulsive au moins égale à celle de la teinture d'iode ; absence de desquamation et de démangeaison ; conservation plus facile).

Bronchite aiguë. — Cataplasmes sinapisés ou sinapismes.

Etats congestifs de l'encéphale. — Pédiluves sinapisés. Sinapismes.
Purgatifs drastiques.

Broncho-pneumonie. Pleurésie. — Ventouses sèches.

Broncho-pneumonie infantile (à la période asphyxique). — Bain complet sinapisé.
Enveloppements humides du thorax.
Enveloppements sinapisés (HEULNER). — Plonger le linge dans un mélange de 500 grammes de farine de moutarde et 1 litre d'eau. L'exprimer et l'appliquer au-

tour du thorax pendant 15 à 20 minutes, une fois par jour. Donner ensuite un bain tiède pour débarrasser la peau des particules de moutarde qui pourraient y adhérer.

Alopécie. Pelade.

Bichlorure de mercure.............	0,10 cg.
Acide acétique cristallisé.........	5 gr.
Alcoolat de lavande..............	200 gr.

En lotions quotidiennes.

Méningite. — Vésicatoire.

Pommade de Gondret :

Ammoniaque........................	20 gr.
Axonge............................	
Suif..............................	} ãã 10 gr.

Appliquer une couche mince sur de l'étoffe. Effet en 10 minutes.

Douleurs gastriques sourdes. — Petit vésicatoire de 3 cm., à garder une nuit, sur le creux épigastrique et à renouveler trois à quatre fois, tous les cinq ou huit jours, sans l'appliquer exactement au même endroit.

Algies diverses.

Baume de Fioraventi.............	} ãã 45 gr.
Alcool camphré.................	
Laudanum de Rousseau...........	
Teinture de belladone..........	} ãã 30 gr.
Essence de térébenthine........	
Chloroforme....................	} ãã 15 gr.
Acide acétique.................	

(GINGEOT).

— Alcoolat de genièvre.............	120 gr.
» lavande.................	60 gr.

Essence de térébenthine	30 gr.
Teinture de benjoin	10 gr.

(HUCHARD).

Pour frictions.

— Acide salicylique	5 à 10 gr.
Essence de térébenthine	)àà 10 gr.
Lanoline	)
Axonge	80 gr.

Ou :

Acide salicylique	5 à 10 gr.
Essence de térébenthine	)àà 10 gr.
Chloroforme	)
Huile d'olives	80 gr.

RHUMATISMES.

R. Articulaire aigu.

Salicylate de soude	2 gr.

Pour un paquet. Un le matin, l'après-midi *et la nuit*,
dans une tasse d'infusion de feuilles de frêne, ou
d'ulmaire, édulcorée d'une à deux cuillerées à soupe
de sirop des cinq racines et prise lentement.

Huchard insiste sur la nécessité d'administrer le salicylate de soude dans la nuit en vue
d'éviter les complications cardiaques :

Ou :

Salicylate de soude	16 gr. 50
Sirop de framboise	300 gr.

(HUCHARD).

Une cuillerée à soupe toutes les 2 heures, le jour. A
partir de 10 heures du soir jusqu'à 8 heures du matin, toutes les 3 heures ; soit 11 cuillerées dans les
24 heures, chaque cuillerée contient 0 gr. 55 de principe actif.

— Aspirine............................. 6 gr.

En six cachets. Un toutes les trois heures.

(COMBEMALE).

— Salophène........................... 1 gr.

Pour un cachet. Quatre à six par jour.

— Asaprol............................. 1 gr.

(DUJARDIN-BEAUMETZ).

*Pour un cachet. Trois à six par jour. Bien supporté
par les albuminuriques.*

— Acétopyrine......................... 0 gr. 50

Pour 1 cachet. Deux à six par jour.

-- Rheumatine......................... 1 gr.

Pour un cachet. Trois à cinq par jour.

— Acide citrique...................... 5 à 10 gr.
Sirop diacode........................ }
Sirop de cerises..................... } āā 25 gr.
Eau.................................. 250 gr.

(HUCHARD).

*A prendre dans la journée, deux ou trois cuillerées à
soupe toutes les 2 heures.*

(Amélioration *très rapide,* selon Jorissenne et
Huchard).

Au point de vue local :

Salicylate de méthyle................ }
Chloroforme......................... } āā 10 gr.
Baume tranquille.................... 60 gr.

En imbiber 4 doubles de flanelle. Envelopper les jointu-
res les plus douloureuses. Entourer de taffetas
gommé.

Ou :

    Ulmarène..........................   15 gr.
    Lanoline ....   40 gr.

        (Huchard).

Ou :

    Lanoline.................................. ⎫
    Vaseline.................................. ⎭ àà 15 gr.
    Gaïacol................................... ⎫
    Menthol.................................. ⎭ àà 3 gr.

Ou :

    Acide salicylique................ ⎫
    Essence de térébenthine......... ⎭ àà 3 gr.
    Lanoline.......................   10 gr.
    Axonge........................   20 gr.

En tant que régime diététique, lait et tisanes diurétiques. Quelques potages légers seront autorisés au bout de quelques jours, selon la fièvre et l'état du malade.

Quand les douleurs auront disparu, le salicylate sera continué aux doses de 3 gr. encore 5 jours et de 2 gr. les cinq jours suivants. Au moindre retour douloureux, la dose initiale sera reprise.

Au *rhumatisme cérébral*, opposer la balnéation froide systématique.

R. articulaire chronique. — SYPHILITIQUE.

Injections hypodermiques de 0,02 à 0,05 cg. de *benzoate de mercure* ou 0,01 à 0,01 cg. de *biiodure de mercure*.

— BLENNORRHAGIQUE.

Traiter la maladie causale, si elle n'est pas guérie.

Quand l'écoulement a disparu, prescrire l'*iodure de potassium* et l'*arsenic* ou la potion suivante :

> Liqueur de Pearson..............   2 gr.
> Bicarbonate de soude....... ...... 10 gr.
> Iodure de sodium.................   5 gr.
> Décoction de salsepareille......... 200 gr.

Une cuillerée à soupe, trois fois par jour, après le repas.

Sur les articulations atteintes, vésicatoire ou *teinture d'iode.*

— Tous les deux jours, prendre un grand bain, dans lequel on verse tout ou partie du mélange :

> Emulsion aqueuse du savon noir. 200 gr.
> Essence de térébenthine,.......... 100 gr.

(BALZER).

Selon la susceptibilité cutanée du malade. Vaseliner au préalable la peau des organes génitaux, qui est très irritable par la térébenthine.

— *Méthode de Bier.* Congestion artificielle locale, obtenue en serrant au moyen d'une bande de crêpe Velpeau la portion du membre au-dessus de l'articulation malade.

> — Iode métallique................... 1 gr.
> Iodure de potassium.............. 2 gr.
> Eau distillée bouillie.............. 100 gr.

(STEG, LALLIER, RENAULT).

Injecter chaque jour d'abord 1 centimètre cube puis augmenter progressivement jusqu'à 3 ou même 4 c. c. par injection et par jour.

— TUBERCULEUX.

> Acide salicylique finement pulvér. }
> Essence de térébenthine.......... } āā 5 gr.
> Lanoline....................... ...... 10 gr.

(PONCET).

Pour frictions.

— INFECTIEUX OU DIATÉSIQUE *(simple ou noueux)*.
Régime lacto-végétarien sévère. Recommander surtout les potages maigres aux légumes et les fruits, qui contiennent beaucoup de sels de potasse et favorisent les oxydations et la diurèse (Hu-CHARD et FIESSINGER).

A. Robin recommande la médication suivante :

    Arséniate de soude...............   0,05 cg.
    Iodure de potassium.............   5 gr.
    Eau distillée... ....   300 gr.

A prendre pendant 8 jours, au réveil et le soir avant le repas, une cuillerée à soupe.

Pendant les 8 autres jours, prendre du *salicylate de soude* ou de la *pipérazine*, soit du *sidonal* (quinate de pipérazine).

    Sidonal...... ....   3 gr. 50
    Eau distillée ....   240 gr.

5 à 4 cuillerées à soupe par jour.

Les huit jours suivants, prendre après chaque repas, dans un peu d'eau, cinq gouttes de mélange : .

    Teinture de noix vomique.........   8 gr.
        —   badiane.............   2 gr.

La dernière semaine du mois, prendre à chacun des deux repas une cuillerée à soupe de :

    Glycérophosphate de chaux.......   5 gr.
        —   soude.....)
        —   potasse ....(àâ 2 gr.
        —   magnésie ..)
        —   fer..........   0,80 cg.
    Extrait de Kola...................   5 gr.
    Sirop simple......................   320 gr.

Si le malade est très déprimé, faire pendant

25 jours, une injection quotidienne de 0,25 cg. de *glycérophosphate de soude*.

La symétrie des lésions et les troubles trophiques indiquant un trouble du système nerveux, appliquer chaque semaine, des pointes de feu le long de la colonne vertébrale.

Comme traitement local, massage, électricité ; bains hydro-électriques à courants sinusoïdaux, tous les deux jours, pendant 10 à 30 minutes ; bains statiques plus à la portée du praticien ; éviter le procédé de l'étincelle qui est trop violent.

Grands bains chauds de 10 à 20 minutes, tous les deux jours, térébenthinés selon la formule de Balzer ou sulfureux ; bains d'air ou de sable chaud ou de vapeur térébenthinés.

Conseiller *Bourbonne* aux affaiblis ; *Bourbon-Lancy*, dans les formes douloureuses ou subaiguës et *Bourbon-l'Archambault* dans les formes torpides. En cas d'insuccès, envoyer le malade aux bains de boue de *Barbotan, Dax* ou *St-Amand*.

Bouchard a utilisé avec succès les injections, *loco dolenti*, de salicylate de soude.

> Salicylate de soude...................   1 gr.
> Eau distillée stérilisée..............   20 gr.

Injecter 1 à 4 c.c., à renouveler tous les jours ou tous les deux jours.

S

SALICYLATE DE MÉTHYLE

Pour masquer l'odeur, y ajouter 2 % d'essence de lavande (Petit).

SALICYLATE DE SOUDE (CONTRE-INDICATIONS DU).

Toutes les néphrites.
Lorsque le cœur est affaibli et le pouls rapide.
Grossesse.

SATURNISME.

Prendre chaque jour une cuillerée à soupe de la solution suivante ;

Eau distillée...................... 150 gr.
Iodure de potassium............... 7 gr. 50

— Bain sulfureux, **2** fois par semaine.
— Le matin, à jeun, prendre une à deux cuillerées à café de la poudre suivante, dans un demi-verre d'eau :

Soufre sublimé...................... 20 gr.
Crème de tartre...................... } àà 10 gr.
Lactose............................. }

— Un quart d'heure avant chacun des deux principaux repas, prendre dans un peu d'eau sucrée, une cuiller à café du mélange :

Extrait mou de quinquina......... } àà 10 gr.
Extrait fluide de Kola........... }
Alcool............................. 50 gr.
Glycérine.......................... q. s. p. 120 c.c.

— *Contre la paralysie*, courants continus.

SCROFULE.

Habitation au grand air, au bord de la mer, si possible. Bains de mer. Exercices physiques, sous toutes les formes.

Comme alimentation, viande, légumes frais, œufs, substances grasses et huileuses. (Huile de foie de morue). Beaucoup de sel.

Insister sur les préparations iodées :

Une goutte de *teinture d'iode* par jour, dans du lait, chez les petits enfants (Besnier) ou *sirop iodo-tannique* (2 gr. par année) ou sirop d'*iodure de fer*.

— Iodure de calcium....................... 6 gr.
Eau de chaux..................... 50 gr. •
Eau de menthe................... 100 gr.
(LEGENDRE).

Une cuiller à café par jour et par année d'âge.

Alterner avec la *liqueur de Fowler* (une à deux gouttes par année).

Si le squelette se développe mal :

Sirop de *lactophosphate de chaux* à 0,25 cg. par 20 gr.

Ou de *chlorhydro-phosphate de chaux*, à 0,25 cg. par 20 gr.

Ou de *biphosphate de chaux* à 0,25 cg. par 20 gr.

Deux cuillers à café par jour et par année d'âge.

Sirop d'*hypophosphite de chaux*; à 0,20 cg. par 20 gr.

Une cuiller à café par année.

En cas d'impossibilité de bains de mer, les remplacer par un bain de 20 minutes, tous les deux jours, dans lequel on mettra :

Bromure de sodium............... 10 gr.
Chlorure de sodium............... 500 gr.
Carbonate de soude............... 100 gr.
(LEGENDRE).

SEINS

Crevasses. — Nettoyer le mamelon avant et après chaque tétée, avec un tampon imbibé d'eau boriquée.

Compresses imbibées de la solution suivante et recouvertes de taffetas ;

Tanin à l'alcool................................ 3 gr.
Eau distillée................................ 300 gr.

Contre les douleurs, faire cinq minutes avant chaque tétée un badigeonnage avec :

Chl. cocaïne........................ 3 gr.
Eau distillée....... .... 60 gr.

Ou :

Menthol................................ }
Chl. cocaïne........................ . } àà 0,50 cg.
Salol pulvérisé........................ 2 gr.
Lanoline................................ }
Vaseline .... } àà 25 gr.

Ou :

Huile d'amandes douces...... }
Teinture de benjoin .... } àà 10 gr.
Gomme arabique................ 4 gr.
Acide phénique................ 0,25 cg.

(*Journal des Praticiens*).

— Et laver à l'eau bouillie, au moment de la tétée, pour éviter l'intoxication du nourrisson.

Mastite puerpérale. — (*Traitement préventif*).

Tous les deux jours, laver soigneusement l'aréole et le mamelon a l'eau, puis, après les avoir asséchés, les toucher légèrement avec un tampon de coton imbibé d'une solution de *tannin à 10 %* *dans l'alcool à 96°*. On laisse ensuite sécher les surfaces humectées, avant de remettre les vêtements (AHLFELD).

ANTISEPTIQUES

Tube digestif. — Action souvent plus illusoire que réelle. Risque fréquent d'irritation d'un organe déjà malade, avec les formules suivantes :

— Naphtol β pulv...................... 15 gr.
 Salcylate de bismuth............. 7 gr. 50
   (Bouchard).
Pour 30 cachets.
3 à 8 en 24 heures, au moment des repas.

— Naphtol α...........................
 Salicylate de bismuth............. } àà 10 gr.
 Charbon...........................
   (Dujardin-Beaumetz).
Pour 30 cachets.

— Salicylate de bismuth..............
 Magnésie anglaise................
 Naphtol α ou salol................ } àà 10 gr.
 Bicarbonate de soude.............
Pour 40 cachets.

et avec le *benzonaphtol*, le *bétol* ou le *thymol*, à dose suffisante pour être antiseptique.

La formule suivante, conseillée par Capitan dans toutes les infections intestinales et surtout dans celles s'accompagnant d'un retentissement hépatique paraît au contraire recommandable à cause des correctifs qu'elle contient :

Benzonaphtol...................... 0 gr. 50
Sous-nitrate de bismuth. .... 0 gr. 60
Charbon........................... 0 gr. 30
Tanin à l'alcool.................. 0 gr. 20
Antipyrine........................ 0 gr. 30
Bromhydrate de quinine............ 0 gr. 10
Poudre d'opium.................... 0 gr. 03
Sulfate de spartéine.............. 0 gr. 04

Administrer de une à trois doses par jour dans une tasse de thé légèrement alcoolisé. Laisser le malade, toute la journée, aux infusions chaudes, sans autre alimentation.

De même, la *peroxyde de chaux* (0,20 à 0,60 cg. par jour), le *peroxyde de magnésie* (0,25 à 0,50 cg. en cachets, une heure avant le repas), *l'érythrol* (0,05 cg. en cachet, avec 0,30 cg. de carbonate de magnésie ; un à la fin des deux repas), le *fluorure de sodium* ou *d'ammonium* (0,01 cg. en solution à la fin des repas).

Ou : Calomel 0,01 à 0,02 cg. le matin à jeun.

Cure de raisins et régime farineux (COMBE).

BOUCHE.

Solution d'*iode* à 1°/₀₀.

Solution de *chloral* à 1°/₀.

Solution alcoolique de *saccharine* à 1°/₆, additionnée d'un gr. de bicarbonate de soude et de 4 gr. *d'acide salicylique* (Une cuiller à café dans un verre d'eau).

Solution alcoolique de *thymol* à 0,50 cg. °/₀₀ avec 5 gr. de borate de soude.

Eau oxygénée à 2 volumes.

(Voir page 74).

BRONCHES ET POUMONS.

Terpinol : 0,50 à 1 gr. en capsules de 0,10 cg.

Eucalyptol ; 0,05 à 2 gr. en capsules ou injections intra-musculaires :

Eucalyptol................................	6 gr.
Gaïacol....................................	3 gr.
Huile d'olives stérilisée.................	30 c. c.

2 à 5 c. c. par injection.

Myrtol. — 1 gr. 50, en capsules de 0,15 cg.

Goménol. — 8 ou 10 capsules par jour, aux repas. (Voir page 84).

FOSSES NASALES.

Eau boriquée en lavages.

Borate de soude, en solution à 30 °/₀₀.

Vaseline boriquée à 1/10.
Vaseline mentholée, à **1** °/₀₀.

Yeux. — Eau boriquée.

Solution de *cyanure de mercure* au dix millième.

Solution de *permanganate de potasse* au quatre millième.

Solution de *liqueur de Labarraque* (hypochlorite de soude) à 50 °/₀₀.

Lavages de la plèvre. — Solution de *chlorure de zinc* à à 1/500.

Solution de *microcidine* (naphtolate de soude) à 5/1000. (Très peu toxique et caustique).

Vessie (*Pour lavages*). — Eau boriquée.

Solution de *protargol* (0,50 à 1 °/₀).

Solution de *nitrate d'argent* (0,50 à 1 °/₀₀) 50 à 60 gr.

Solution de *fluorure de sodium* de 0,50 à 1 °/₀₀, pour liquéfier les secrétions, dans la *cystite glaireuse*(Tuffier) Un lavage, chaque deux jours.

A l'intérieur (infections vésicales).

Helmitol..........................	10 gr.
Eau distillée	} àà 75 gr.
Sirop simple........................	

2 à 5 cuillers à soupe par jour, soit 2 à 5 gr.

— Ou en cachets de 1 gr.

— Térébenthine de Venise...........	} àà 0,10 c. c.
Camphre...........................	

Pour une pilule. Trois par jour.

— Benzoate de soude...............	} àà 0,50 cg.
Borate de soude....................	

Pour un cachet. Deux à cinq par jour.

— Acide benzoïque...................	3 gr.
Glycérine neutre...................	50 gr.
Eau distillée...............	q. s. p. 150 c.c.

Trois à quatre cuillerées à soupe par jour.

— Urotropine....... comprimés à 0,50 cg.

Deux à six par jour, à faire dissoudre dans un verre d'eau.

Dans les cas de *fermentation ammoniacale*, on peut prescrire, à côté de l'acide benzoïque, l'*acide picrique* (0,01 à 0,03 cg. (CHÉRON).

Pour lubréfier les instruments et les sondes uréthrales, le professeur Guyon emploie une pommade très glissante, qui a en outre l'avantage d'être antiseptique, sans être irritante :

Sublimé............................... 0 gr. 02
Eau................................... 25 gr.
Poudre de savon...... .... 50 gr.
Glycérine............................ 25 gr.

THERMOMÈTRES MÉDICAUX. — Placer au fond de l'étui un petit tampon de coton hydrophile sur lequel on a versé quelques gouttes de *formol*.

SERPENTS (MORSURES DE).

Placer une *ligature* au-dessus du point de la morsure et pratiquer la *succion*, à condition de ne pas avoir d'écorchures aux lèvres. Cautérisation au thermo-cautère, après débridement en croix.

Ou injecter en plusieurs points, autour de la blessure, un c. c. d'une solution de *permanganate de potasse* à 1/100, d'*hypochlorite de chaux, de soude ou de potasse* à 1/12.

Faire en plus, si possible, une injection de 30 à 50 c. c. de *sérum anti-venimeux*.

Contre les symptômes généraux d'intoxication, boissons alcooliques chaudes, acétate d'ammoniaque (10 à 15 gr.), inhalations d'oxygène, injections de caféine, respiration artificielle.

ERUPTIONS SERIQUES (Traitement prophy-
lactique).

M. Netter utilise le chlorure de calcium, médicament hémostatique et qui est présumé agir sur la
formation des anticorps. Il fait ingérer aux enfants
atteints de diphtérie, pendant trois jours consécutifs, une dose quotidienne de 1 gramme de *chlorure de calcium* en solution dans l'eau. La première prise est administrée au moment de l'injection de sérum antidiphtérique. Ce traitement est
renouvelé à chaque nouvelle injection.

INJECTIONS DE SÉRUM ARTIFICIEL (Indica-
tions et contre-indications).

Affections rénales et cardiaques. — Ne pratiquer que des
injections peu abondantes (100 gr.) avec du *sulfate
de soude* (10/1000) plutôt qu'avec du chlorure de sodium. Des injections abondantes risquent de provoquer de l'œdème pulmonaire..

Maladies infectieuses. — Les maladies générales
aiguës s'accompagnant de rétention chlorurée
(Achard et Laubry), n'user également que de
faibles doses (100 gr.).

Dans les infections compliquées de pertes hémorrhagiques, on pourra injecter de 250 à 500 gr.,
pour hydrater les tissus.

Intoxications. — Dans l'*éclampsie puerpérale*, l'*urémie*, le *coma diabétique*, les *brûlures étendues*
(qui s'accompagnent toujours de congestion rénale)
il est prudent de s'abstenir.

Le sérum artificiel paraît utile dans les intoxications par l'*oxyde de carbone* et par le plomb, à condition que le rein, dans ce dernier cas, ne soit trop touché.

HÉMORRHAGIES. — Les injections de sérum sont très utiles, à la dose de 250 à 500 gr. ; une ou plusieurs fois par jour, pour lutter contre la déperdition aqueuse et comme tonique.

(D'après HUCHARD et FIESSINGER).

ANTISPASMODIQUES

Crise d'hystérie.

Ether sulfurique.................. 2 à 4 gr.
Dans de l'eau sucrée.

Ou :
Sirop d'éther..................... 20 à 60 gr.

Ou :
— Liqueur d'Hoffmann................ 2 à 3 gr.
Sirop de fl. d'oranger............... 60 c. c.
A prendre en une ou deux fois.

— Bromure d'éthyle.................. 5 à 10 gr.
En inhalations.

Névroses avec excitation.

— Extrait gras de chanvre indien... 0,05 cg.
Pour une pilule. Deux par jour.

— Bromure de potassium ou de sodium........................ 10 gr.
Sirop d'éc. d'or. am............... 150 c.c.
A prendre deux à cinq cuillers à soupe par jour.

— Oxyde de zinc...................)
Extrait de valériane.............. { àà 0,05 cg.
Extrait de semences de jusquiame)
(Pilules de MÉGLIN). *Deux à six par jour.*

Névroses avec asthénie.

— Bromure d'ammonium... .... 10 gr.
Sirop d'éc. d'or. am................ 150 c. c.
Deux cuillers à soupe par jour.

— Suc de valériane................. 10 gr.
Eau distillée...................... 150 gr.
Deux à cinq cuillers à soupe par jour.

Coqueluche.

— Antipyrine...................... 7 gr. 50
Eau distillée..................... 50 gr.
Sirop de fl. d'oranger........... q. s. p. 150 c.c.
Une cuiller à café = 0,25 cg. Commencer par deux et aller jusqu'à dix en 24 heures, chez un enfant de 12 ans.

— Teinture de drosera. Dix gouttes par année d'âge.
— Teinture de grindelia.　　　　Idem.
— Teinture de grindelia........... ⎫
　　》　　　　drosera............. ⎬ ââ 10 gr.
　　》　　　　belladone............. ⎭ 5 gr.

Cinq gouttes, par année d'âge, deux fois par jour.
(Voir page 141).

Epilepsie.

— Bromure de potassium ou de sodium, 4 gr. par jour.
— Bromure de camphre, en capsules de 0,25 cg.
Deux à quatre par jour.
(Voir page 177).

Coliques hépatiques.

— Chl. de morphine.............. 0 gr. 05 à 0,10
Eau distillée stérilisée... .... 10 gr.
Injecter un à deux c. c.

— Valérianate d'amyle, en capsules de 0,10 cg.
Deux à 6 pendant la crise.

— Essence de térébenthine..........   4 gr.
  Ether sulfurique....... ....   6 gr.
  Bicarb. de soude.................   3 gr.
  Sirop de menthe............. ...... ⎱
  Eau distillée................. .... ⎰ àà 50 gr,

(POUCHET).

Une cuillerée à soupe, chaque demi-heure.
(Voir page 32).

Convulsions infantiles.

— Hydrate de chloral, 0,15 cg. par année.
— Bromure de potassium, 0,30 cg. par année.
— Teinture de musc. Dix gouttes par année.
(Voir page 139).

Eclampsie.

— Ether sulfurique, en inhalations.
— Hydrate de chloral, 4 gr. par jour en potion.
        »   8 gr. en suppositoires ou lavements.
(Voir page 140).

Pollutions nocturnes.

  Camphre pulvérisé..... ....   0 gr. 10
  Extrait de belladone.......... ..   0 gr. 01

Pour une pilule. Trois à cinq en 24 heures (surtout
dans l'après-midi et la soirée).

— Bromure de camphre............   0 gr. 15

Pour une pilule. Quatre à huit en 24 heures.

Tenesme anal ou vésical.

— Camphre pulvérisé...............   0 gr. 10
  Extrait de belladone..............   0 gr. 01

Pour une pilule. Trois à cinq par jour.

— Extrait de belladone......:......   0 gr. 04
  Beurre de cacao.. ....   q. s.

Pour un suppositoire adulte. Un matin et soir.

Toux. — Voir page 430.

STIMULANTS.

Adynamie infectieuse.

— Caféine....	2 gr. 50
Benzoate de soude...............	3 gr.
Eau distillée stérilisée...........	q.s.p.10 c. c.

Un c.c. = 0,25 cg. de caféine. Une à trois injections hypodermiques par jour.

— Huile camphrée

Injecter un à trois c.c. par jour.

— Sulfate de spartéine.............	0,50 cg.
Sulfate de strychnine.............	0,01 cg.
Eau distillée stérilisée...........	10 gr.

Deux injections de 1 c.c. par jour.

— Sérum artificiel.

Injecter 5 à 500 c.c. par jour. (Surveiller les reins).

En même temps, donner par la bouche une des préparations suivantes :

Acétate d'ammoniaque...........	10 à 15 gr.
Teinture de cannelle.............	10 gr.
Alcool...........................	30 gr.
Sirop de menthe.................	50 gr.
Eau de mélisse..................	q. s. p. 150 c.c.

A prendre en 24 heures.

— Liqueur ammoniacale anisée	2 gr.
Liqueur d'Hoffmann..	5 gr.
Eau de menthe..................	50 gr.
Sirop de fl. d'oranger...........	q.s.p.150 c.c.

Une cuillerée à soupe, chaque 2 heures.

CAFÉINE. En potion :

— Caféine..........................
Salicylate de soude........... . } àà 1 gr. 50
Acétate d'ammoniaque............ 1 gr.
Sulfate de spartéine............. 0,40 cg.
Eau distillée................... 50 gr.

Une cuiller à café = 0,15 cg. caféine et 0,04 cg. spar-
téine. Deux à trois par jour.

En injections hypodermiques :

— Caféine..................... 2 gr. 50
Benzoate de soude............. 3 gr.
Eau distillée stérilisée............ q.s.p. 10 c.c.

Un c. c. = 0,25 cg. caféine. Deux à trois par jour

CAMPHRE.

— Huile camphrée au 1/10.

Un à trois c. c. par jour.

— Huile camphrée au 1/10............ 9 c.c.
Ether sulfurique.......... .... 1 c. c·

Deux c.c. par jour.

STRYCHNINE

— Sulfate de strychnine............ 0,02 cg.
Eau distillée stérilisée............ 10 gr.

Un à deux c. c. par jour.

— Sulfate de strychnine............ 0,02 cg.
Sulfate de spartéine...... .... 0,50 cg.
Eau distillée stérilisée.......... 10 gr.

Un à deux c. c. par jour.

Intoxications.

Injection d'*éther* ou de *caféine*.
Lavement térébenthiné (4 à 8 gr. d'*essence de téré-*
benthine).
Frictions alcooliques.
Marteau de Mayor.

Shock nerveux. — Teinture d'arnica.

Vingt gouttes, dans de l'eau sucrée. A répéter une ou deux fois, dans la journée.

Infusion de *fleurs d'arnica* à 5 °/₀₀.

Dyspepsie hyposthénique.

Contre la faiblesse générale accompagnant les dyspepsies indolentes :

Teinture de cannelle............	
Glycérine neutre................,.	àà 50 c. c.
Eau distillée................. ..	

Une à deux cuillerécs à café dans un peu d'eau, après les repas.

(Se méfier des excitants alcooliques).

Surmenage passager *(Chez les individus sains).*

Caféine.........................	0 gr. 08
Poudre de coca.................	0 gr. 04
Sulfate de spartéine............	0 gr. 03
Poudre de noix vomique..........	0 gr. 03

(d'après CAPITAN).

Pour une pilule. Deux à trois par jour.

Neurasthénie. — Éviter les stimulants qui occasionnent, après un bon résultat apparent et éphémère, une dépression plus marquée que l'asthénie qui existait avant leur administration. Se contenter d'un régime et d'une médication toniques (Voir page 200).

SUDORIFIQUES.

Pneumonie.

— Acétate d'ammoniaque...........	15 gr.
Eau de menthe...................	50 gr.
Sirop de fl. d'oranger............	q. s. p. 150 c. c.

A prendre dans la journée.

Laryngite aiguë.

> — Poudre de Dower.................. 0 gr. 60
> Citrophène ou phénacétine........ 0 gr. 50

> Pour 3 cachets. Un d'heure en heure, avec une infusion de fleurs de *tilleul*, de *sureau*, de *bourrache*, d'*angélique*, de *sauge*.

Pleurésie. — Urémie. — Myélite.

> — Chl. ou nitrate de pilocarpine.... 0 gr. 10
> Eau distillée stérilisée............ 10 gr.

> *Injecter un à 2 c. c. par jour.*

Affections a frigorre (EN GÉNÉRAL).

> Une goutte d'*alcoolature de racines d'aconit*, toutes les dix minutes, pendant deux heures ; puis, une goutte chaque heure; tant que la peau est sèche et brûlante (SYDNEY-RINGER).

SYNCOPE.

> — Mettre la tête en position déclive.
> — Electrisation du phrénique par les courants continus : pôle négatif au cou, sur le trajet du nerf, pôle positif à l'épigastre.
> — Tractions rythmées de la langue.
> — Flagellation. Marteau de Mayor.
> — Injection d'*éther* ou de *caféine*.

> — Alcool........................... 5 gr.
> Ether............................ 5 gr.
> Chloroforme...................... 5 gr.
> Menthol.......................... 1 gr.
> Ammoniaque.................. XX à XXX gou^{tes}
>
> (CAPITAN).

> Ou :

```
Alcool.............................. 10 gr.
Ether..............................  5 gr.
Menthol............................  1 gr.
Acide acétique crist...............  L gouttes
Pyridine...........................  2 gr.
```

(CAPITAN).

Soit en inhalations directement sur le flacon approché *très près* du nez, soit au moyen de 15 à 20 gouttes versées sur un mouchoir.

— Dans la syncope par INSUFFISANCE AORTIQUE, *nitrite d'amyle* (quatre à dix gouttes, en inhalation).

— Dans un cas de syncope consécutive à l'administration d'extrait éthéré de fougère mâle, où les moyens usuels étaient restés sans effet, Halbhuber a obtenu un résultat immédiat par l'ingestion de *jus de citron.*

— Dans les états syncopaux dûs à une HÉMORRHAGIE ABONDANTE, injections de 200 à 500 gr. de sérum artificiel.

SYPHILIS

TRAITEMENT PROPHYLACTIQUE. — Friction, pendant dix minutes, après le coït, avec une pommade à 10 gr. de calomel pour 30 de lanoline (ROUX et METCHNIKOFF).

TRAITEMENT CURATIF. — *Traitement systématique de Fournier et Ricord.*

Tous les jours, pendant deux mois, prendre deux fois par jour, aux repas, une des pilules :

```
— Protoiodure de mercure..........  0,05 cg.
  Extrait thébaïque................  cinq milligr.
  Poudre de réglisse...............  q. s.
```
Pour une pilule.

Puis repos d'un mois.

Recommencer le même traitement pendant six semaines, et se reposer deux mois. Agir de même pendant encore deux périodes, de façon à avoir, dans la première année, quatre périodes de traitement.

La seconde année, trois périodes de traitement de six semaines chacune.

La troisième année, deux périodes de traitement d'un mois, après chacune desquelles on aura un mois de repos et après ce repos prendre chaque jour 3 gr. d'*iodure de potassium.*

Avoir soin d'entretenir la propreté de la bouche et des dents, en les lavant, après chaque repas, avec un verre d'eau tiède contenant une cuiller à café de *chlorate de potasse.*

Prendre chaque semaine, un *bain sulfureux* de 1/4 d'heure de durée, pour tonifier l'organisme et aider à l'élimination du mercure.

Au lieu de protoïodure, on peut prescrire à dose plus élevée, le *tannate de mercure,* qui serait mieux toléré :

Tannate de mercure............. 0,07 cg.
Extrait de ratanhia................. } àà q. s.
Extrait de gentiane................. }

Ou les *pilules bleues* du Codex, à 0,05 cg. de mercure. Deux par jour.

Ou les *pilules de Sédillot* à 0,05 cg. de mercure, uni à la poudre de savon.

Les *pilules de Belloste* contenant 0,05 cg. de mercure et des drastiques (aloès, scammonée) et *celles de Dupuytren,* au sublimé (0,01 cg.) sont trop irritantes pour le tube digestif.

TRAITEMENT PAR LES FRICTIONS MERCURIELLES.

Chaque jour, au moment du coucher, faire sur la face interne des cuisses, l'abdomen ou la poi-

trine une friction pendant dix minutes, avec 4 ou
6 gr. d'*onguent napolitain*. Recouvrir de taffetas.
Laver seulement le lendemain matin. Changer
chaque jour le lieu d'application.

TRAITEMENT PAR LES INJECTIONS MERCURIELLES.

A préférer au traitement par la voie gastrique,
dans tous les cas, parce que l'estomac est épargné
et l'action plus intense. A employer exclusivement
dans tous les cas graves, où il faut absolument
agir vite.

Sels solubles. Injections quotidiennes (pendant
20 jours).

— Sublimé........................... 0,20 cg.
    Chlorure de sodium pur........... 0,15 cg.
    Eau distillée stérilisée............. 10 gr.

(BARTHÉLEMY ET LEAY-BING).

Un c. c. par jour (injections douloureuses, accidents
d'hydrargyrisme à craindre).

— Benzoate de mercure............. 0,20 cg.
    Chlorure de sodium pur.......... 0,30 cg.
    Eau distillée stérilisée............. 20 gr.

(GAUCHER).

Un à deux c. c. par jour et jusqu'à quatre (douleurs
modérées).

— Biiodure de mercure.............. 0,40 cg.
    Iodure de sodium................. 0,40 cg.
    Eau distillée stérilisée............. 20 c. c.

Un c. c. soit deux centigr. par jour (peu douloureux).

— Cyanure de mercure.............. 0,20 cg.
    Eau distillée stérilisée............. 20 gr.

Un c. c. par jour (nodosités fréquentes et de longue
durée).

    Hermophényl...................... 0 gr. 50
    Eau distillée stérilisée............. 10 gr.

Un c. c. tous les deux jours, (pas de douleurs et tolérance parfaite ; mais le médicament étant rejeté par
l'urine en grande partie à l'état de nature, on ignore
la quantité assimilée et active).

— Arsinagyre........................   0 gr. 40
  Eau distillée stérilisée..............   20 gr.

(JULLIEN).

Un c. c. par jour (Peu douloureux et bien toléré).

— Salicylate neutre de mercure.....   0 gr. 40
  Chlorure de sodium........ . . ...   0 gr. 15
  Eau distillée stérilisée.... ....   20 gr.

. (FOURNIER).

Un c c. par jour (Bien toléré, résultats rapides).

Sels insolubles. Injections rares. (Contre-indiqués, en
cas d'albuminurie, de mauvaise dentition, d'âge
avancé et dans l'enfance).

— Calomel..... ....   0,50 cg. à 1 gr.
  Huile d'olives stérilisée............   10 c. c.

Un c. c. chaque semaine, pendant un mois, puis tous
les 10, 12 ou 15 jours. (Moyen puissant et rapide).

— Huile grise à 40 °/₀.

Un c. c. pèse 1 gr. 25 et contient 0 gr. 50 de mercure.
Chaque division de seringue de Pravaz égale donc
0,025 milligr. Injecter trois divisions, soit 0,075 mg.
chaque semaine.

— Huile à 16 °/₀.

Un c. c. contient 0,20 cg. de mercure. Une division
de la seringue=0,01 cg. Injecter 7 à 10 divisions,
soit 0,07 à 0,10 cg. de mercure.

Avoir soin de faire les injections *en plein muscle*
dans la région fessière, en évitant la zône douloureuse du sciatique et surveiller attentivement la
bouche et l'intestin du malade.

Marato et Charpentier ont indiqué comme *zone
indolore* le lieu compris à 4 cent. du sillon inter-

fessier, limité en haut par un plan horizontal passant par l'articulation sacro-coccygienne et, en bas par un plan horizontal passant par le milieu de l'anus. Enfoncer l'aiguille dans la direction du grand trochanter.

Syphilis des nouveau-nés.

Donner, à un enfant d'un mois trente gouttes de *liqueur de Van Swieten*, en trois fois par jour, dans du lait — à un enfant de 2 mois, 60 gouttes à un enfant de 3 mois, 90 gouttes, 4 à 5 gr. au-dessus d'un an (Fournier).

Variot se loue de l'emploi de la *grey powder* des Anglais, qu'il appelle *mercurium cum creta* et qui se compose de de 1/3 de mercure et de 2/3 de craie :

Mercurium cum creta............   0,02 à 0,03 cg.
Sucre de lait.....................   0,03 cg.

Pour un paquet. Un par jour pendant 15 jours, à un enfant d'un à six mois. Cinq à six centigr., de 6 mois à 1 an.

Frictions quotidiennes pendant un mois, sous les aisselles, avec 1 à 2 gr. d'*onguent napolitain*. Suspendre 10 jours par mois et continuer plusieurs mois.

Lotions au sublimé à 1/5000, contre les syphilides cutanées.

Injections solubles.

Bichlorure de mercure.......... }
Chlorure de sodium............. }   āā 0,20 cg.
Eau distillée stérilisée.............   10 gr.

                              (IMERWOL).

Chaque division de la seringue de Pravaz contient *deux milligr.* de substance active. Faire en

tout 3 à 6 injections, d'après les données suivantes,
une par semaine ou tous les cinq jours, dans les
cas graves.

De 1 à 3 mois................ de 0 gr. 002 à 0 gr. 004
De 3 mois à 1 an............ de 0 gr. 005 à 0 gr. 010
A 1 an...................... de 0 gr. 010 à 0 gr. 015
A 2 ans..................... de 0 gr. 015 à 0 gr. 020
A 3 ans..................... de 0 gr. 020 à 0 gr. 025
De 4 à 6 ans................ de 0 gr. 020 à 0 gr. 030
De 6 à 12 ans............... de 0 gr. 025 à 0 gr. 010

Syphilis héréditaire tardive.

Iodure de potassium : 2 à 4 gr. par jour, selon
l'âge de l'enfant.

Y ajouter le traitement mercuriel dans les cas
rebelles ou dans ceux où il faut agir vite (menace
de perforation de la voûte palatine ou d'effon-
drement du nez).

Conseiller en outre les bains de mer ou les
salés et les toniques dépuratifs (huile de foie de
morue, sirop iodo-tannique).

T

TABÈS.

Repos physique et moral.

Le *traitement mercuriel* ne réussit qu'au début
de certains tabès, à évolution rapide.

Lutter contre l'arthritisme, au moyen des *alcalins,* de la *lithine* et des *arsenicaux* ; contre la
sclérose vasculaire, par l'iode et les *iodures* (0,50
cg. par jour).

Charcot recommandait le *nitrate d'argent* :

    Nitrate d'argent................ un centigr.
    Mie de pain.................. ... q. s.

Pour une pilule. Une à deux avant les deux repas.

et l'*ergot de seigle frais* (0,25 cg. avant les deux repas, pendant les quatre premiers jours de chaque semaine.

Suspension, dans le tabès à marche lente, sans lésions cardio-vasculaires.

Cures thermales à *Lamalou* et *Balaruc*.

Rééducation des mouvements, selon la méthode de Frenkel.

Contre les DOULEURS FULGURANTES, voir page 17.

Contre les CRISES LARYNGÉES, Collet préconise la *santonine*, à la dose de 0,15 cg. trois fois par jour, pendant 3 jours.

Contre les CRISES GASTRIQUES, *oxalate de cérium*, en pilules de 0,05 (Deux par jour).

Contre les CRISES DE DIARRHÉE :

    Sulfate d'atropine.............. un centigr.
    Eau distillée.................... 10 gr.

Dix à vingt gouttes, en trois fois, dans la journée.

Contre l'INCONTINENCE D'URINE, *sulfate de strychnine* (0,01 cg.) et ergot de seigle.

Mendelsohn recommande la strychnine, comme régulateur et coordonnateur des mouvements.

DÉTATOUAGE

Il faut d'abord enduire la peau d'une solution concentrée de tannin et avoir des tampons de coton imbibés de cette solution, pour aseptiser les piqûres et arrêter l'écoulement du sang.

Avec un faisceau de trois ou quatre aiguilles fines juxtaposées sur un petit support, comme le faisceau d'aiguilles du tatoueur, on pique obliquement la peau en déchirant l'épiderme. Les piqûres doivent être serrées ;

Lorsque toute la surface du tatouage est bien piquée, on passe le crayon de *nitrate d'argent* en frottant un peu fortement.

On saupoudre la petite eschare ainsi obtenue avec du tannin à l'éther, et on évite de la mouiller jusqu'à sa chute, soit pendant une dizaine de jours. Le derme se sépare ainsi sans suppuration, et le tatouage tombe avec l'eschare très superficielle laissant à sa place une trace rouge qui blanchit à la longue et est peu apparente. (VARIOT).

TERREURS NOCTURNES

Réduire la ration alimentaire ; supprimer complètement la viande, le soir, et d'une façon générale toutes les substances indigestes ou les boissons excitantes.

Laxatifs légers répétés :

> Lactose............................ 20 gr.
> Magnésie calcinée................. 10 gr.

Une à deux cuillers à café, le matin, dans du lait chaud.

Donner, au coucher, dans une petite infusion de tilleul ou de feuilles d'oranger, une cuillerée à soupe de :

> Bromure de potassium............ 5 gr.
> Antipyrine....................... 3 gr.
> Sirop de fl. d'oranger........... q.s.p. 150 c.c.
> Eau de laurier-cerise............ 5 gr.

(Enfant de cinq ans).

S'assurer par un vermifuge, s'il n'existe pas de vers intestinaux, cause de la maladie :

> Calomel........................... 0,40 cg.
> Santonine......................... 0,04 cg.

Pour un paquet, à prendre à jeun dans du lait chaud (Enfant de cinq ans).

— S'il s'agit d'un nourrisson, penser à l'alcoolisme chez la nourrice et donner un bain tiède d'un quart d'heure, dans la soirée.

— Examiner la gorge et le nez (végétations adénoïdes, hypertrophie des amygdales, agissant par voie réflexe).

TÉTANOS.

Sérothérapie préventive et curative, voir page 590.

Ouvrir largement la plaie et ne pas l'obturer hermétiquement, ce qui favoriserait le développement du bacille de Nicolaïer. La panser avec du sérum antitétanique desséché (Calmette).

Isoler le malade dans une chambre obscure et lui éviter le moindre bruit.

— *Hydrate de chloral :* 15 à 20 gr. par 24 heures.

— *Chl. de morphine :* 0,05 à 0,10 cg. par 24 heures.

Bacelli a préconisé les injections pluriquotidiennes, près du foyer morbide, d'une dose quotidienne de 0,50 cg. environ *d'acide phénique* en solution à 3 °/₀, soit 15 à 20 c. c.

Gélibert, celles de *persulfate de soude*, en solution de 2,5 à 5 °/₀ (10 c. c.).

TETANIE.

CHEZ L'ENFANT. — Donner toutes les demi-heures un des paquets :

Calomel........................	0,04 cg.
Poudre de sucre................	0,50 cg.

(MARFAN).

Pour un paquet : F. s. a. n° 4.

(Faire téter l'enfant deux heures après le dernier paquet).

— Deux fois par jour, bain tiède (35°) d'une demi-heure.

— Administrer, chaque jour un lavement d'eau bouillie chaude et faire encore au besoin un lavage d'estomac :

— Quatre fois en 24 heures, donner une cuillerée à café de la potion :

Bromure de potassium...........	2 gr.
Hydrate de chloral..............	0,75 cg.
Sirop de fl. d'oranger..........	90 c. c.

CHEZ L'ADULTE. — S'attaquer à la cause (intoxications, infections, troubles gastro-intestinaux).

Repos absolu, dans une demi-obscurité et loin du bruit.

Bromure de potassium...........	10 gr.
Hydrate de chloral..............	5 gr.
Antipyrine.....................	4 gr.
Sirop de fl. d'oranger..........	150 c. c.

Trois à quatre cuillerées à soupe en 24 heures.

— Au moment des accès violents, injection de *morphine.*

— En cas de spasme glottique, pratiquer les tractions rythmées de la langue et la respiration artificielle; au besoin, trachéotomie.

ANTITHERMIQUES.

Maladies infectieuses. *Frigothérapie précordiale*, méthode ayant en outre l'avantage de lutter contre la *myocardite*. (Leduc). On applique sur la région précordiale un sac de caoutchouc rempli de glace, en interposant plusieurs épaisseurs de flanelle entre lui et la peau. La température baisse de 1° en 4 heures.

En même temps, l'activité des médicaments antithermiques est *quadruplée*. Dans un cas où 50 centigr. de *pyramidon* restaient sans effet avant l'application de la poche de glace, une dose de 0,12 cg. amena une chute de température de 1° (Grimaud). Dans un autre, 0,20 cg. de pyramidon firent tomber la température de 40·2 à 35·2.

— *Cryogénine.* Abaissement thermique, pouvant aller jusqu'à 2° et durant 24 à 48 h., après une administration prolongée du médicament.

Méthode de Dumarest : Le premier jour, 1 gr. en 1 cachet.

Le second jour : 0,60 cg. en 1 cachet.

Le troisième jour : 0,40 cg.

Les autres jours : 0,20 cg.

Méthode à employer seulement chez les individus non asthéniques, car la chute assez rapide de température et les sueurs provoquées par le médicament ne seraient pas sans inconvénients. Chez les sujets affaiblis, donner 0,50 à 0,30 par jour.

Grippe.

> *Sulfate de quinine*.............. 0 gr. 25
> *Pour un cachet. Un matin, midi et soir.*

Eviter l'antipyrine, s'il y a adynamie et hypotension.

Fièvre typhoïde. — En dehors des bains froids et de la frigothérapie primordiale.

— *Irrigations froides rectales,* toutes les 3 heures environ, à l'aide d'un bock, et d'une sonde molle. On se sert d'eau bouillie, ramenée à la température de 18 à 20° et l'on fait passer chaque fois deux litres d'eau très lentement, en interrompant le courant de temps en temps et en permettant à l'intestin de se vider graduellement. Le bock ne doit pas être élevé au-dessus du plan du lit de plus de cinquante centimètres. Outre l'abaissement de température, ces irrigations désinfectent l'intestin.

(LEMOINE).

— *Pyramidon* 1 gr. par jour, en prises de 0,25 cg., chaque 6 heures (SABARTHEZ). Pas de contre-indications. Action antipyrétique et éliminatrice.

— *Salicylate de soude :* 1 gr. à midi et le soir, 2 gr.50 au maximum par jour (EBSTEIN). Contre-indiqué, s'il y a hémorrhagie ou accidents cérébraux.

Tuberculose. — Repos absolu et continu au lit.

— *Maretine.* A neuf heures et midi, un cachet de 0,15 cg. Si l'accès n'est pas coupé au bout de 48 heures, porter chaque dose à 0,20, puis 0,25, puis 0,30 cg.

L'action ne dure pas au delà de 8 à 10 jours ; cesser alors ou si le traitement amenait de la diarrhée. Alterner avec :

— *Cryogénine :* un cachet de 0,20 à 0,40 cg. à 9 h. et midi et revenir à la *maréline,* au bout d'un certain temps.

Si les deux médicaments restent sans effet, recourir à :

— *Aspirine,* à petites doses ; 0,10 cg. à 11 h. et 3 h. Ne pas dépasser 0,50 cg. en deux fois. Inconvénient de provoquer des sueurs, qui affaiblissent le malade (RÉNON).

— Badigeonnage de la peau avec 25 à 30 gouttes d'une *solution chloroformique de naphtol béta à 2,5 p. 100.* Abaissement de la température de 2 à 3 degrés., sans aucun des inconvénients qui résultent parfois de l'emploi du gaiacol (FINKELSTEIN).

— *Camphorate de pyramidon* : 0,50 cg. à 1 gr. en cachets.

Rhumatisme articulaire aigu·

— *Antipyrine* : 4 gr. en huit fois, dans la journée. A préférer au salicylate, en cas de complications cardiaques, ce dernier étant dépresseur du cœur. (MANQUAT).

— *Salipyrine* : 5 à 6 gr. par jour, en cachets ou paquets de 1 gr.

— *Citrophène* : 0,50 cg. à 3 gr. en cachets ou potion.

— *Aspirine* : 1 gr. à 1 gr. 50, en cachets de 0,50 cg.

— *Salophène* : 3 à 6 gr., en cachets de 1 gr.

— *Acétopyrine* : 2 à 4 gr., en cachets de 0,50 cg.

ANTITHERMIQUES PENDANT LA MENSTRUATION. *Eviter*, pendant les premiers jours des règles, le *sulfate de quinine* qui pourrait arrêter l'écoulement sanguin, ainsi que l'*antipyrine*, — le *salicylate de soude*, qui a une action inverse — l'*acétanilide* et l'*exalgine*.

La *phénacétine* à moins d'inconvénients (Liégeois) : 0,30 à 1 gr. en cachets.

— PENDANT LA GROSSESSE. *Quinine, à dose faible*, contre les accidents paludiques ; l'employer avec précaution dans tous les cas fébriles ordinaires, à cause de la susceptibilité particulière de certaines femmes à accoucher prématurément.

Salicylate de soude : le donner à doses faibles et fractionnées, pour le même motif (Huguenin).

L'*acétanilide* serait au contraire *anti-abortive* (Harnsberger) et pourrait être utilisée (Liégeois) : 0,50 à 1 gr., en doses fractionnées.

— PENDANT L'ALLAITEMENT *Quinine* ; la faire prendre par fractions et au moment des repas ; la nourrice ne devra donner le sein que 3 h. après (le lait contient plus de quinine, quand elle est prise à jeun et pourrait être nocif pour le nourrisson)......

— *Salicylate de soude.* Peut-être ordonné à la nourrice, sans inconvénients pour le nourrisson, jusqu'à 2 gr. 50 par jour (P. Fehling).

— *Antipyrine.* Grave inconvénient de tarir la sécrétion lactée, si elle est continuée plusieurs jours et d'intoxiquer le nourrisson.

— *Phénacétine* (0,30 cg. à 1 gr. par jour). N'aurait pas d'inconvénients (Liégeois).

TICS.

Remonter à la cause locale (nez, œil, oreille, etc...)

Ou soigner l'état général (anémie, surmenage), par le repos, une bonne hygiène gastro-intestinale et des médicaments toniques ou nervins :

Glycérophosphate de chaux......	0 gr. 50
» magnésie...	0 gr. 25
» fer..........	0 gr. 10

Pour un cachet. Deux par jour, aux repas.

Ou :

| Lécithine........................... | 0 gr. 10 |

Pour une pilule. Deux, aux deux principaux repas.

Ou :

Sulfate de soude.................	10 gr.
Phosphate de soude.............	5 gr.
Eau distillée stérilisée..........	q. s. p. 100 c.c.

(LUTON).

Injecter 2 à 5 c. c. chaque jour ou tous les deux jours.

Entre les repas et au coucher, administrer la potion suivante :

> Bromure de potassium............. 14 gr.
> Suc de valériane................. 25 gr.
> Eau distillée..................... q. s. p. 300 c. c.

Trois cuillerées à soupe par jour.

— Hydrothérapie froide, (douche en jet brisé) ou tiède, selon la tolérance du sujet.

— Contre le trouble moteur, essayer l'*hyoscine* ;

> Bromhydrate d'hyoscine......... trois millig.
> Eau distillée..................... 150 gr.

Une cuiller à café=1/10 millig. = Donner graduellement une à cinq par jour.

> — Chlorhydrate d'hyoscine......... quinze millig.
> Eau distillée..................... 150 gr.

Une cuiller à café =1/2 millig. — Une à quatre par jour.

— Tenter de faire l'éducation nerveuse du sujet : frénation du mouvement spasmodique anormal et remplacement par un mouvement voulu et exécuté avec lenteur et discipline, avec l'aide d'un miroir. (BRISSAUD et MEIGE).

TIC DOULOUREUX DE LA FACE.

Médication générale précédente.
Voir NÉVRALGIE FACIALE, page 29.

TÆNICIDES.

Contre le TÆNIA NON ARMÉ.

> Extrait éthéré de fougère mâle... 4 à 6 gr.
> Calomel.......................... 0,60 cg.

Pour dix bols. Deux, chaque quart d'heure.

— Chez l'enfant (enfant de 4 à 5 ans).

Huile éthérée de fougère mâle....	2 gr.
Calomel.........................	0,40 cg.
Eau.............................	15 gr
Sucre en poudre.................	15 gr.
Gélatine........................	q. s.
	(DUCHESNE).

Pour faire une gelée.

Ou :

Extrait éthéré de fougère mâle..
Teinture de vanille............. } àà 3 gr.

Sirop de térébenthine...........
Eau distillée................... } àà 25 gr.

Gomme arabique pulv............. 2 gr.

(VIEILLARD).

A prendre en une fois dans le lait.

Puis donner de la poudre de *scammonée* (0,05 cg, par année).

Contre le TÆNIA ARMÉ et le BOTRIOCÉPHALE.

Fleurs de Kousso. :.............	15 à 20 gr.
Eau tiède.......................	200 gr

A laisser infuser un quart d'heure.

Chez l'enfant 1 gr. par année,
Au bout d'une heure, purgatif *(huile de ricin ou eau-de-vie allemande).*

— Ecorce fraîche de racine de grenadier..................... 50 gr.

Faire bouillir dans 750 grammes d'eau jusqu'à réduction d'un tiers. Passer. Edulcorer avec :

Sirop de menthe................. 30 gr.

A prendre en une fois.

Ou bien :

Ecorce fraîche de racine de grenadier. 20 gr.
Faire macérer vingt-quatre heures dans : eau, 100 gr.

Passer et ajouter :

    Sirop de menthe................   25 gr.

A prendre en une fois.

Administrer un purgatif une heure après.

Chez l'enfant on donnera :

    De 15 mois à 3 ans.............   3 à 10 gr.
    De 3 ans   à 5 ans ....   10 à 30 gr
    De 5 ans   à 10 ans...........   30 à 40 gr

                        (MARFAN).

— Sulfate de pelletiérine...........   0,25 cg.
  Extrait de cachou...............   1 gr.
  Eau distillée...................   15 gr.
  Sirop d'éc. d'oranges amères.....   25 gr.

          (BRISSEMORET et JOANIN).

A prendre en une fois. *Ne jamais prescrire la pelle-tiérine chez les enfants.*

Une demi-heure après, administrer un purgatif (eau-de-vie allemande ou huile de ricin).

— Teinture de Kamala.............   15 gr.
  Eau aromatisée à l'anis.........   120 gr.
  Sirop d'écorces d'oranges amères.   30 gr.

Une heure après, huile de ricin ou eau-de-vie allemande.

— Semences de courge mondées.....   80 à 100 gr.
  Sucre..........................   20 gr.
  Eau de fleurs d'oranger........   10 gr.
  Eau............................   120 gr.

f. s. a. une émulsion sans passer. — A prendre le matin à jeun, en une fois.

Une heure après, donner de *l'huile de ricin.*

— Lactate de strontium............   20 gr
  Eau distillée ....   120 gr

Glycérine........................ 30 gr.

(LABORDE)

Deux cuillerées à soupe par jour, le matin, pendant cinq jours.

Entre la troisième et quatrième prise, *huile de ricin.*

— Chloroforme.....................   4 gr.
  Sirop simple.................... 30 gr.
  Eau distillée................... 120 gr.

(LÉGER)

À prendre en 4 fois, à 3/4 d'heure d'intervalle.

D'une manière générale, diète lactée la veille de l'administration d'un tœnifuge. Séjour au lit, après l'absorption du médicament, surtout s'il s'agit de l'écorce de grenadier ou de la pelletiérine. Aller à la selle sur un vase contenant de l'eau tiède pour éviter que le ver ne se rompe.

TONIQUES.

Dans la première enfance. — Bains salés simples ou composés (carbonate de soude, bromures).

Bains et frictions aromatiques.

Aux scrofulo-tuberculeux, prescrire le *lait salé* (2 gr. de chlorure de sodium par jour), *l'huile de foie de morue,* les injections de *sérum chloruré sodique au phosphate de soude* :

Chlorure de sodium.............. 0,70 cg.
Phosphate de soude.............. 0,10 cg.
Eau distillée stérilisée........... 100 gr.

Ou injections d'*eau de mer isotonique* (10 c. c. chaque deux jours chez un enfant de 1.800 gr.— 30 c. c. tous les deux jours chez ceux de 4 à 6 kilogr.

L'augmentation pondérale, qui mesure d'une façon si précise chez l'enfant l'activité des fonctions organiques, *est près du double sous l'injection d'eau de mer de ce qu'elle est sous l'injection du sérum artificiel.* (MACÉ et QUINTON).

Aux rachitiques, air marin, solution ou sirop de *biphosphate, chlorhydro-phosphate* ou *lacto-phosphate de chaux,* 2 cuillers à café par année et par jour. Eviter les glycérophosphates trop excitants.

ENFANTS DE 3 A 12 ANS. — Lotions froides, sauf en cas d'affections rhumatismales et cardiaques.

Frictions alcooliques. Gymnastique raisonnée.

Séjour à la montagne pour les débiles nerveux.

Lacto ou *glycérophosphate de chaux* ou *polyglycérophosphates* (0,20 à 0,60 cg. par jour). *Sirop iodo-tannique :* 20 gr. à 10 ans.

Alterner avec les *arsenicaux (cacodylate de soude, arrhénal)* donnés quatre jour par semaine, pendant un mois environ (cinq milligr. par année.

Pour stimuler l'appétit, amers sous forme de sirop ou d'extrait (Kola, quinquina, gentiane). Pas d'élixirs ni de vins ferrugineux.

ADOLESCENTS.

Fer, sous forme de sirop ou de cachets, de préférence aux pilules (Sirop de *quinquina ferrugineux du codex,* d'*iodure de fer,* cachets de *protoxalate de fer* : 0,20 à 0,30 cg. par jour uni à la rhubarbe et au colombo ; *teinture de mars tartarisée* ou solution aqueuse au 1/5 de tartrate de fer et de potasse : 2 à 5 gr.

Arsenic (arrhénal 0,05 à 0,10 cg. par jour, pendant 4 jours par semaine).

Dans la neurasthénie, donner le *phosphate de soude* : 1 à 2 gr. en solution ou 0,10 en injections hypodermiques, l'*acide phosphorique*, une à deux cuillers à soupe par jour de la solution suivante, dans de l'eau, au début des repas :

> Acide phosphorique officinal...... 10 gr.
> Eau distillée....................... 150 gr.

le jus de viande, la *lécithine* : 0.20 à 0.30 en pilules, ou 0,05 en injection huileuse à 1/20, les *glycérophosphates,* les sérums concentrés en injections hypodermiques. (Voir page 281).

> — Acide phosphorique officinal..... 17 gr.
> Phosphate de soude officinal..... 25 gr.
> Phosphate de potasse............. 7 gr.
> Arséniate de strychnine.......... cinq centig.
> Citrate de caféine............... 2 gr. 50
> Teinture de rhubarbe............. 20 gr.
> Sirop de quinquina au vin........ q. s. p. 750 c. c.
>   (Rouffilange).

Une cuillerée à soupe au milieu des deux repas.

Adultes. — Tous les toniques pourront être employés ; toutefois, avec quelques réserves.

On doit *réserver* les vins et alcools aux convalescences ou aux maladies aiguës graves.

Aux personnes jeunes, avant 30 ans, on peut donner du fer, mais ce tonique devient inutile, peut-être même nuisible après 30 ans.

Dans les convalescences des maladies infectieuses et surtout dans la cachexie paludéenne, prescrire le *quinquina,* sous forme de vin ou de sirop (40 à 60 gr.), ou mieux d'*extrait aqueux,* qui en est la meilleure préparation (2 à 4 gr.) en potion.

Vieillards. — Au premier rang de la médication tonique des vieillards et des débilités séniles avant l'âge, se placent la *noix vomique,* la fève de Saint-Ignace et la strychnine. Excellentes chez les alcooliques débilités, elles sont également bonnes chez les vieillards à circulation retardante et à sang refroidi.

La teinture de noix vomique et les gouttes amères de Baumé se prennent à la dose de six à dix gouttes par repas, le *sulfate de strychnine* à la dose de 0,005 par repas pendant 10 jours environ.

Le fer, l'alcool l'hydrothérapie sont contre-indiqués. En revanche, *la lécithine et les glycéro-phosphates* sont à recommander. L'extrait de malt et la levure de bière sont bons pour les diabétiques et les cancéreux ; l'arsenic (méthyl-arsinate de soude) est particulièrement bon pour les cancéreux, ainsi que les sels de quinine.

TONIQUES SPÉCIAUX. — Comme *toniques spéciaux* de certains organes, il faut administrer la *digitale*, la *spartéine* ou le *strophantus* aux cardiaques (Voir page 123), l'*iodure de potassium* aux emphysémateux et aux asthmatiques (Voir page 170), la *théobromine* et le régime lacté aux hyposystoliques, la *strychnine* et l'extrait de substance grise aux hémiplégiques ou paraplégiques.

(D'après HUGUENIN).

TOUX.

Maladies respiratoires. — LARYNGITE CATARRHALE AIGUE.

Fumigations trois fois par jour pendant 1/4 d'heure avec un bol d'eau chaude, dans lequel on mettra :

Une cuillerée à café de *teinture de benjoin*.

Ou une 1/2 cuillerée à café de *goménol*.

Ou quarante gouttes du mélange :

Acide phénique...................... } àà 1 gr.
Alcool.............................. }
Eau de laurier-cerise.............   15 gr.

Prendre dans une infusion pectorale, 3 ou 4 cuillerées à soupe par jour de la potion :

Benzoate de soude..............   5 gr.
Alcoolature de racines d'aconit..   1 gr.
Sirop diacode.................... } àà 100 gr.
Sirop pectoral................... }

Si la laryngite est compliquée de coryza, faire des irrigations nasales d'eau tiède boriquée à 2 %. (GOUGUENHEIM).

LARYNGITE STRIDULEUSE. — Appliquer au-devant du cou des compresses d'eau chaude à renouveler fréquemment.

Maintenir dans la chambre une atmosphère humide, par évaporation d'eau simple ou aromatisée.

Faire respirer l'enfant par le nez (air moins froid).

Pour prévenir le retour des accès, donner, le soir, tous les quarts d'heure une cuillerée à dessert de la potion suivante, jusqu'à cinq, pour un enfant de 5 ans :

Bromure de potassium..........   2 gr.
Sirop d'éther...................   15 gr.
Sirop de fleurs d'oranger........   q. s. p. 90 c.c.

LARYNGITE CHRONIQUE. — Pulvérisations d'eaux sulfureuses (*Challes, Allevard, Cauterets, Enghien, Eaux-Bonnes*).

— Arséniate de soude............   0 gr. 03
Eau distillée..................   180 gr.
Une cuillerée à soupe, au début des deux repas.

Insufflations deux ou trois fois par jour avec :

<pre>
Alun.........................   3 gr.
Tannin.......................   1 gr.
Sucre pulvérisé..............   15 gr.
</pre>

Au besoin, potion d'après la formule plus haut indiquée.

Révulsion au devant du larynx avec un badigeonnage à l'*huile de croton* (dix gouttes) ou des pointes de feu superficielles.

LARYNGITE TUBERCULEUSE.

<pre>
Extrait de jusquiame..........   0 gr. 002
Tartre stibié.................   0 gr. 001
Poudre de Dower...............   0 gr. 03
</pre>

Pour une pilule. Dix par jour.

TRACHÉITE AIGUË.

Application de cataplasmes sinapisés sur le devant de la poitrîne.

<pre>
— Ext. thébaïque ....   Un centigr.
— belladone................... }
— datura...................... } Un 1/2 cent.
</pre>

Pour une pilule. Une toutes les 3 heures.

Au bout de huit à dix jours, si l'affection aboutit à l'expectoration de crachats muco-purulents, prescrire les balsamiques :

<pre>
Sirop de tolu.................)
— de baume du Canada..... } 100 gr.
— diacode...................)
Eau de laurier-cerise.........   20 gr.
</pre>

Pour sucrer les tisanes (6 à 8 cuillerées à soupe par jour).

BRONCHITE AIGUË.

Cataplasmes sinapisés et pilules calmantes, comme dans la trachéite.

S'il y a un mouvement fébrile accusé, les remplacer par :

Poudre de Dower...........	0 gr. 25
Chlorhydrate de quinine.........	0 gr. 20

Pour un cachet. 5 à 4 par jour.

BRONCHITE CHRONIQUE. — Déterminer avant tout l'élément causal.

Artério-sclérose. — Régime déchloruré, réduction des viandes, théobromine.

Arthritisme. — Supprimer la viande, au repas du soir, et le vin. Régime lacto-végétarien et fruits. Alcalins.

Cardiopathie.

Tuberculose. — Etre parcimonieux de médicaments sédatifs de la toux ; les réserver pour le soir et la nuit :

Sirop de codéine............	20 gr.
Dionine....................	0,02 à 0,04 cg.
Héroïne....................	cinq milligr.

Si les quintes sont fortes, injection d'un à deux c. c. de :

Eau de laurier-cerise...........	10 gr.
Chl. morphine................	0,02 cg.

Guéneau de Mussy recommandait l'emplâtre suivant :

Diachylon.....................	2 parties.
Extrait de belladone...........	} àà 1 partie.
Thériaque....................	

Lorsqu'au bout d'un mois une bronchite chronique n'est pas améliorée par ces moyens, employer les *sulfureux* : un demi-verre à Bordeaux d'eau de Challes ou d'Eaux-Bonnes le matin à jeun et à 4 heures.

Coqueluche (Voir page 141).

Toux réflexe. — Se méfier de porter trop rapidement ce diagnostic.

Chercher la cause du côté de l'estomac ou des organes génitaux chez la femme.

TUBERCULOSE PULMONAIRE

Régime alimentaire, voir page 479.

Repos et vie au grand air, dans un climat sec, ensoleillé, à température stable.

Zomothérapie (Richet et Héricourt).

On met macérer la viande (tranche de bœuf, à raison de 15 gr. par kilogr. d'individu), hachée menu, pendant deux à trois heures, dans moitié de son poids d'eau jusqu'à 500 gr. dans le quart seulement au-dessus de ce poids.

La viande est ensuite exprimée dans un linge, puis pressée par portions au moyen d'une presse à ménage. La totalité du liquide exprimé doit représenter le poids de l'eau, plus le quart du poids de la viande. Le plasma, *très altérable*, doit être absorbé le plus tôt possible après sa préparation, surtout en été.

Traitément général médicamenteux. — Lorsque l'estomac est en bon état :

Thiocol...................... 1 gr.
Cacodylate de soude.............. 0 gr. 02

Glycéro-phosphate de chaux......   0 gr. 50
Poudre de noix vomique.........   0 gr. 01
(SCHOULL).

Pour un cachet. Deux à trois par jour, au début du repas.

   Ou :

Eau distillée .... ⎫
Alcool .... ⎬ àâ 50 c. c.
Glycérine .... ⎭
Créosote pure.................. ..   3 à 4 gr.
Pepsine en paillettes............   3 gr.
Teinture d'opium..... . .. . Quarante gouttes
Teinture de noix vomique........ Cent gouttes.
(CAPITAN).

Une à trois cuillerées à café par jour, au milieu du repas, dans un demi-verre d'eau sucrée ou de bière.

Si l'estomac ne tolère pas ces médicaments, les administrer en lavements, à garder et à faire précéder d'un lavement évacuateur :

Créosote........................   1 gr.
Jaune d'œuf ....., ...   N° 1
Lait...........................   200 gr.
— Créosote......................   20 gr.
Laudanum de Sydenham........   3 gr.
Huile d'olives..................   q. s.p. 300 c. c.

Une cuillerée à soupe= 1 gr. de créosote.

Une à deux cuillerées par jour en un ou deux lavements, avec un verre d'eau tiède ou de lait et un jaune d'œuf pour émulsionner.

   Ou en injections hypodermiques :

Gaïacol ou thiocol..............   20 gr.
Eucalyptol......................   10 gr.
Iodoforme......................   5 gr.

Sulfate de. spartéine..............　　2 gr.
Huile d'olives stérilisée..........　100 c. c.
(D'après Capitan).

Injecter chaque jour progressivement, de 1 à 5 c. c.

Alterner la médication créosotée avec les arsenicaux :

Cacodylate de soude.............　　0 gr. 50
Eau distillée stérilisée..........　10 gr.

Injecter 1 c. c. chaque jour, pendant dix jours.

Ou :

Cacodylate de soude.............　1 gr. 50 à 3 gr.
Eau distillée stérilisée...........　10 gr.

Injecter 1 c. c. tous les quatre ou cinq jours.
(Levrat).

En cas d'affaiblissement marqué :

Extrait mou de quinquina jaune.　20 gr.
— de kola....................　10 gr.
Teinture de Colombo. ....　30 gr.
Glycérine pure..................　300 gr.
(Schoull).

Une cuillerée à soupe, dans un peu d'eau, après chacun des deux repas.

Ou :

Glycérophosphate de chaux........　1 gr.
»　　　　　magnésie....　0 gr. 20

Pour un cachet. Deux par jour, au début des repas.

Ou :

Glycérophosphate de chaux......　10 gr.
»　　　　de soude.......　5 gr.
»　　　　de magnésie...　3 gr.
»　　　　de potasse.....　2 gr.
»　　　　de fer.........　1 gr.
Acide citrique...................　1 gr.

Sulfate de spartéine............... 0,50 cg.
Sulfate de strychnine............ 0,05 cg.
Eau distillée..................... ⎫
Glycérine neutre................. ⎬ àà 75 c.c.

(D'après ROBIN).

Une cuillerée à soupe, dans un peu d'eau sucrée avant le repas de midi.

Ou :

Sirop d'hypophosphite de soude ou de chaux du codex à 0,20 pour 20.

Deux cuillerées à soupe par jour, avant les repas.

—Huchard se loue beaucoup des inhalations médicamenteuses. Trois à cinq fois en 24 heures, pendant une à deux heures de suite, répandre dans la chambre habitée par le malade, des vapeurs résultant de l'ébullition des substances suivantes, à l'aide de l'appareil vaporisateur de Lucas Championnière. Verser une à deux cuillerées à soupe de ce mélange dans le récipient en verre de l'appareil :

Gaiacol .... 50 gr.
Eucalyptol....................... 40 gr.
Acide phénique.................. 30 gr.
Menthol......................... 20 gr.
Thymol.......................... 10 gr.
Essence de girofle............... 5 gr.
Alcool à 90°..................... q. s.

Pour un litre.

Méthode des injections trachéales de Mendel.
L'instrumentation est des plus simples, puisqu'elle se réduit à une seringue de 3 centimètres cubes et à une canule de courbure appropriée.

Position du sujet. — Le plus souvent, le sujet pourra s'asseoir en face du médecin. D'autres fois, le malade alité s'assiéra sur son lit. Dans

les deux cas, la gorge devra faire face à une fenê-
tre et sera bien éclairée. Si l'on opère la nuit, une
lampe projettera sa lumière dans la gorge du patient, ou bien l'opérateur emploiera le miroir fron-
tal. Un verre d'eau et un crachoir seront à portée
du sujet, ainsi que quelques compresses de toile
destinées à maintenir la langue.

Procédé d'injection latéral.— Le procédé le plus
pratique et le plus employé est le procédé dit latéral.

Le patient ouvre largement la bouche et tire sa
langue, que l'opérateur saisit de la main gauche et
maintient au moyen d'une compresse.

Premier temps. — On introduit doucement e dla
main droite la canule dont la courbure, maintenue horizontalement, passe au-dessus de la surface
linguale, sans la toucher.

Le dos de la canule est alors appliqué résolument
sur la base du pilier antérieur gauche, qui lui sert
de point d'appui. Ce temps est très important, car
sans point d'appui, la longue canule ne pourrait être
maintenue immobile, au moment de la projection
du liquide et irait sûrement toucher et gratter les
organes de la gorge. L'opérateur doit donc exercer
une véritable pression en dehors sur le pilier antérieur, pression qui n'est nullement sentie par le
patient.

Dans cette position, la canule est fixée sur le
pilier antérieur, son extrémité repose horizontalement dans le sillon glosso-épiglottique, et la base
de la langue la cache. Son orifice vise la paroi latérale du pharynx.

Deuxième temps. — La seringue doit être vidée
avec force. En effet l'orifice de la canule vise la paroi
latérale du pharynx et y projette le liquide ; ce

liquide, animé d'une pression suffisante, contourne cette paroi et arrive à la paroi postérieure, d'où il tombe dans le larynx. Si la pression du liquide n'était pas assez forte, ce liquide resterait dans le pharynx, d'où il serait recraché par le malade.

Dès que l'injection est terminée, on retire la seringue. Mais on maintient encore, pendant un temps très court, la langue hors de la bouche, car le pharynx ne figure un entonnoir que lors de la traction de la langue et il faut laisser au liquide projeté le temps de s'écouler. Puis, le patient averti crache l'excès du liquide injecté, et il se lave la bouche et la gorge avec de l'eau fraîche.

M. Mendel utilise la formule suivante :

Essence d'eucalyptus............. 5 à 10 gr.
Huile d'olives stérilisée........... 100 c. c.

Injecter 1 à 5 c. c,

Au début du traitement, commencer par :

Essence d'eucalyptus.............. 2 gr.
Huile d'olives stérilisée........... 100 c. c.

D'une façon régulière et surtout au moment des poussées congestives, faire de la révulsion :

Pointes de feu, une fois par semaine.

Cataplasmes sinapisés, chez les enfants, une ou deux fois par jour.

Application quotidienne, pendant une quinzaine de jours de *teinture d'iode* ou mieux de :

Iode métallique................... 2 gr.
Chloroforme...................... 30 c. c.
(CHASSEVANT).

Ou :

Menthol .... 6 gr.

Gaïacol . . . .   3 gr.

Teinture d'iode . . . .   30 gr.

— Contre les grands symptômes de la tuberculose pulmonaire, voir Hémostatiques, Antithermiques, Antidiarrhéiques, Analgésiques, Toux.

— A la troisième période de la maladie, Alexander conseille les injections d'*huile camphrée,* qui amenderait les symptômes dans une mesure notable.

TUBERCULOSE RÉNALE

D'après Max Schüler, il serait possible de guérir d'une façon complète et définitive la tuberculose rénale *au début* par l'administration du gaïacol à l'intérieur, sans interruption pendant plusieurs mois.

L'auteur conseille la formule suivante, à prendre en cinq ou six fois dans la journée :

Gaïacol . . . .   XII à XX gouttes

Eau . . . .   130 à 200 grammes.

Pour les enfants, on administre de III à XIII gouttes suivant l'âge

Le gaïacol employé doit être très pur, rectifié par réfrigération.

TUBERCULOSE LOCALE (OSSEUSE OU GANGLIONNAIRE).

Traitement général (Toniques, huile de foie de morue, sirop iodo-tannique, arsenic. Bains salés. Séjour au bord de la mer).

Immobilisation.

Révulsion. (Pointes de feu, teinture d'iode).

A la période inflammatoire :

    Onguent napolitain.............   100 gr.
    Emplâtre de savon..............   80 gr.
    Camphre........................   1 à 2 gr.

                        (Lucas-Championnière).

Faire chauffer et enduire des bandelettes de flanelle qu'on enroule autour de l'articulation malade. Ouate et bande par dessus. A renouveler tous les mois.

    Ou :

    Savon mou de potasse...........   30 gr.

Pour une friction trois fois par semaine. Laisser le savon en place pendant 20 minutes, puis l'enlever à l'eau chaude.

Dans les adénopathies non suppurées, injecter chaque semaine une demi-seringue de la solution

    Chlorure d'or...................... }
    Chl. de sodium.................... } àà 0.20 cg.
    Eau distillée stérilisée...........   10 gr.

                        (Bué).

Il y aurait régression complète, au bout de 4 à 12 injections.

Dans les adénites suppurées, ponctionner le liquide et injecter 1 c. c. de la solution. Obturer avec de l'ouate et du collodion. Faire au début 2 ou 3 injections par semaine, puis les espacer davantage.

— Tamponner les plaies ou les cavités avec de la gaze imbibée de la solution suivante et séchée ; pour éviter la coloration intense et persistante :

    Bleu de méthylène..............   1 gr.
    Eau distillée...................   200 gr.

                        (Bombart et Vanverts)

(A employer dans toutes les tuberculoses suppurées).

A la période de fistulisation lavages avec

Chlorure de zinc................. 0,10 cg
Acide chlorhydrique............ Une gout
Eau distillée....................... 100 gr.

(LUCAS-CHAMPIONNIÈRE

Ou injections de 5 c. c. environ de :

Iodoforme porphyrisé............ 10 gr.
Vaseline liquide................. 100 gr.

(LUCAS-CHAMPIONNIÈRE).

Ou de *naphtol camphré*.

Contre les fongosités articulaires, *méthode sclé rogène* de Lannelongue :

Chlorure de zinc................ 1 gr.
Eau distillée.................... 9 gr.

Injecter 10 à 20 gouttes autour de l'articulation malade en plusieurs points, profondément, mais non dans la cavité articulaire.

FIÈVRE TYPHOÏDE.

La chambre du malade sera vaste, aérée, avec une température constante de 16 à 18°.

Veiller à l'antisepsie de la bouche, de la gorge et des régions ano-génitales.

Alimentation exclusivement liquide et abondante. Lait, thé, bouillon dégraissé, limonade vineuse, eau fraîche filtrée.

Dans les FORMES LÉGÈRES ET MOYENNES, donner matin et soir un des cachets.

Sulfate de quinine.......... 0,50 à 0,75 cg.

Matin et soir, un grand lavement froid.

Lotions froides, avec de l'eau à 20°, à continuer jusqu'à apparition du frisson.

Dans les FORMES GRAVES HYPERTHERMIQUES (40°), bains à 20-24° c., toutes les 2 ou 3 heures, toutes les fois que la température rectale atteint ou dépasse 39'; quinze minutes de durée ; compresses ou affusions froides sur la tête et boisson chaude théiforme ou champagnisée pendant le bain.

Si la température ne baisse pas, abaisser la température des bains à 18°.

S'il y a des complications cardiaques, bain chaud (inférieur de 6' à la température du malade) progressivement refroidi à 20'. Sortir le malade du bain, dès l'apparition du frisson et le remettre dans son lit *chauffé*.

S'il y a pneumonie, insister sur les frictions pendant le bain.

S'il y a collapsus, bains à 28° pendant trois à cinq minutes, avec affusions très froides.

Chez l'enfant, la durée du bain sera seulement de 8 à 10 minutes.

Chez le vieillard, on emploiera exclusivement le bain chaud, progressivement refroidi. Boissons alcoolisées.

La myocardite chronique est une contre-indication aux bains froids.

COMPLICATIONS.

Contre la *diarrhée*, donner le sous-nitrate de bismuth, la limonade lactique, des lavements d'amidon laudanisés (15 gr. d'amidon et quinze gouttes de laudanum).

Contre les *vomissements*, boissons glacées ou gazeuses, potion de Rivière et voir page.

En cas *d'hémorrhagie intestinale*, donner deux fois par jour, avec une pression très faible, un grand lavement à 48° contenant 4 gr. de *chlorure de calcium*. En donner 2 gr. en potion.

Injection d'*ergotine Yvon* (1 à 3 c. c.).

Ne donner à boire qu'une quantité très minime d'eau filtrée.

En cas de *défaillance cardiaque* et *d'adynamie*, voir pages 125 et 406.

Contre le *délire* et *l'insomnie*, compresses froides sur la tête et *bromure*.

Contre la *congestion pulmonaire*, ventouses.

Pour la désinfection des selles, voir page 152.

U

URÉMIE.

Régime lacté absolu et en cas de persistance des crises dyspnéiques, régime hydrique.

Donner toutes les 2 heures 350 gr. d'eau simple ou d'eau d'Evian (Rénon) ou alterner avec des infusions diurétiques (queues de cerises, chiendent). En cas d'insuffisance cardiaque avec dilatation du cœur, ne donner qu'un litre et demi en 24 heures.

Purgatifs drastiques :

    Eau-de-vie allemande............ 15 à 25 gr.

Saignée

Diurétiques. Outre les infusions ci-dessus, administrer la *théobromine* (1 gr. 50 par jour, en 3 cachets).

Sudorifiques :

    Chl. ou nitrate de pilocarpine... 0,10 cg.
    Eau distillée stérilisée......... ... 10 gr.

Injecter un à deux c. c, par jour.

Ou :

    Nitrate de pilocarpine............ 0,01 cg.

Pour une pilule. Deux à trois par jour .

(La pilocarpine est contre indiquée, en cas de dégénérescence du myocarde).

Contre la dyspnée, inhalations *d'oxygène* (150 litres en 24 heures) et donner 2 à 3 cuillerées à café *d'éther* dans les 24 heures.

Contre la faiblesse cardiaque :

    Digitale cristallisée.............. 1/10 milligr.

Pour un granule. Un par jour, pendant dix jours.

Puis :

    Sulfate de spartéine............ 0,05 cg.
    Convallamarine. .... 0,03 cg.

Pour une pilule. Deux par jour.

Ou :

    Caféine..... .... 2 gr.50
    Benzoate de soude.............. 3 gr.
    Eau distillée stérilisée........... q. s. p. 10 c. c.

Injecter un à trois c.c. en 24 heures.

Si la dyspnée persiste et si le pouls est faible et fuyant, avoir recours à *l'héroïne* qui, comme la morphine, est un toni-cardiaque, mais ne doit pas être continuée longtemps, à cause de son pouvoir antidiurétique :

    Héroïne .... 0 gr. 05
    Eau distillée................ ......
    Alcool à 90'.................... } àà 4 c. c.
    Ether sulfurique.............. 6 c. c.

(AUBERT).

Injecter 1/2 c. c. = trois millig. d'héroïne.

Lorsque l'héroïne ne calme plus le malade, pratiquer, au moment des crises dyspnéiques, des inhalations d'*éther* avec précaution.

Contre les syncopes, injection d'*huile camphrée éthérée*.

MALADES Q'ON NE DOIT PAS SONDER.

ALBUMINURIQUES. — Reins malades facilement infectés.

FEMMES ENCEINTES *(avec troubles vésicaux passagers dûs à la grossesse)*.

Vulve souvent infectée. Danger de porter plus haut cette infection, qui sera d'autant plus grave que les uretères, comprimés au niveau du grand détroit par le globe utérin, facilitent une stase en amont et une rétention.

HÉMOPHILES. — Hématurie à craindre.

ENFANTS *(en général)*. — Indocilité. Exiguïté relative de leur urèthre.

BLENNORRHAGIQUES *(en période aiguë)*. — Risqu d'infection ascendante.

PROSTATIQUES. — A la période d'urine claire et aseptique et lorsque la distension vésicale est concomitante d'un mauvais état général ou de troubles intestinaux.

HÉMATURIQUES *(par tumeurs)*. — Accidents hémorrhagiques à craindre.

(D'après CATHELIN).

INCONTINENCE NOCTURNE D'URINE.

Supprimer d'abord l'irritation locale possible (phimosis, oxyures).

Surveiller le régime alimentaire ; diminuer la quantité de viande et supprimer le vin et les boissons excitantes.

Le soir, au coucher, donner dans une petite infusion :

> Teinture de belladone...........   Dix gouttes

(enfant de 6 à 8 ans).

ou une cuillerée à soupe de :

> Sirop de belladone..............   50 gr.
> Antipyrine..... ....   5 gr.
> Eau de laurier-cerise...... ....   10 gr.
> Sirop de fl. d'oranger..........   q.s.p. 150 c. c.

ou une des pilules :

> Extrait de belladone.............   0 gr. 01
> Bromure de camphre..........   0 gr. 15

Injections rétro-rectales de sérum physiologique (Méthode de Jaboulay). A employer chez l'adolescent ou l'adulte.

Enfoncer à la pointe du coccyx ou un peu à côté, perpendiculairement à la peau, l'aiguille d'une seringue de Roux, aussi profondément que le permet la longueur de l'aiguille. L'injection doit se faire lentement ; la quantité du liquide à introduire en une séance est d'une centaine de grammes en général. Lorsqu'une seule injection n'amène pas une guérison complète, il faut la renouveler dans les jours suivants.

URINE (HYPERACIDITÉ DE L').

Eau de Vichy ou de Vals, surtout entre les repas.

Cure de raisins (agent acide se transformant en

substance alcaline dans l'économie). Commencer par 500 gr. de raisins frais par jour et arriver à 3 kilogr. ; cure d'un mois environ.

A défaut de raisins frais, prendre 150 gr. de raisins secs de Malaga.

URINE (Hypoacidité de l').

> Acide phosphorique officinal...... 10 gr.
> Eau distillée...................... 150 gr.

Une cuiller à café = 0,55 cg. d'acide phosphorique. Deux à six par jour, dans un peu d'eau, avant le repas.

ANURIQUES

Diabète. — (Voir page 153).

Hypertension artérielle. — Diète de boissons.

Polyurie nerveuse.

> Antipyrine...................... 1 gr.

Pour un cachet. Un avant les deux ou même les trois repas.

A continuer 5 à 7 jours.

Après l'antipyrine, prescrire le *tellurate de soude :*

> Tellurate de soude.............. 0 gr. 025

Pour une pilule. Une avant déjeuner et dîner. 5 à 6 jours de suite.

En même temps sera prescrite la *valériane :* 2 à 4 gr. d'extrait par jour, sous forme de bols.

Au bout de 5 jours ou six jours de médication, on reviendra à l'antipyrine, pour une période de 5 jours.

On terminera par la prescription des pilules
suivantes :

> Extrait de belladone........ Un centigr.
> Extrait thébaïque.......... Un demi-centigr.
> Extrait de valériane........ Vingt centigr.

Pour une pilule. Une à huit par jour.

Continuer une nouvelle période de 5 à 8 jours
pour revenir ensuite à l'antipyrine.

(D'après ROBIN).

V

VARICES

Compression à l'aide de bandes de crêpe Velpeau.

> — Extrait fluide d'hamamelis...... 40 gr.
> —   d'hydrastis .... 20 gr.
> Glycérine neutre................. q.s.p. 90 c.c.

*Deux à trois cuillers à café par jour, dans un peu
d'eau, entre les repas.*

Faire et répéter en dehors de toute affection
cardiaque, à plusieurs jours d'intervalle, au voisinage des veines dilatées, une injection hypodermique avec une infusion de :

> Feuilles de digitale............. 0,10 à 0,20 cg.
> Eau distillée.................... 2 gr.

Ces injections ne sont pas douloureuses. Au cas
où la douleur serait vive, faire garder le lit quelques heures ou faire préalablement une injection
de cocaïne.

VARIOLE.

Aération souvent répétée de la chambre du malade (Chambre rouge si possible).

Bains tièdes antiseptiques (20 gr. de *sublimé*).

Lavages antiseptiques *(acide borique, borate de soude)* de la bouche et du pharynx, du nez et des yeux.

Laxatifs légers. Bouillon, lait, limonade ou eau vineuse.

A l'intérieur, contre l'agitation:

Extrait thébaïque................	0,20 cg.
Extrait de quinquina.............	4 gr.
Potion de Todd	120 gr.

(LYON et LOISEAU).

Une cuillerée à soupe, toutes les deux heures.

— Levure de bière sèche.

4 à 6 cuillers à café par jour.

(PRESTA et TARRUELLA).

— Si la fièvre est très élevée :

Sulfate de quinine.	0,50 cg.

Pour un cachet. Deux à trois par jour.

Ou :

Acide salicylique................	0,60 cg.

Pour un cachet. Deux à quatre par jour.

Dans la VARIOLE HÉMORRHAGIQUE, faire matin et soir une injection d'un c. c. *d'éther.*

(DU CASTEL).

Chlorure de calcium cristallisé...	4 à 6 gr.
Sirop d'écorces d'oranges amères.	40 gr.
Rhum	30 gr.

Teinture de cannelle............   5 gr.
Eau distillée.................... 50 gr.

(ROGER).

Une cuillerée à soupe, toutes les deux heures.

— *Localement*, sur le visage :

Pulvérisations *d'eau oxygénée* à 15 vol., d'abord coupée avec de *l'eau boratée*, puis employée pure.

(MOSSE).

Appliquer, chaque deux heures, au moyen d'un masque de toile percé d'orifices pour les yeux, le nez et la bouche, la pâte suivante :

Acide phénique..................   5 gr.
Huile d'olives..................   40 gr.
Craie lavée pulvérisée..........   60 gr.

(SCHWIMMER).

Les trois premiers jours, faire pendant une minute, des pulvérisations 3 ou 4 fois par jour avec :

Sublimé........................ }
Acide tartrique .... } ãã 3 gr.
Alcool à 90°...................   15 c. c.
Ether..........................   q. s. p. 150 c. c.

(TALAMON).

et un quart d'heure après, frotter le visage avec un tampon d'ouate hydrophile, imbibé de :

Sublimé........................   3 gr.
Glycéré d'amidon...............   45 gr.

(TALAMON).

Après le 4e jour, ne faire que deux pulvérisations et continuer les trois ou quatre applications de glycéré au sublimé. Après le sixième jour, supprimer les pulvérisations.

Dans l'*ophtalmie variolique*, Courmont conseille

des lavages avec une solution de *bleu de méthylène* à 2 %₀.

Contre l'odeur dégagée par les pustules, faire par jour, 3 onctions avec :

    Salicylate de soude.............   6 gr.
    Cold cream...................   100 gr.

et recouvrir ensuite avec de la poudre suivante :

    Acide salicylique...............   6 gr.
    Talc...........................   100 gr.

ANTHELMINTHIQUES

Oxyures vermiculaires. — Pendant 24 heures, mettre l'enfant à la diète, après lui avoir administré un purgatif :

    Calomel ....   0,05 par année d'âge
    Sucre de lait·.......   0,30 centigrammes

Pour un paquet qu'on fera prendre dans une cuiller de lait.

Les deux jours suivants, tout en continuant la diète lactée, conseiller l'administration d'un parasiticide.

Le semen contra peut être administré à jeun, de la façon suivante :

    Poudre de semen contra..   0 gr. 50 par année d'âge
        Faire infuser dans lait
        bouillant...........   60 grammes.
    Sucrer au goût de l'enfant.

On peut encore associer la poudre de semen contra et la mousse de Corse :

    Poudre de semen contra..   0 gr. 50 par année d'âge
        Mousse de Corse......   5 gr.

Faire infuser dans lait
  bouillant............ 100 gr.
Et sucrer.

Se souvenir qu'au-dessous de 1 ans, il n'est pas prudent de donner le semen contra et se contenter alors de donner le sirop de mousse de Corse, à la dose de 20 grammes ou l'infusion de mousse de Corse à 5 %.

La santonine pourra remplacer la poudre de semen contra et on la donnera aux doses de :

0,05 à 0,10 centigr. de 2 à 5 ans
0,10 à 0,25 centigr. de 5 à 10 ans.

Au-dessous de 2 ans on s'abstiendra de cet alcaloïde.

Lorsqu'on a ainsi débarrassé 3 jours de suite le tube digestif supérieur de ses parasites, on agira sur le segment inférieur.

Parmi les procédés à recommander, il en est qui sont trop irritants : tels le thymol, la naphtaline, le vinaigre ; d'autres qui sont dangereux : telle la liqueur de Van Swieten.

D'après des recherches sur la valeur des divers parasiticides à opposer aux oxyures, voici comment on peut les classer :

Le nitrate d'argent au 1/200 ; l'onguent mercuriel, le calomel et l'oxyde jaune d'hydrargyre tiennent la première place ; ils tuent les vers presque instantanément, en moins de deux minutes.

Viennent ensuite les lavements de quinine à 0,30 pour 60 gr. d'eau ; les lavements salés, l'eau savonneuse, l'huile de ricin, qui tuent les vers en moins de cinq minutes.

Enfin, viennent l'eau glycérinée, l'eau de chaux, l'eau sulfureuse, qui ne les tuent qu'en plus de cinq minutes.

Il faut donc conseiller, en se basant sur ces conclusions, le nitrate d'argent.

On commence par donner un lavement évacuateur ; on injecte ensuite 100 gr. d'une solution à 0,50 de nitrate d'argent :

Nitrate d'argent .... 0 gr. 50
Eau distillée .... 100 gr.

A garder cinq minutes. Puis on injecte 150 gı. d'eau, dans laquelle on a fait dissoudre deux cuillers à soupe de sel de cuisine.

Ou bien on introduira dans l'anus un suppositoire ainsi formulé :

Onguent mercuriel double....... 0 gr.10
Beurre de cacao.................. 2 gr.

Ou :

Calomel............................ 0 gr. 10
Beurre de cacao .... 2 gr.

En même temps, on fait une onction sur a vulve, l'anus et la peau environnante avec la pommade suivante :

Calomel........................... 3 gr.
Oxyde de zinc .... 3 gr.
Vaseline.......................... 30 gr.

Ou :

Oxyde jaune d'hydrargyre....... 0 gr. 20
Vaseline.......................... 20 gr.

(Eviter l'introduction dans l'anus de pommades, à l'aide des doigts qui n'entrent pas assez profondément et qui sont un excellent moyen de contagion).

(D'après CARRIÈRE).

Ascarides ombricoïdes.

>   Poudre fraîchement pulvérisée de
>   semen contra....................   0,30 à 0,50
>   Miel.... q. s. pour un électuaire   par an. d'âge.

On donne la dose en 2 fois, chaque matin et chaque soir, pendant 3 ou 4 jours consécutifs jusqu'à production de l'effet désirable.

Ou :

>   Semen-contra....................   3 gr.
>   Eau bouillante.................... 100 gr.
>   Sirop de mousse de Corse........   20 gr.

(Enfant de six ans).

Ou :

>   Santonine.......................   0,01 cg. par an.

En paquets, tablettes ou pastilles.

(Jamais aux enfants âgés de moins de 2 ans).

Ou :

>   Spigélie........................   Décoction à 8/500

Trente gr. par jour à un enfant de 4 ans.

Ou :

>   Tanaisie............   Extrait : 0,10 cg. par année.

Tænicides (Voir page 424).

VERTIGES.

Vertige labyrinthique (DE MENIÈRE).

>   Sulfate de quinine...............   0 gr. 25

Pour un cachet. Un avant les trois repas.

Suivre le traitement quinze jours, suspendre pendant le même laps de temps et recommencer. Se

rappeler que les premières doses peuvent exaspé-
rer le mal.

Si la quinine est mal supportée, l'administrer
en injections hypodermiques :

    Chl. neutre de quinine............   2 gr.
    Eau distillée stérilisée...........   q. s. p. 10 c. c.

Injecter 3 c. c. par jour, en une ou plusieurs fois.

— Ponction lombaire de 15 à 20 c. c. (Babinski).

Vertige otique simple. — Débarrasser *l'oreille externe* du
cérumen ou des corps étrangers.

Si *l'oreille moyenne* est touchée, massage du
tympan. Une séance par jour ; faire 8 à 10 succions
énergiques, à l'aide d'un tube flexible de stéthos-
cope, dont le malade place une extrémité dans sa
bouche et l'autre dans l'oreille (Lapeyre).

Vertiges visuels. — Traiter la cause (lésion du système
nerveux ou de l'œil).

Charcot préconisait l'*extrait de belladone* à la
dose initiale de 0 gr. 01 ; augmenter progressivement jusqu'à l'intolérance. A la belladone il asso-
ciait l'hydrothérapie.

Affections organiques du système nerveux.

(Tabès, sclérose en plaques, ramollissement, hémorrhagie, sclérose cérébrale, paralysie générale,
œdème cérébral, tumeur du cerveau ou du cerve-
let, artério-sclérose cérébrale).

Séton à la nuque, pendant plusieurs mois.

Ponction lombaire, pour diminuer l'hypertension.

Traitement causal (?).

Névroses. — EPILEPSIE avec vertige inconscient . Voir page 177).

NEURASTHÉNIE, avec vertige conscient et anxiété.

Traitement général, surtout antidyspeptique et suggestion.

MIGRAINE. Traitement de la diathèse. Voir page 272.

HYSTÉRIE. Suggestion. Douches froides.

VERTIGES DES HAUTEURS. Suggestion. L'enfant n'éprouve pas ce vertige, car il n'a pas conscience du danger (SILVAGNI).
• Hydrothérapie froide ou tiède selon la résistance et l'irritabilité nerveuse du sujet.

Vertige réflexe. — STOMACAL. Traitement antidyseptique. Voir page 475.
Hydrothérapie tiède.
Bromure à faible dose (1 gr. par jour).
Laxatifs légers.

LARYNGÉ. Traitement causal : larynx ou affection du bulbe ou tabès.

Vertige par anémie. — Régime tonique (Voir p. 428) et hydrothérapie tiède ou froide si le sujet est assez résistant.

Après une hémorrhagie, injections de sérum physiologique.

— (PAR INSUFFISANCE AORTIQUE OU AORTITES)

Dans les lésions aortiques d'origine artérielle, ce sont les iodures à faibles doses (0,30 *d'iodure de*

potassium par jour), le régime lacto-végétar en,
etc., qui sont employés de préférence.

Dans l'insuffisance aortique rhumatismale qui
s'accompagne souvent d'état neurasthénique, chez
les jeunes sujets — les *opiacés* — (deux gouttes de
laudanum aux repas), les *bromures*, les *valériana-*
tes sont à prescrire :

> Bromure de potassium............ 10 gr.
> Sirop d'écorce d'oranges amères. 100 gr.

Une cuillerée à soupe au coucher.

Les valérianates :

> Valérianate d'ammoniaque........ 2 gr.
> Teinture de valériane............ 10 gr.
> Hydrolat de menthe.............. 90 gr.

Une cuillerée à café au coucher dans un peu d'eau.

Vertige par congestion. CONGESTION ACTIVE. Réduction
des aliments et des boissons ; suppression des
boissons alcooliques.

Purgatifs.

Saignée, au besoin.

MÉNOPAUSE. — Laxatif chaque matin une cuillerée à café de *sel de Seignette*.

Valérianates.

Opothérapie ovarienne. Voir page 296.

NÉPHRITE INTERSTITIELLE. — Régime lacto-végétarien et plus ou moins déchloruré.

Trinitrine (Trois gouttes de la solution à 1/100, 3 fois
par jour ou *tétranitrate d'érythrol* (cinq milligr. 3 fois.
par jour en comprimés ou solution alcoolique),

Théobromine : 0,50 cg. trois fois par jour.

CONGESTION PASSIVE. —Saignée, purgatifs, diurétiques, cardio-toniques dans les *affections cardia-*
ques mal compensées.

Laxatifs, régime lacto-végétarien, séton à la nuque, dans la *lypémanie*.

Maladies infectieuses et toxiques. — Le vertige des *maladies infectieuses* ne comporte d'autre traitement que celui de la maladie en jeu (fièvre typhoïde, grippe, etc.).

Dans les *vertiges toxiques* se rangent ceux par *auto-intoxication*, parmi lesquels la *goutte* tient la première place. Traitement par le régime alimentaire et les préparations de colchique (un granule de colchicine de un milligr., toutes les 6 heures), 3 jours de suite, tous les mois ; ou teinture de semences de colchique (XX à XXX gouttes par jour, trois jours de suite, tous les mois).

Dans le vertige de l'*urémie*, où les accidents toxiques se mêlent aux troubles mécaniques d'œdème cérébral, ces derniers prédominants, d'après M. Widal, le traitement par la saignée et le régime lacté est classique.

Parfois on observe le vertige dans le *diabète*, à titre de phénomène prémonitoire du coma diabétique. Tout de suite on établira le traitement par les alcalins à haute dose (30 à 40 gr. de bicarbonate de soude), on supprimera les viandes : on soumettra les malades au régime lacto-végétarien.

Les vertiges par *intoxication exogène* sont relatifs à un grand nombre d'intoxications : *champignons, digitale, ergot de seigle, plomb, cuivre, arsenic, tartre stibié*, etc. Citons encore l'intoxication par les solanées; *ciguë, morphine, cannabine, tabac*. Certains médicaments produisent plus particulièrement le vertige : tels la *pelletiérine* et l'*écorce de grenadier* employés dans le traitement du tænia, la *quinine*, le *salicylate de soude*.

L'inhalation de certains gaz produit des vertiges : *acide carbonique, oxyde de carbone, hydro-
gène carbone, gaz d'éclairage*.

Entre toutes ces causes de vertige toxique, la
plus fréquente est certainement l'*alcool*. Inutile
d'insister sur le traitement que chacun connaît.
Quant au traitement des vertiges liés aux autres
intoxications, il est naturellement variable. Le
lavage d'estomac, un vomitif, les purgatifs, le
séjour au grand air, etc., voilà une série de moyens
qui seront mis en œuvre, au hasard du poison
absorbé.

(D'après FIESSINGER).

CYSTITES

Cystite calculeuse d'origine rénale. — Au moment des crises, une injection hypodermique de *morphine* sera
pratiquée dans la matinée, une autre dans la soirée. La dose devra être portée jusqu'à 1 centigr.
1/2 ou 2 centigr.

Quand les douleurs seront plus modérées ou
sourdes ;

```
Extrait thébaïque.................  0 gr. 05
  —     belladone..............  0 gr. 12
Beurre de cacao................  3 gr.
```

Pour un suppositoire. Un tous les soirs.

Les lavements chauds à 45°, les irrigations rectales chaudes avec une sonde à double courant,
seront administrés 2 à 3 fois par jour.

Un grand bain à 36° — de 3/4 d'heure de durée
favorisera le retour du calme et de la détente.

Pour pousser à l'évacuation, les boissons abondan-

tes sont utiles ; lait, tisane d'arenaria, eau d'Evian.
Toutefois, les premiers jours et alors que la vessie
supporte malaisément la présence du liquide et
réagit par des contractures extrêmement douloureuses à la moindre tendance à la distension, il
est indiqué de diminuer un peu la ration de boisson. Pendant 2 à 3 jours le malade absorbera seulement 1 litre de lait et un demi-litre d'eau d'Evian
ou de tisane.

Soumis au repos absolu pendant la période aiguë,
le malade ne se permettra plus tard les promenades en voiture qu'avec précaution. On prescrira :
eau d'Evian, 2 à 3 verres le matin, à 20 minutes
d'intervalle ; au coucher, un verre ; à 10 h. et à
4 h., un bol de tisane d'arenaria. Pas de vin pur,
ni de liqueurs.

Avant les repas : trois des pilules suivantes
(comme modérateurs de l'uricémie) :

    Benzoate de soude.................   6 gr.
    Extrait de stigmates de maïs....   6 gr.
    Savon médicinal.................   3 gr.
Pour 100 pilules.

Ou bien, 25 centigr. de *lithine* avant les repas,
dans un verre d'eau gazeuse ; ou la *pipérazine* ou
le *sidonal* :

    Sidonal ou chlorhydrate de pipé-
      razine.........................   3 gr.
    Eau distillée...................   300 gr.
Une cuillerée à soupe avant les repas.

        Ou :

    Sidonal ou chlorhydrate de pipé-
      razine.........................   5 gr.
    Extrait d'arenaria..............   15 gr.
Pour 100 pilules. Deux avant les repas

L'action de ces remèdes s'usant rapidement, est indiqué de ne les prendre que 4 jours de suite suivis de 4 jours d'interruption. *Le carbonate de lithine* ou le *benzoate de soude* pourront être administrés dans les intervalles.

Cystite aiguë. — Régime lacté absolu. Boissons alcalines. Grands bains chauds.

Injections de *morphine*, si les douleurs sont trop aiguës.

Pas de lavages de vessie.

Instillations de nitrate d'argent ; 20 à 30 gouttes d'une solution de 2 à 5 % (graduellement. Faire coucher le malade sur le ventre et sur le côté après l'instillation.

    — Acide oxalique...................   1 gr.
      Sirop d'écorces d'oranges........   30 gr.
      Eau distillée.................... 120 gr.
                              (MARSH).

Une cuillerée à café toutes les quatre heures.

Cystite chronique.

      Acide benzoïque.................   3 gr.
      Glycérine neutre................   50 gr.
      Eau distillée................... q. s. p. 150 c. c.
Trois cuillerées à soupe par jour.

    Ou :

      Urotropine.....................   0 gr. 50
Pour un comprimé ou un cachet. Trois par jour.

    Ou :

      Térébenthine de Venise.......... }
      Extrait de quinquina........... } àà 0 gr. 0
      Magnésie calcinée...............   q. s.
                          (GUYON).

Pour une pilule. Quatre à six par jour.

Lavages de vessie quand l'urine y stagne et se décompose (100 gr. au maximum d'une des solutions suivantes) :

— Nitrate d'argent à 1/500.
— Acide borique à 4 %.
— Tanin à 1 ou 2 %.
— Chlorure de sodium à 7/1000 (quand il y a hémorragie.

Quand les lavages sont douloureux, injecter avant et après le lavage, 100 gr. d'une solution d'*antipyrine* à 3 % qu'on laisse un quart d'heure dans la vessie.

Dans la cystite glaireuse, employer une solution de *fluorure de sodium* de 0,25 à 1 gr./1000 (Tuffier).

En cas d'échec, faire des instillations de *sublimé* (1/200. dans les cystites récentes, 1/1000 ou 1/500 dans les cystites anciennes) de 2 à 5 gr. dans la vessie ou de 10 à 15 gouttes, dans l'urèthre postérieur. Avoir soin de vider la vessie avant l'instillation et de faire mettre après elle, le malade dans le décubitus latéral droit et gauche.

Cystite tuberculeuse. — Traitement général. Régime lacté.

Pour calmer, les besoins fréquents d'uriner, un petit lavement de guimauve à 10 h. et à 4 h., à garder quelques minutes. Pour la nuit, 1/4 de lavement avec XV gouttes de *laudanum* à conserver.

Contre les douleurs de la miction, diurétiques (pariétaire, reine des prés, maïs), deux bols par jour.

— *Pas d'instillations de nitrate d'argent.*

Instillations de 30 à 40 gouttes de *sublimé* à 1/5.000 ou 1/10.000.

(Guyon).

Injecter 15 à 20 gr. chaque soir de la solution suivante, avec une sonde de Nélaton et une petite seringue.

— Gaïacol.................................... } àà 5 gr.
— Iodoforme................................ }
— Huile stérilisée ....   100 gr.

A garder jusqu'au lendemain.

Cystite infantile. Dans les poussés aiguës, l'enfant gardera le lit et ne se lèvera matin et soir que pour prendre un bain tiède émollient de 1 heure de durée (500 gr. d'*amidon* à faire gonfler dans de l'eau à peine tiède, puis délayer dans de l'eau très chaude avant de mélanger au bain ; ou 250 gr. de *gélatine blanche* qu'on concasse et qu'on fait tremper dans un litre d'eau froide pendant une heure ; on achève la dissolution à la chaleur, et on ajoute à l'eau du bain ; ou bien 5 litres de gros *son* bouilli dans l'eau du bain ; ou bien :

    Espèces émollientes.............. 2.000 gr.
    Graines de lin................... 250 gr.

Faire bouillir le tout dans :

    Eau commune..................... 5.000

Pour les bains de *tilleul*, on fait bouillir 500 gr. de fleurs dans 5 litres d'eau ; on passe et on ajoute au bain.

Dans l'intervalle des bains, des cataplasmes de farine de lin chauds seront appliqués sur le ventre et renouvelés de jour, toutes les 1/2 heures si possible.

Quant à l'alimentation, si les douleurs sont vives, l'enfant ne boira le premier jour que 3/4 de litre d'eau de Vittel. Les jours suivants, régime lacté exclusif, avec 1 à 2 litres de lait. La quantité de liquide peut être augmentée, à mesure que les douleurs diminuent ; des tisanes de graine de lin, de guimauve, pourront être adjointes au lait.

Le matin : un lavement d'eau chaude évacuera l'intestin et agira comme anticongestif ; pour la nuit, une injection rectale laudanisée (une goutte de *laudanum* par année d'âge ; injecter à l'aide d'une poire en caoutchouc, en ajoutant 2 à trois cuillerées à soupe d'eau bouillie pour emplir la poire).

La période aiguë passée, si les urines renferment du pus, on pourra recourir aux lavages. Toutefois les lavages sont plutôt nuisibles dans la cystite tuberculeuse, laquelle réclame les instillations *d'huile gomenolée* à 1/10 ou 1/5 : instiller 4 centim. cubes tous les jours.

De même la cystite calculeuse ne retirera aucun bénéfice des lavages et réclame une intervention chirurgicale. La cystite d'origine alimentaire guérit d'ordinaire par le seul régime.

Dans la cystite gonococcienne, on pratiquera des lavages au *nitrate d'argent* à 1/1000 ou 1/500. Après avoir vidé la vessie, on introduit 50 gr. environ de la solution, qu'on laisse en contact pendant quelques minutes.

Ces lavages sont répétés tous les jours. Si le malade ne peut être vu d'une façon quotidienne, on recourra à des instillations : 15 à 20 gouttes de la solution de nitrate d'argent à 1/50, tous les 4 ou 5 jours.

Dans les cystites coli-bacillaires, on pratiquera des lavages de la vessie à *l'eau boriquée*, à *l'eau lysolée* (1 p. 400), au *permanganate de potasse* (1 p. 5000). M Hutinel estime que les lavages doivent être continués après la guérison de la cystite. S'ils sont interrompus trop tôt, une rechute peut survenir.

Les instillations de sublimé (1/5000, 15 à 20 gouttes tous les 4 ou 5 jours), peuvent également être ordonnées.

Comme traitement à l'intérieur, on a conseillé le *salol* (15 à 20 centigr. 3 fois par jour) qui risque d'être irritant pour les voies digestives.

L'urotropine ne possède pas semblables inconvénients.

  Urotropine...................... 0 gr. 25

A faire prendre à jeun dans un verre d'eau de Vittel
(enfant de 5 ans).

D'autres auteurs conseillent l'*helmitol* : 0 gr. 25
2 à 5 fois, dans un verre d'eau de Vittel (enfant
de 5 ans).

<h1 style="text-align:center">V</h1>

VOMITIFS.

Congestion pulmonaire. — *Quand le sujet n'est pas trop
déprimé.*

  Emétique...................... 0,05 à 0,10 cg.
 A prendre en une fois, dans un verre d'eau tiède.

 Ou :

  Emétique...................... 0,05 cg.
  Poudre d'ipéca.................. 1 gr.
*Pour 5 paquets. A prendre de la même façon, à dix
minutes d'intervalle.*

Quand le sujet est déprimé :
  Fleurs de narcisse des prés...... 5 gr.
  Eau........................... 250 gr.

 Infuser 20 minutes et administrer à chaud.

      (HUCHARD).

Chez l'enfant.

  Poudre d'ipéca, 0,10 cg. par année (dose très variable).

 Ou :

  Sirop d'ipéca, 5 gr. par année (dose très variable):

Ou :

    Sirop d'ipéca..................... 30 gr.
    Poudre d'ipéca................... 0,30 cg.
*Une cuiller à café de 5 en 5 minutes, jusqu'à vomisse-
ment.*

Empoisonnements.

    Chl. d'apomorphine.............. 0,10 cg.
    Eau distillée stérilisée........... 10 gr.
Injecter 1/2 à 1 c. c. chez l'adulte.

    Ou :

    Chl. d'apocodéine................ 0,10 cg.
    Eau distillée stérilisée............ 10 gr.
Injecter 1 à 2 c. c.

    Ou :

    Chl. d'apocodéine............... cinq milligr.
    Eau distillée.................... 30 gr.
A prendre en une fois.

    Ou :

    Sulfate de zinc.................. 0,50 cg.
    Julep gommeux................. 90 c. c.
Une cuillerée à soupe, toutes les cinq minutes.

En cas d'empoisonnement par le *phosphore* :

    Sulfate de cuivre............... 0 gr. 30 à 0,50
    Julep gommeux................. 90 c. c.
*A prendre une cuillerée à soupe, toutes les 5 minutes
jusqu'à vomissement.*

— A citer encore l'infusion de *racines de violette*
et de *racines de polygala.*

ANTI-ÉMÉTISANTS.

Vomissements *(en général)*. — Suppression de l'alimentation.

Applications très chaudes ou applications de glace sur le creux de l'estomac.

Boissons prises par très petites quantités. Eaux gazeuses, champagne glacé, petits fragments de glace.

Donner toutes les heures, jusqu'à effet voulu, une cuillerée à soupe de : *(Potion de Rivière)* :

Bicarbonate de soude.............	2 gr.
Sirop de sucre...................	20 gr.
Eau distillée....................	50 gr.

et immédiatement après une cuillerée à soupe de :

Acide citrique....................	2 gr.
Eau distillée....................	30 gr.
Sirop de limon	30 gr.

Ou ;

Menthol........................	1 gr.
Alcool.........................	10 gr.

(CAPITAN).

Quelques gouttes sur un morceau de sucre.

Ou :

Menthol........................	0 gr. 50
Chl. cocaïne...................	0 gr. 10
Alcool.........................	} ââ 5 c. c
Eau de laurier-cerise..........	

Quatre gouttes, 4 ou 5 fois par jour.

Ou :

Eau chloroformée saturée........	60 gr.
Chl. morphine..................	gr.

> Eau de laurier-cerise............ 5 gr.
> Sirop de fl. d'oranger........... q. s. p. 150 c.c.

*Une cuillerée à soupe, chaque heure. Chez les enfants,
supprimer la morphine et donner deux cuillerées à
soupe par année d'âge et par jour.*

Vomissements post-chloroformiques. Une heure et demie
avant l'opération, on fait boire au sujet un grand
verre d'eau fraîche ; cette dose est répétée de
demi-heure en demi-heure jusqu'au moment
même où va commencer la chloroformisation.
C'est donc en tout quatre grands verres d'eau que
le sujet absorbe avant son opération, soit 800 gr.
environ, et il boit le dernier verre juste avant de
s'endormir. (Dans le but de diluer les vapeurs
chloroformiques arrivant dans l'estomac et d'empêcher leur contact direct et prolongé avec les
parois stomacales).

(DENUCÉ).

Vomissements de la grossesse. — Suppression absolue de
l'alimentation buccale remplacée par l'alimentation rectale. (TOURNIER).

Donner par jour cinq lavements alimentaires
ainsi composés :

> Bouillon....................... 150 gr.
> Jaune d'œuf.................... n° 4.
> Chlorure de sodium............. 1 gr.
> Laudanum .... iv gouttes.

— Emplâtre opiacé, ventouses ou pulvérisations
d'éther ou petit vésicatoire sur le creux épigastrique.

— Lavement quotidien avec :

> Bromure de potassium........... 4 gr.
> Eau tiède...................... 200 gr.

Ou :

        Hydrate de chloral................   3 gr.
        Eau distillée..................... 100 gr.
        Jaune d'œuf.......................   n° 1

— Procédé de la ventouse mammaire. (DUMAS).
Une ventouse est appliquée 2 à 3 fois par jour sur
chaque sein ; on la laisse une demi-heure en place
à chaque séance.

— Donner 3 ou 4 fois par jour, cinq minutes
avant le repas, cinq gouttes du mélange suivant :

        Chl. morphine....................   0,10 cg.
        Chl. cocaïne.....................   0,05 cg.
        Sulfate d'atropine...............   0,01 cg.
        Eau chloroformée.................   10 gr.

— Superpurgation. (BONNAIRE). Donner deux à
trois bouteilles d'eau de Sedlitz dans la matinée.

— Si ces moyens échouent, recourir au traitement utérin (en cas de déviation, ramener l'utérus
à sa position normale. En l'absence de déviation,
application de tampons imbibés de solution d'*ichthyol* sur le col, ou de solution de cocaïne à 1/5,
de topiques belladonés, ou dilatation du col utérin avec le doigt (Copeman), tous les deux jours,
pendant 2 minutes.

Vomissements urémiques. — Les respecter, car ils sont
un moyen d'élimination des toxines.
Lavage d'estomac et d'intestin.

Vomissements nerveux. — Hydrothérapie froide.
Deux ou trois lavements par jour avec 1 gr.
d'*hydrate de chloral*, ou 2 gr. de *bromure*.
Suggestion.

Vomissements des tuberculeux

    Bromure de potassium............   6 gr.
    Sirop de fl. d'oranger............   60 gr.

Ou :

    Chl. de cocaïne................   1 gr.
    Eau distillée...................   20 gr.

Badigeonner le pharynx avant chaque repas.

Vomissements des enfants.

    Citrate de soude................   5 gr.
    Eau distillée...................   300 gr.

                 (VARIOT).

Une cuillerée à café ou une cuillerée à dessert, avant les tétées ou dans un biberon.

VULVO-VAGINITE.

Aiguë (INFANTILE). — Lavage biquotidien de la vulve et injection consécutive vaginale, à faible pression, au moyen d'une sonde de petit calibre, avec une solution de *permanganate de potasse* à 1/2000.

Pour la nuit, introduire dans le vagin, un crayon ainsi composé :

    Salol.........................   0,10 cg.
    Beurre de cacao................   1 gr.

» (ADULTE). — Repos complet au lit. Demi-diète.

Compresses froides sur la vulve, à renouveler toutes les 2 ou 3 heures et tampon d'ouate imbibé de *permanganate de potasse* à 1/2000, entre les grandes lèvres.

Grand bain quotidien avec 2 kilogr. d'espèces émollientes, à faire bouillir avec 5 litres d'eau, avant de les mélanger à l'eau du bain.

Ou bains de siège avec :

Feuilles de belladone.................. ⎫
    »   jusquiame.................. ⎬ ââ 30 gr.
                                         ⎭
Têtes de pavot ....   n° 2

Quand l'inflammation est moins grande, pratiquer une ou deux fois par jour une injection à l'*eau boriquée* d'abord, puis au *permanganate de potasse* de 1/2000 à 1/1000, au *protargol* 0,50 à 1/100, enfin au *sublimé* à 1/5000 ou :

Sulfate de cuivre................ ⎫
    »   fer................   ⎬ ââ 1 gr.
    »   zinc................   ⎭
Eau gommée...................   10 gr.
Eau ....   300 gr.

                  (ROBIN et DALCHÉ).

Maintenir encore entre les lèvres une compresse ou un tampon d'ouate imbibé de solution antiseptique ou astringente *(acétate de plomb*, à 1/200 ou solution de *tanin* glycériné à 1/40).

Introduire profondément dans le vagin un ovule au *tanin* ou à l'*ichthyol,* le soir ou un tampon imbibé de :

Tanin.........................   10 gr.
Glycérine.....................   80 gr.
Ou :
Thigénol......................   30 gr
Glycérine.....................   60 gr.

Contre les folliculites, badigeonnages avec

Nitrate d'argent...............   1 gr.
Eau distillée..................   30 à 10 gr
Ou :
Chlorure de zinc...............   1 gr.
Eau distillée..................   30 gr.

ou cautérisation au thermo-cautère.

A la fin de la maladie, saupoudrer les dernières rougeurs avec :

Dermatol................... 2 gr.
S. n. bismuth................. 4 gr.
Oxyde de zinc................ 20 gr.

Chronique (INFANTILE). — Traitement surtout général *(huile de foie de morue,* sirop d'*iodure de fer),* bains de mer ou bains contenant :

Chlorure de sodium............. 1 kilo
Carbonate de soude............. 200 gr.

Crayon au tanin, pour la nuit :

» (ADULTE). — Dans les deux jours, tampon imbibé de *solution tanique glycérinée.*

Tous les 3 ou 4 jours, badigeonnages avec :

Nitrate d'argent................. 3 à 5 gr.
Eau distillée.................... 100 gr.

RÉGIMES SPÉCIAUX

Dyspepsies.

Possibilité d'un régime unique chez les dyspeptiques, en général, quelque soit le type de leur dyspepsie, souvent variable du reste d'une période à l'autre,
chez le même malade, qu'on se base sur l'examen
symptomatique ou sur l'analyse du suc gastrique.

Il faut nourrir le sujet d'une manière suffisante, en
demandant à son estomac le moins de travail possible
et en évitant soigneusement toutes les causes locales d'irritation pour la muqueuse et le système nerveux gastrique. C'est ce dernier qui règle la motri-
cité de l'organe aussi bien que la sécrétion qualita-
tive et quantitative du suc gastrique, lequel a du
reste une importance très discutable et même discutée, au point de vue du rôle qu'il peut jouer dans
la digestion en général.

Nourrir sans irriter l'estomac et, sans s'occuper de
la chimie de cet organe, telle est la formule à remplir, formule très simple, suffisante le plus souvent
pour amener la guérison.

Aliments permis. — *Lait*, à la condition qu'il soit
bien supporté, c'est-à-dire qu'il ne donne ni diarrhée
ni renvois ; dans ce but, le couper au tiers avec une
eau minérale pure et nulle au point de vue de sa
teneur en principes minéraux (Evian, Alet, Thonon) ;
en prendre peu à la fois et de préférence chaud. —
Œufs, de préférence à la coque, peu cuits ou dé-

layés dans du lait ou un potage ; brouillés à la crème ou au bouillon. — *Poissons maigres* (sole, merlan, brochet, truite, perche), bouillis ou avec une sauce à la crème.— *Viandes grillées ou rôties* très tendres (veau, mouton, agneau, lapin, poulet, chevreau) cervelles à la crème ou au bouillon, ris de veau. Jambon malgre non salé. Toutes les purées de *légumes* secs ou verts, assaisonnées avec *le moins de beurre possible*; nouilles, riz, macaroni au lait et à la crème. *Entremets* au lait et aux œufs ; crèmes cuites, sauf celle au chocolat, œufs à la neige, gâteaux de riz ou de semoule. Fromages frais, crème fraîche. Fruits très cuits, sauf pêches, fraises et raisins qu'on pourra prendre crus, en petite quantité ; compotes *peu sucrées*.

Potages plutôt épais, potage gras fait avec du bouillon dégraissé *à froid* ; potages maigres avec des légumes écrasés.

Pain, le moins possible ; manger seulement la croûte. qui doit être très cuite ou le remplacer par des biscottes, breakfast ou longuets de Lausanne.

Boissons. Vin ou bière coupé d'eau, dans la plus grande proportion possible.

Eau ordinaire ou eau minérale très faiblement minéralisée (Alet, Evian, Thonon).

Quantité modérée de liquide à chaque repas, environ deux verres.

Petite infusion chaude de camomille, tilleul ou feuilles d'oranger après le repas. Une tasse de café peut être en général permise après le déjeuner.

Recommander au malade de *manger lentement* de *mastiquer soigneusement* et de prendre, après avoir mangé, un *repos absolu* d'une demi-heure, à une heure, dans la position demi-horizontale·

Aliments interdits. Potages épicés ou gras. Hors-

d'œuvre, crudités, salade, radis, etc... Viandes
et poissons gras (porc, thon, maquereau, anguille,
carpe, etc...), charcuterie. Sauces, fritures. Œufs
durs, omelette très cuite. Bœuf, souvent mal supporté (LEVEN). Fruits crus ou huileux. Fromages
fermentés, beurre, pâtisserie, à l'exclusion des
petits gâteaux secs (Palmers, Alberts, petit beurre,
etc...). Vin pur et liqueurs.

Gastropathies graves.

Supprimer d'abord complètement toute alimentation solide. Prendre exclusivement du lait coupé
d'eau d'Evian, Alet, Thonon — du bouillon
froid dégraissé, par petites quantités — du jus de
viande, des potages légers, des purées claires,
des œufs à la coque sans pain. Ne pas mettre le
malade à la diète lactée exclusive, sauf dans les
cas nets d'*hypersécrétion active*, car elle favorise
les ferm ntatio s butyrique et lactique et augmente
l'atonie des voies digestives.

Quand une amélioration sensible et durable
est acquise, passer aux cervelles, ris de veau, poulet *bouillis*, aux purées plus épaisses, aux break-
fasts, au fromage blanc et arriver peu à peu au
régime général précédent.

Comme boissons dans les affections graves ou
aiguës de l'estomac, eau et infusions de feuilles
d'oranger ou tilleul.

DILATATION DE L'ESTOMAC

Pas de régime différent des précédents, la dilatation n'étant, lorsqu'elle n'a pas de cause anatomique (cancer, sténose cicatricielle du pylore),
que l'aboutissant forcé de toute dyspepsie ato-

nique ancienne ou de l'hypersthénie. Insister seulement sur les potages épais et la diète mo dérée des liquides, au moment du repas et surtout sur le repos horizontal (sur le côté droit) après les repas.

ULCÈRE DE L'ESTOMAC

Pendant la période d'hématémèses, immobilisation complète. Un tiers de litre d'eau en 24 heures, par cuillers à café espacées. Lavement alimentaire, toutes les 6 heures, du type suivant :

Œufs battus	n° 2
Solution de peptone liquide	30 gr.
Solution de glucose à 20 %	100 gr.
Chlorure de sodium	1 gr. 50
Pepsine	1 gr.
Laudanum de Sydenham	Deux gouttes
	(ROBIN).

Injections de sérum artificiel ou lavements désaltérants de 1/4 litre d'eau tiède, une demi-heure avant le lavement alimentaire et donné à l'aide d'une sonde.

Au bout de 8 à 10 jours, régime lacté absolu pendant environ 2 mois, puis y ajouter œufs et potages.

Entérites chroniques et entéro-névroses.

Lait ou képhir, si le lait est mal toléré. Œufs peu cuits. Viande crue pulpée ou peu cuite et hachée. Féculents en purée. Fromages frais. Fruits cuits. Gâteaux secs. Poissons maigres bouillis. Eviter les graisses, les sauces, les épices, les crudités, le vin.

Tuberculose.

Viandes et poissons de toutes sortes œufs, purées de légumes secs, pâtes, aliments gras (beurre, sardines, thon, lard), fromages. Bière ou vin, en quantité modérée.

Si le tube digestif est en bon état, ajouter entre les repas ou plutôt le matin 80 à 150 gr. de viande crue pulpée et plusieurs œufs crus.

S'il existe des troubles gastriques ou intestinaux, supprimer temporairement les graisses et la ration supplémentaire et s'en tenir au lait ou képhir, aux œufs, aux pâtes, riz et viande crue pulpée et sucrée.

Artério-sclérose

Au moment des crises (angine de poitrine, pseudo-asthme, etc.), régime lacté exclusif.

D'une façon constante, régime plutôt végétarien : lait en nature et en préparations culinaires, œufs, purées de féculents, légumes verts, pâtes, fromage frais, fruits, viandes blanches en quantité modérée.

Quantité minime de vin, coupé de beaucoup d'eau. Eau, infusions chaudes diurétiques.

Eviter le bouillon gras, les viandes noires ou faisandées, le gibier, les poissons de mer, les épices et sauces relevées, les fromages passés, les conserves alimentaires, les tomates, l'oseille, les asperges, le vin pur et l'alcool, ainsi que le café.

Mal de Bright.

Dans les périodes aiguës, régime lacté absolu ou mitigé.

D'une façon générale et constante, suivre le ré-

gime precedent des artério-scléreux et veiller à
l'hypochloruration de l'organisme. Peser régulièrement le malade et augmenter ou diminuer la quantité de chlorures, selon les variations de poids.

En absorbant trois litres de lait on ingère environ 6 gr. de chlorures.

On peut donner beaucoup moins de chlorures,
en adoptant un des régimes suivants :

Pommes de terre.	1.000 gr.	0,80 cg.
Viande crue......	400 gr.	0,40 cg.
Beurre..........	80 gr.	traces
Sucre...........	100 gr.	—
	2.000 calories	1 gr. 20 chlorures
Pommes de terre.	1.000 gr.	0,80 cg.
Viande..........	300 gr.	0,30 cg.
Beurre..........	50 gr.	traces
Riz.............	125 gr.	traces
	2.000 calories	1 gr. 10 chlorures
Pain déchloruré..	200 gr.	0,04 cg.
Viande..........	200 gr.	0,20 cg.
Légumes secs....	250 gr.	0,20 cg. environ
Beurre..........	50 gr.	traces
Sucre...........	40 gr.	traces
	1.500 calories	0 gr. 45 chlorures

Teneur de quelques aliments en chlorures, pour
1000 gr.

Anchois	200 gr.
Harengs	115 gr.
Morue.......................	85 gr.
Jambon......................	50 gr.
Croissants	15 gr.
Pain........................	8 gr.
Poissons de mer.............	4 gr. 50
Lait........................	2 gr. environ
Lentilles...................	1 gr. 40
Epinards....................	1 gr. 30

Viande (1)......................	1 gr.
Pommes de terre................	0,80 cg.
Chataignes, pois................	0,70 cg.
Haricots secs...................	0,50 cg.
Fèves	0,40 cg.
Poissons d'eau douce...........	0,30 cg.
Fruits en général..............	0,25 cg. max.
Riz............................	0,07 cg.
Laitue.........................	0,05 cg.
Un œuf........................	0,25 cg
Fromage frais, beurre, café, thé, cacao, café...................	traces

Goutte, Lithiase rénale et hépatique.

Prédominance des aliments végétaux, en en exceptant ceux irritants pour le rein ou riches en acide oxalique (asperges, épinards, tomates, oseille, cresson, groseilles, champignons). Viandes blanches fraîches, poissons de rivière, œufs. lait, féculents, chicorée, laitue cuite. Fruits cuits, laitage frais.. Eviter le sucre dans la goutte. Fromages frais. Boissons abondantes et le moins alcooliques possible.. Eau pure, vin blanc léger coupé d'eau (Alet, Thonon, Evian), ou eaux légèrement alcalines (Vals Saint-Jean, Cauzan, Andorre).

Diabète.

Question complexe, à cause de l'origine multiple du diabète et controversée.

Régime de Bouchardat. Potages gras, potages aux poireaux et pommes de terre ; toutes les graisses ; toutes les viandes, sauf le foie ; œufs ; crustacés et mollusques, sauf huîtres qui contiennent beau-

---

(1) Cette quantité est fortement augmentée dans les viandes d'animaux qu'on ne saigne pas et réduite à une quantité nulle par l'ébullition.

coup de glycogène; tous les poissons ; tous les légumes, sauf carottes, navets, asperges. Comme dessert,
fromages variés, noix, amandes. Très peu de lait.

Aliments défendus. Potages aux pâtes ou au pain.
Sauces qui renferment de la farine. Féculents. Au
lieu de pain ordinaire, prendre de la croûte en
quantité minime ou des pommes de terre ou du
pain Fougeron. Fruits sucrés et pâtisseries. Remplacer le sucre par la saccharine.

Obésité et amaigrissement.

Les divers régimes préconisés contre l'obésité
(Banting, Ebstein, Demuth, Œrtel, Schwenninger.
Germain Sée, A. Robin, Dujardin-Beaumetz. etc.),
basés sur un nombre de calories insuffisant, ne
donnent des résultats que pendant qu'ils sont suivis et ne sont pas toujours dénués de dangers (ration alimentaire trop pauvre ; diète de liquides,
nocive par elle-même et n'ayant d'autre conséquence
que la déshydratation des tissus et non la fonte de
la graisse).

De même, le régime surnormal de calories conseillé contre l'amaigrissement n'est suivi d'une augmentation de poids, que quand l'amaigrissement est
accidentel

Quand l'un et l'autre de ces états font partie de
la constitution du sujet, les divers régimes préconisés sont accompagnés d'un résultat négatif complet.

Le même régime alimentaire composé d'aliments
de digestion facile et d'abstention d'alcool et de vin
pur (voir régime général des dyspeptiques) ; un travail et un repos modérés feront engraisser le maigre
et maigrir l'obèse. Ici comme dans beaucoup d'autres cas, la iatrochimie se trouve en défaut. Le régu-

lateur souverain de la nutrition, quand n'entre pas en jeu une affection cancéreuse ou analogue, est le système nerveux, qu'il faut calmer par le régime alimentaire et le genre de vie pour que les échanges s'équilibrent. Voir M. Leven : *La Névrose* (1887).— G. Leven : *L'obésité*, thèse de Paris (1901) et Raffray : *Déséquilibrés du système nerveux* (1903), qui a repris cette conception que tout médecin pourra vérifier dans sa pratique.

Dermatoses.

Régime lacté absolu, dans les dermatoses toxiques ou aiguës.

Régime lacto-végétarien dans les dermatoses chroniques rebelles.

Dans les cas moyens, potages maigres ; viandes rôties ou grillées sans sauce ; poissons de rivière bouillis ; œufs ; légumes verts ou secs ; fromages frais.

Eviter les graisses, les viandes faisandées, les épices. les crustacés, les poissons de mer, les fromages fermentés, les crudités, le vin pur, les liqueurs, le café et le thé.

SÉROTHÉRAPIE

1° Sérums minéraux ou artificiels

Sérum de Buvat

Chlorure de sodium.............   6 gr.
Iodure de potassium............. }
Sulfate de soude................ }   ôà 2 gr.
. Eau distillée stérilisée ....   1000 gr.

Conseillé dans la *paralysie générale syphilitique*. 300 à 500 c.c. tous les deux jours.

Sérum de Briand

Bromure de potassium..........,   6 gr.
Chlorure de sodium.............   1 gr. 50
Eau distillée stérilisée............ 1000 gr.

Agitation anxieuse. Epilepsie. 500 c. c. tous les deux ou trois jours.

Sérum de Crocq

Phosphate de soude..............   2 gr.
Eau distillée stérilisée............ 100 gr.

5 à 10 c. c., dans la *neurasthénie*.

Sérum de Hayem

Chlorure de sodium..............   5 gr.
Sulfate de soude cristallisé.......   10 gr.
. Eau distillée stérilisée............ q. s. p. 1000

2?0 à 1.500 c. c. dans les *hémorrhagies opératoires* et les *intoxications*.

Sérum de G. Ballet

Phosphate de soude.............. 2 gr.
Sulfate de soude................. 3 gr.
Chlorure de sodium.............. 1 gr.
Acide phénique neigeux.......... 0,50 cg.
Eau distillée stérilisée........... q. s. 100 c. c.

1 à 4 c.c. par jour, comme *névrosthénique*.

Sérums de Chéron

A. — Acide phénique neigeux...... 1 gr.
Chlorure de sodium.............. 2 gr.
Phosphate de soude.............. 4 gr.
Sulfate de soude................. 8 gr.
Eau distillée stérilisée........... q. s.p.100 c.c.

2 à 10 c. c. dans la *neurasthénie*.

B. — Chlorure de sodium ....
Phosphate de soude.............. } àà 1 gr.
Sulfate de soude................
Eau distillée stérilisée .... q.s.p. 100 c. c.

1 à 3 c. c. dans l'*athrepsie infantile*.

Sérum de Huchard

Caféine.........................
Benzoate de soude.............. } àà 5 gr.
Phosphate de soude.............. 10 gr.
Eau distillée stérilisée .... q.s.p.100 c.c.

5 à 10 c. c. par jour dans la *cachexie sénile* et les *états adynamiques*.

Sérums gélatinés.

Gélatine pure.................... 50 gr.
Chlorure de sodium.............. 7 gr.

Eau distillée...................... q.s.p.1000 c.c.
(CARNOT)

Faire tiédir avant l'emploi et injecter 50 à 150 c. c. dans les *hémorrhagies*.

— Gélatine pure....................... 10 à 25 gr.
Chlorure de sodium................. 7 gr.
Eau distillée...................... q.s.p.1000 c.c.
(LANCEREAUX, HUCHARD)

Faire tiédir et injecter 50 à 100 c. c. Tous les cinq jours, dans les *anévrysmes* de l'aorte.

Sérum de Renzi.

Iode métallique................... 1 gr.
Iodure de sodium.................. 3 gr.
Chlorure de sodium............... 6 gr.
Eau distillée stérilisée........... 1000 gr.
200 à 300 c. c. dans la *tuberculose* (?).

·Sérum de Marfan.

Citrate de caféine................ 0 gr. 75
Chlorure de sodium............... 2 gr. 50
Eau distillée stérilisée............ 500 gr.
Adynamie infectieuse infantile : 10 à 100 c. c.

Sérum physiologique.

Chlorure de sodium............... 7 gr. 50
Eau distillée stérilisée............ 1000 gr.
Jusqu'à 2000 c. c. par jour, en plusieurs fois, dans les *hémorrhagies* et les *intoxications*.

Sérums de Luton.

— Sulfate de soude................. 10 gr.
Phosphate de soude.............. 5 gr.
Eau distillée stérilisée........... q.s.p.100 c.c.
2 à 5 c.c. dans la *neurasthénie*.

— Phosphate de soude.............. 3 gr·
Sulfate de soude................ } àà 10 gr.
Iodure de sodium............... }
Eau distillée stérilisée........... q.s.p. 100 c.c.

20 c. c. par jour. *Asthénie syphilitique.*

Sérum de Samuel.

Chlorure de sodium.............. 6 gr.
Carbonate de soude.............. 1 gr.
Eau distillée stérilisée........... 1000 gr.

200 à 500 c.c. dans les *intoxications* et le *choléra.*

Sérum de Stadelmann.

Chlorure de sodium............... 6 gr.
Bicarbonate de soude............, 30 gr.
Eau distillée stérilisée........... q. s. 1000 c.c.

Eau de mer.

Stérilisée et additionnée d'eau de source po ur la ramener au litre isotonique.

100 à 200 c. c, dans la *tuberculose.* (QUINTON).

Sérum de Trunececk.

Sulfate de soude................ 0,44 cg.
Chlorure de sodium.............. 4 gr. 92
Phosphate de soude.............. 0,15 cg.
Carbonate de soude.............. 0,21 cg.
Sulfate de potasse............... 0,40 cg.
Eau distillée stérilisée........... q.s.p. 400 c.c.

Commencer par 1 c.c. et augmenter jusqu'à 5 c. c.
Une injection tous les deux jours dans l'*artério-sclérose* et la *neurasthénie.*

2° SÉRUMS ORGANIQUES.

Le point de départ de la sérothérapie se trouve dans l'expérience de Ch. Richet et Héricourt (1888), qui avaient remarqué qu'en transfusant à des lapins du sang de chien (animal réfractaire au *staphylococcus pyosepticus*) l'évolution de la maladie, au lieu de marcher rapidement, était retardée.

— Sérothérapie antidiphtérique

On immunise un cheval, en lui injectant d'abord un quart de c. c. de toxine diphtérique très active, filtrée sur bougie Chamberland et additionnée d'un tiers de liqueur de Gram (solution iodo-iodurée). On augmente rapidement la dose et on arrive à injecter la toxine pure (un c.c. tous les cinq jours) puis 5 c. c. ; puis l'injection est faite tous les deux jours. Au bout de 2 à 3 mois, l'immunité est obtenue ; le sérum jouit de propriétés préventives et curatives contre la diphtéric.

On reconnaît que l'immunisation est suffisante si, en injectant à un cobaye, 24 heures avant l'inoculation de 1/2 c. c. de culture de bacille diphtérique, le 1/50.000^me de son poids de sérum, l'immunité lui est conférée.

Pour préparer le sérum antidiphtérique, on pratique une saignée à la jugulaire, sur un cheval à jeun ; on reçoit le sang dans un flacon stérilisé et on le laisse coaguler. On soutire le sérum et on le répartit en flacons de 10 et 20 c.c.. qu'on maintient à l'étuve pendant un mois.

Tout sérum trouble doit être rejeté.

Il doit être conservé à l'abri de la chaleur et de la lumière. Il garde ses propriétés pendant environ 6 mois.

Quantité à injecter. A titre *préventif* : 5 à 10 c. c. suivant l'âge. L'immunité est établie au bout de 24 heures et dure environ 3 semaines.

A titre *curatif :* Première injection : 10 c. c. avant 18 mois.

20 c. c. au-dessus de cet âge.

Porter la dose initiale jusqu'à 30 c. c. si la diphtérie revêt un caractère malin ou si l'infection remonte à plusieurs jours.

Si les fausses membranes ne tendent pas à diminuer au bout de 24 h., si la température reste élevée, le pouls fréquent et dépressible, les phénomènes généraux graves, renouveler l'injection à la même dose.

Si la diphtérie est associée à des streptocoques ou si, quoique pure, elle est maligne, faire deux injections en 24 heures.

Accidents. Erythème précoce, ortié (du 3e au 6e jour).

Erythème tardif, scarlatiniforme (du 10e au 14e jour). (Voir page 402).

Arthropathies de courte durée, avec douleurs plus ou moins intenses.

Angine de retour streptococcique, avec élévation de la température.

Troubles digestifs (diarrhée, vomissements).

Sérothérapie locale (L. Martin). Pastilles de *sérum sec*, à laisser fondre lentement.

— *Sérothérapie antistreptococcique.*

Marmorek (1896) exalte la virulence du streptocoque par la méthode des passages (souris, puis lapins).

et immunise en 6 mois ou 1 an l'âne ou le cheval.

Indications. Fièvre puerpérale, quand le streptocoque est seul (60 c. c. par jour).

Erysipèle (10 à 20 c. c. par jour).

Accidents. Abcès plus ou moins graves, se dévelop-
pant avec rapidité.

— *Sérothérapie antitétanique*

Behring et Kitasato (1890) même procédé d'immunisation.

Agit surtout comme préventif : Injection de 10
à 20 c. c., à renouveler le lendemain et au bout de
10 jours.

Dans le tétanos confirmé, injecter 50 c. c. par
jour pendant 3 jours, puis ramener la dose à 10 ou
20 c. c.

Injection intra-crânienne de 5 c. c.

— *Sérothérapie antivenimeuse.*

(Phisalix, Bertrand, Calmette).

Le sérum provient d'animaux immunisés par des
injections de *venin atténué* par *l'hypochlorite de
chaux.* Il est fourni par l'Institut Pasteur de Lille.

Action préventive de courte durée.

Action curative certaine, contre le venin de tous
les serpents.

Chez les enfants au-dessous de 10 ans : 10 c. c.

Adultes : 20 c. c.

Dose double, quand le serpent appartient à une
espèce très dangereuse.

EMPOISONNEMENTS

La première indication à remplir est *d'évacuer le poison.*

Si l'on pense que le poison est encore dans l'estomac, faire un lavage de cet organe et le vider ou administrer un vomitif.

> Emétique...................... 0,15 à 0,20 cg.

A prendre dans deux verres d'eau chaude.

Ou :

> Sulfate de cuivre................ 0, 20 cg.
> Eau distillée.................... 150 gr.

Ou :

> Sulfate de zinc.................. 0,50 cg.à 1 gr.
> Eau distillée stérilisée............ 150 gr.

A prendre en une fois.

Ou injecter 1 c. c. de :

> Chl. d'apocodéine................ 0, 20 cg.
> Eau distillée stérilisée............ 10 gr.

Ou :

> Chl. d'apomorphine............... 0,10 cg.
> Eau distillée stérilisée............ 10 gr.

Si l'on pense que le poison est dans l'intestin, administrer un éméto cathartique :

> Emétique....................... 0,10 à 0,20 cg.
> Sulfate de soude ou de magnésie. 40 à 60 gr.
> Eau............................ Un litre.

A prendre par verres.

Si l'on n'a pas de médicament sous la main, faire prendre 40 à 60 gr. de *sel ordinaire* dans un litre d'eau.

Si le poison a été pris en lavement, donner un lavement purgatif :

```
Follic. de séné....................  15 gr.
Sulfate de soude ou de magnésie,  40 gr.
Eau bouillante....................  500 gr.
```

Acides. — Administrer de l'eau albumineuse, de l'eau de chaux ou de l'eau de savon, ou des alcalins *(magnésie calcinée :* 20 à 30 gr., *bicarbonate de soude :* 10 à 15 gr., *carbonate de chaux :* 10 à 20 gr., *carbonate de magnésie :* 20 gr., *citrate de magnésie ;* 30 à 40 gr.

Acide carbonique. — Inhalations d'oxygène. Respiration artificielle.

Saignée, suivie d'injection de sérum.

Acide phénique. — *Symptômes.* Douleurs épigastriques. Vomissements. Tintement d'oreilles. Fort tremblement. Hypothermie. Pouls petit et filant. Mort par paralysie de la respiration.

Traitement. Enlever la substance toxique par des lavages locaux, si le phénol a été appliqué à l'extérieur.

Contre l'hypothermie, boissons et applications chaudes.

Contre le collapsus, frictions alcooliques énergiques, injections d'*éthyle* ou de *caféine*.

Administrer à l'intérieur de l'*eau albumineuse* et 30 gr. de *sulfate de magnésie ou de soude,* pour favoriser l'élimination.

Récemment Zélensky a proposé le *vinaigre,* à

la dose d'un verre coupé d'eau, comme un antidote efficace.

Inhalations de *nitrite d'amyle*.

Aconit. — *Symptômes*. — Picotements, fourmille-
ments à la face, à la langue et surtout au nez, qui
semble épaissi, ainsi que les lèvres. Sensation de
rétrécissement de la peau de la face et des membres. Chaleur générale. Alourdissement musculaire. Troubles de la vue, bourdonnements d'oreille
étourdissements, vertiges (Trijumeau).

Chaleur au creux de l'estomac et constriction à
la gorge. Anesthésie. Amblyopie et mydriase.
Dyspnée par paralysie périphérique des nerfs
moteurs. Pouls imperceptible ; sueurs froides et
visqueuses. Le cœur se paralyse en diastole.

Traitement. — Réchauffer et stimuler le patient
par des boissons chaudes, du café, des boules
d'eau chaude, des *injections d'éther*.

Respiration artificielle.

Relever le cœur par des *injections de caféine ou
de digitaline cristallisée* (ampoules au 1/4 de millig.
deux à quatre).

Alcalis. — Eau albumineuse ou lait.

Eau vinaigrée ou jus de citron ou autres acides
très dilués.

Arsenic. A. L'arsenic a été ingéré *sous forme de poudre*.

Symptômes. Se montrent au bout d'une demi-
heure à plusieurs heures.

Brûlure au pharynx et à l'œsophage. Soif intense. Diarrhée, coliques, odeur d'ail.

Crampes des membres inférieurs.

Peau froide et visqueuse. Cyanose.

Pouls petit et rapide. Respiration courte et difficile. (Mort en un ou plusieurs jours).

B. Le toxique a été ingéré en *solution*.

Les symptômes apparaissent rapidement (dix à vingt minutes).

Symptômes gastro-intestinaux peu accentués, à cause de la dilution du poison.

Symptômes cérébro-spinaux violents (céphalalgie, parésies, crampes, puis paralysie des membres inférieurs. (Mort en quelques heures).

Traitement. Donner dans de l'eau chaude.

> *Hydrate de magnésie*............ 20 gr.

Ou :

> *Hydrate de peroxyde de fer*.... 30 gr.
> *Sirop de sucre*................. 500 gr.

A prendre en 5 fois.

Stimulants. Couvertures chaudes. Boules aux extrémités. Frictions.

Morphine contre les symptômes douloureux.

Boissons émollientes. Purgation.

Belladone. *Symptômes.*— *Période d'excitation*. Sécheresse de la bouche et de la gorge. Soif ; nausées. Visage vultueux ; yeux proéminents, mydriase, vision troublée. Délire bruyant, Vertige, hallucinations, spasmes cloniques généraux.

Période de dépression. Résolution musculaire. Evacuation de l'urine et des matières fécales.

Rougeur scarlatiniforme de la peau.

Respiration haletante.

Pouls ralenti, puis accéléré, enfin faible et irrégulier.

Coma.

Traitement. A la période d'excitation injection *de morphine* (0,01 cg.) et de *pilocarpine* :

> Nitrate de pilocarpine............ 0,02 cg.
> Eau dist. stérilisée.............. 10 gr.

Un c. c.= 0,002 mg. A répéter deux à trois fois.

A la période de dépression, excitations mécaniques et injection de *caféine, éther, huile camphrée,* etc...

Benzine. Administrer vingt gouttes de *teinture de belladone.*

Respiration artificielle.

Injection de *strychnine* (un milligr.) ou *caféine* (0,40 cg.).

Champignons. — *Symptômes.* — Eclatent tardivement (10 à 20 heures).

Douleurs épigastriques et abdominales violentes. Déjections multipliées, séreuses et sanguinolentes.

Vertiges, tremblement, titubation.

Puis collapsus, syncopes, délire. Sueurs froides.

Respiration haletante. Cœur irrégulier. Pouls ralenti. Hypothermie.

Anurie (alors que les autres sécrétions sont exagérées).

Mort en 1 à 5 jours.

Traitement. — Ne pas donner de vomitif ou de purgatif, au bout de plusieurs heures d'ingestion des champignons, les principes toxiques étant passés dans la circulation et le malade hyposthénisé.

— Neutraliser les effets de la muscarine sur le cœur (arrêt en diastole) par l'*atropine* :

> Sulfate d'atropine.............. 0,002 mg.
> Eau distillée stérilisée........... 5 gr.

Injecter un c. c.=1/10 de millig.

Soutenir le cœur par la *spartéine* :

> Sulfate de spartéine.............. 0,50 cg.
> Eau distillée stérilisée........... 10 gr.

Deux injections d'un c. c. dans la journée.

—Stimuler le système nerveux et la respiration par des *injections d'éther* (un à trois c. c.).

— Réchauffer extérieurement le malade par la chaleur artificielle et des frictions alcooliques = Comme boisson, liquides émollients.

Chloral. — *Symptômes.* — D'abord ivresse et douleurs épigastriques.

Puis sommeil profond, abolition des réflexes, gonflement de la face, qui est rouge ou livide. Quelquefois, rougeur diffuse de la peau.

Contraction de la pupille. Hypothermie (35 à 33').

Affaiblissement des bruits du cœur.

Mort par arrêt de la respiration.

Traitement. — Maintenir le malade éveillé, au moyen d'excitations mécaniques.

Le réchauffer. Boissons alcooliques chaudes.

Injection de un milligr. de *sulfate de strychnine*, à renouveler pour stimuler le centre vaso-moteur et respiratoire.

Respiration artificielle.

ocaïne. — *Symptômes.* —Face pâle, sueurs froides, dyspnée, Dilatation pupillaire.

Nausées, vomissements.

Secousses dans le visage. Convulsions épileptiformes.

Cyanose des extrémités et arrêt de la respira-
ration.

Traitement. — Inhalations de *nitrite d'amyle*
mais action fugace et de plus ce médicament peut
amener un arrêt de la respiration, si la dose est
un peu forte.

Injections d'*huile camphrée éthérée* pour stimuler le système nerveux et la respiration. Boissons
chaudes (thé, café).

Lavements stimulants :

Eau tiède........................	150 gr.
Essence de térébenthine..........	20 gr.
Jaune d'œuf......................	1 gr.

(POUCHET).

Colchique. — *Symptômes*. — Violentes douleurs épigastriques, avec vomissements, diarrhée, coliques
et ventre ballonné. Soif vive.

Céphalalgie, mydriase, regard fixe, prostration.
Douleurs articulaires.

Sueurs profuses visqueuses.

Pouls intermittent, tantôt faible, tantôt rapide.
Mort par *asphyxie*, avec convulsions.

Traitement. — Boissons émollientes.
Stimulants mécaniques.
Injections de caféine, d'éther, de digitaline crist.
(huile à 1/4 milligr. par c. c.).

Cuivre. — Eaux albumineuses et boissons émollientes.

Digitale. — Pas d'antidote physiologique
Evacuer le poison.
Administrer du *tanin* dans de l'eau chaude et
des boissons stimulantes chaudes (thé, café, grogs).

Emétique. — Astringents *(tanin* ou *acide gallique* : 1 gr. en solution ; *ratanhia, quinquina* en décoction) et stimulants.

Iode. — *Eau amidonnée* ou à défaut, eau pannée et féculents.

Boissons émollientes.

Injection de *morphine*, contre les douleurs.

Iodures. —Limonade sulfurique, puis eau amidonnée

Morphine. *Symptômes*. — Excitation cérébrale, et physique.

Puis sécheresse de la bouche, soif, céphalalgie, courbature, somnolence.

Sommeil, coma ; pupilles fortement rétrécies. Peau froide et visqueuse, 30 à 40 pulsations par minute.

Respiration irrégulière et stertoreuse.

Traitement. — Lavage d'estomac *pendant la première heure* qui suit l'absorption, même s'il y a eu injection sous-cutanée (la morphine s'éliminant par l'estomac).

Pas de vomitifs, qui augmenteraient l'asthénie et pourraient amener une syncope.

Réchauffer le malade extérieurement et intérieurement : boissons chaudes.

Maintenir le malade éveillé : frictions avec orties, marteau de Mayor.

— Injecter, toutes les 10 minutes, un c. c. de la solution :

> Permanganate de potasse......... 0,40 cg.
> Eau distillée bouillie........... 10 gr.

jusqu'à 5 c. c. et 10 dans les cas très graves.

— Injection massive (500 à 1.000 gr.), de sérum artificiel (Willonbgy.)

Nitrate d'argent. Eau salée et boissons émollientes.

Nitrite d'amyle. Inhalations d'oxygène. Respiration artificielle.

Permanganate de potasse. Vider l'estomac.

Eau vinaigrée sucrée ; puis boissons astringentes (café, thé, solution de tanin, etc...).

Phosphore. *Symptômes.* — Douleurs épigastriques, vomissements et diarrhée lumineux dans l'obscurité. Odeur d'ail.

Ictère par hypersécrétion biliaire.

Epistaxis et hématémèses. Pétéchies et ecchymoses.

Délire et convulsions.

Traitement. Administrer chaque quart d'heure une cuillerée à soupe de la potion :

Essence de térébenthine..........	4 gr.
Bicarbonate de soude.............	6 gr.
Julep gommeux....................	150 gr.
Gomme adragante pulv...........	0,40 cg.
Essence de menthe...............	XX gouttes.

(POUCHET).

Puis purgatif salin.

Pilocarpine. *Symptômes.* Rougeur de la face et de tout le tégument ; puis pâleur.

Sueurs et salivation abondantes.

Vomissements.

Prostration.

Traitement.

> Teinture de belladone............ **1 gr.**
> Sirop simple .... **30 gr.**
> *A prendre en une ou deux fois.*

Si le malade ne peut déglutir :

> Sulfate d'atropine............... un centigr.
> Eau distillée stérilisée.......... 20 gr.
> *Injecter un à deux c.c.*

— Injection de sérum artificiel (500 gr.) comme tonique et pour hydrater les tissus.

Plomb. *Sulfate de soude* ou de *magnésie* : 30 à 40 gr. Eau albumineuse.

> — Soufre lavé.....................)
> Miel.............................) àà 20 gr.

Santonine. Inhalations de *chloroforme*. Boissons stimulantes.

Sparléine. Astringents (café, thé[[forts, solution de *tanin*).

Strychnine. — *Symptômes.* — Anxiété, salivation.
Convulsions générales intermittentes.
Dents serrées. Face cyanosée rouge sombre.
Pupilles dilatées. Exophtalmie (par action sur le grand sympathique).
Thorax immobilisé. Opisthotonos. Bras serrés contre le tronc.
Mort par asphyxie en quelques heures.

Traitement. — Café, solution de tanin, s'il est encore temps.

— Suppositoire au *chloral* :

> Hydrate de chloral.............. 4 gr.
> Blanc de baleine................. }
> Beurre de cacao................. } àà 3 gr.
>
> (POUCHET).

Ou mieux, malgré les dangers d'embolie, si le cas est très grave :

> Hydrate de chloral.............. 5 gr.
> Eau distillée stérilisée............. 100 gr.
> Injection *intra.veineuse* de 20 à 40 c.c.

— Injection de *curare* :

> Curare........................ 0,10 cg.
> Eau distillée stérilisée........... 10 gr.
> Injecter deux c. c. en deux reprises.

— *Respiration artificielle*, d'une importance considérable. (Expérience de Richet, après avoir injecté 0,10 cg. de strychnine dans la saphène d'un chien).

Sublimé. — *Eau albumineuse* (cinq blancs d'œuf pour deux verres d'eau, à donner par tiers), à évacuer ensuite, ou *manésie calcinée*.

Boissons émollientes.

Viandes avariées. — Ne combattre les vomissements et la diarrhée que s'ils se prolongent pendant trop longtemps ; les respecter en tant que réactions défensives.

Réchauffer le malade.

Régime lacté absolu. Boissons diurétiques chaudes (infusions de pariétaire, queues de cerise, chiendent, stigmates de maïs, reine des prés, etc.).

Grands lavages de l'intestin.

Prescrire un purgatif, si les selles sont rares ou insuffisantes :

    Calomel .... 0,60 cg.
    Lactose .... 1 gr.

Pour un paquet, à prendre dans une tasse de lait.

En cas d'asthénie cardiaque et de grande fai-blesse générale, prescrire une potion tonique :

    Teinture de cannelle.............. 10 gr.
    Extrait de quinquina............. 4 gr.
    Cognac vieux..................... 30 à 60 gr.
    Sirop d'éc. d'or. am............. q.s.p. 150 c.c.

A prendre dans la journée.

Et injecter un à deux c. c. par jour d'*huile camphrée éthérée* au 1/10 ou de *caféine* :

    Caféine...................... 2 gr. 50
    Benzoate de soude.............. 3 gr.
    Eau distillée stérilisée........... q.s.p. 10 c. c.

ANALYSE DES URINES

Eléments anormaux.

I. Recherche du sucre.

Par le s. n. bismuth. — Mettre dans un tube à essai 1 gr. de s. n. bismuth et 10 c.c. d'urine ; alcaliniser avec un peu de potasse caustique et chauffer. Le glucose, sous l'action de la chaleur, réduit le sel à l'état de sous-oxyde ou de métal, sous forme d'un dépôt noirâtre.

Par la potasse caustique. — Placer au fond d'un tube à essai cinq ou six pastilles de potasse caustique et verser 10 c.c. d'urine. Chauffer la partie supérieure, sans porter à l'ébullition. Le sucre est caramélisé, en présence de l'alcali et le liquide se colore en brun.

Par la liqueur cupro-potassique ou de Fehling, d'après la formule :

Sulfate de cuivre pur cristallisé..	34 gr. 65
Sel de seignette...................	173 gr.
Lessive de soude.................	300 gr.
Eau distillée.....................	q. s. p. 1 litre

Chaque c.c. doit être réduit par cinq milligr. de glucose.

Vérifier d'abord, en faisant bouillir quelques c.c. de liqueur dans un tube à essai, si elle ne se réduit pas d'elle-même. Vérifier d'autre part si l'urine n'est pas albumineuse, l'albumine empêchant la réduction. La précipiter par le sous-acétate de plomb et filtrer.

Ajouter l'urine, en la faisant glisser contre la paroi du tube et chauffer, au niveau de séparation des deux liquides ; ce niveau devient jaune orange, puis rouge vif par formation d'oxyde de cuivre et gagne les couches inférieures du liquide.

L'acide urique et les urates réduisent également la liqueur de Fehling, quoiqu'à un degré moindre. Le dépôt existant au fond du flacon contenant l'urine mettra sur la voie du diagnostic. De plus, en laissant en contact *à froid* pendant 24 h. la liqueur de Fehling et l'urine, on conclura à la présence de glucose s'il y a réduction.

II. Recherche de l'albumine (*sérine et globuline*).

Chaleur et acide acétique. Filtrer l'urine jusqu'à obtention d'un liquide clair, puis y ajouter une ou deux gouttes *d'acide acétique*, si la réaction n'est pas acide. Chauffer ; l'albumine commence à se coaguler à 60° ; s'assurer, par une nouvelle addition d'acide acétique qu'il ne s'agit pas de phosphates et carbonates terreux, qui se trouveraient alors dissous. Si la précipitation persiste, on a affaire à de l'albumine.

L'acide acétique pouvant dissoudre certaines variétés d'albumine, si l'urine est portée trop longtemps à ébullition, il vaut mieux employer l'acide *trichloracétique* en solution au tiers.

Procédé de Heller. Faire glisser lentement quelques c.c. d'urine le long des parois d'un tube à essai contenant de *l'acide nitrique concentré*. Il se forme un anneau albumineux, au contact des deux liquides.

Réactif de Tanret, à l'iodure double de potassium

et de sucre. Très sensible, mais précipite également les alcaloïdes. S'assurer que le coagulum ne disparaît pas par la chaleur et ne se dissout pas dans l'alcool.

III. RECHERCHE DES PIGMENTS ET ACIDES BILIAIRES.

Réaction de Gmélin. Formation d'anneaux colorés où le vert prédomine, en versant lentement de l'urine dans un verre ou un tube à essai contenant de *l'acide nitrique concentré.* (Pigments biliaires).

Réaction de Pettenkofer. Ajouter à l'urine filtrée un mélange d'*acide sulfurique* et de *solution de sucre.* Chauffer légèrement ; le mélange se colore en rouge pourpre.

IV. RECHERCHE DE L'INDICAN.

Ajouter à l'urine dans un tube à essai, du *chloroforme, de l'acide chlorhydrique* et quelques gouttes de perchlorure de fer. En agitant, puis laissant reposer, on voit le chloroforme coloré en bleu (indigotine).

V. RECHERCHE DE L'UROBILINE.

Procédé de Grimbert. Chauffer jusque près de l'ébullition l'urine additionnée de son volume d'*Hcl.* Refroidir ; ajouter éther ou chloroforme ; on obtient une solution fluorescente.

— Au fond d'un tube à essai, mettre 0 gr. 50 de *chlorure de zinc,* puis 5 c.c. d'urine. Il se forme un précipité qu'on dissout par l'ammoniaque. Le mélange devient fluorescent.

IV. — Recherche de la graisse

A. Formation, sur le papier, d'une tache transparente, qui ne disparaît pas par dessication.

B. L'urine qui est laiteuse, s'éclaircit par l'addition de chloroforme, d'éther ou de benzine.

VII. — Recherche de l'acide urique

Réaction de la murexide. — Evaporer l'urine acidulée à l'acide azotique. Faire tomber sur le résidu quelques gouttes d'*ammoniaque*. Le mélange se colore en rose et passe au bleu, sous l'action de la potasse caustique.

VIII. — Recherche des phosphates

Le trouble de l'urine disparaît par l'addition d'acide acétique.

IX. — Recherche du pus

Le dépôt de l'urine additionné de quelques gouttes d'*ammoniaque* ou d'alcali caustique se prend en gelée visqueuse, tandis qu'il se liquéfie s'il s'agit de mucus.

Recherche des médicaments dans l'urine

Antipyrine. — 1° Coloration rouge groseille par le perchlorure de fer.

2° Décoloration partielle de la liqueur de Fehling.

3° Précipité, soluble à chaud, avec les réactifs de Tanret et d'Esbach.

Bromures. — Ajouter à l'urine le dixieme de son volume d'acide nitrique ou de chloroforme. Agiter. Coloration jaune qui disparaît, en présence d'un alcali.

Iodures. — 1° Ajouter à l'urine 1/10 de son volume d'acide nitrique ou sulfurique et 5 c.c. de chloroforme. En agitant, ce dernier se colore en violet.

2° Mettre dans l'urine du pain azyme et y ajouter quelques gouttes de perchlorure de fer. Le pain azyme se colore en bleu.

Chloral. — Chauffer l'urine avec quelques centigr. de résorcine et quelques c.c. de lessive de soude ; coloration rouge.

Fer. — Evaporer l'urine jusqu'à siccité du résidu ; redissoudre en faisant bouillir avec une solution étendue d'acide nitrique. Coloration bleue avec le ferro-cyanure et rouge sang avec les sulfocyanates alcalins.

Quinine. — Précipité marron par le réactif iodo-ioduré de Bouchardat.

Salicylates et acide salicylique. — Acidifier l'urine par Hcl ou Azo^3H et y ajouter quelques gouttes de perchlorure de fer. Formation de nuages violets.

EAUX MINÉRALES FRANÇAISES

SULFURÉES SODIQUES

AMÉLIE-LES-BAINS (Pyr.-Orient.)

Température : 20 à 60° selon les sources. — Degré de sulfuration : 0,01 environ. — Modes d'emploi : bains, douches, inhalations, boissons. — Indications : tuberculose pulmonaire lente, laryngites, emphysème: — Contre-indications : hémoptysies.

AX (Ariège)

Température : 18 à 77° selon les sources. — Degré de sulfuration : 0,02 sulfure de sodium. — Modes d'emploi : bains, douches, boisson. — Indications : névralgies chroniques, rhumatisme, phlébite.

ARGELÈS-GAZOST (Haut.-Pyrén.)

Température : 12°. — Degré de sulfuration : 0,025 sulfure et hyposulfite de soude. — Mode d'emploi : bains. — Indications : ulcères variqueux. — Contre-indications : tendance aux congestions.

BARÈGES (Haut.-Pyrén.)

Température : 24 à 44°. — Degré de sulfuration : 0,04 sulfure de sodium. — Modes d'emploi ; bains et douches. — Indications : tuberculose osseuse et articulaire, syphilis tertiaire, rhumatisme chronique, eczéma, psoriasis. — Contre-indications ; affections aiguës, goutte, cardiopathies, cancer.

BAGNÈRES-DE-BIGORRE (Haut.-Pyrén.)

Température : 18 à 51°. — Degré de sulfuration : 0,045. — Modes d'emploi : boisson. — Indications ; bronchites chroniques et angines. — Contre-indications : maladies fébriles, cardiopathie non compensée.

BAGNÈRES DE LUCHON (Haut.Garon.)

Température : 22 à 66°. — Degré de sulfuration : 0,003 à 0,08. — Vapeurs de soufre. — Modes d'emploi : surtout externe. — Indications ; catarrhe des voies respiratoires, névralgies et rhumatismes chroniques, syphilis. — Contre-indications ; affections viscérales et vasculaires.

CAUTERETS (Haut.-Pyrén.)

Température : 32 à 58°. — Degré de sulfuration ; 0,001 à 0,10 sulfure et hyposulfite de soude et sulfates alcalins. — Modes d'emploi : bains, douches, gargarismes, boisson. — Indications ; tuberculose pulmonaire torpide, laryngite chronique, rhumatisme, métrites atoniques. — Contre-indications ; tuberculose fébrile ou avec hémoptysie, goutte, coliques hépatiques ou néphrétiques.

CHALLES (Haute-Savoie)

Température : 10°. — Degré de sulfuration : 0,5 monosulf. et sulfhydrate Na. Très sulfureuse. — Modes d'emploi : boissons, pulvérisations, inhalations, bains. — Indications : laryngite, rhinite, bronchite chronique. — Contre-indications : cardiopathie, congestions, éréthisme.

EAUX-BONNES (Bas.-Pyrén.)

Température : 12 à 32°. — Degré de sulfuration : 0,02 sulfure de sodium et de calcium. — Modes d'emploi : boisson, surtout pulvérisations. — Indications : tuberculose apyrétique, bronchite, laryngite chronique, ulcères et fistules tuberculeux. — Contre-indications : tachycardie, congestion, hémoptysie.

EAUX-CHAUDES (Bas.-Pyrén.)

Température : 10 à 36°. — Degré de sulfuration : 0,015 sulfure sodium et hyposulfite, 0,07 sulfate chaux et 0,08 Na Cl. — Modes d'emploi : usage interne, irrigations. — Indications : métrites chroniques non congestives, affections pulmonaires et respiratoires chroniques. — Contre-indications : tachycardie, congestion, hémoptysie.

MOLIGHT (Pyrén.-Orient.)

Température : 22 à 37°. — Degré de sulfuration : 0,04 cg. — Modes d'emploi : externe et boissons. — Indications : dermatoses, catarrhe urinaire.

SAINT-SAUVEUR (Haut.-Pyrén.)

Température : 22 à 34°. — Degré de sulfuration :

0,02 cg. — Modes d'emploi : bains, boisson. —Indication : accidents utérins de la puberté et de la ménopause, déviations utérines.

VERNET-LES-BAINS (Pyrén.-Orient.)

Température : 14 à 66°. — Dégré de sulfuration. 0,04 cg. — Modes d'emploi : bains, inhalations, pulvérisations, etc. — Indications : laryngite, arthrites chroniques.

HYDRO-SULFURÉES

AIX-LES-BAINS (Hte-Savoie).

Température : 45°. — Degré de sulfuration : 0,50. — Modes d'emploi : bains généraux ou de vapeurs localisés. Douches massage. — Indications : tous les rhumatismes, arthrites, synovites.— Contre-indications : cardiopathies.Tuberculose,Artério-sclérose, Rhumatisme et goutte aigus.

ALLEVARD (Isère).

Température : 17°.— Degré de sulfuration : 25 c. c. $H_2 S$. — Modes d'emploi : boissons, bains, inhalations, douches.—Indications : bronchite arthritique, Pharyngo-rhinites chr. Tuberculose apyrétique limitée. — Contre indications : cardiopathies. Tuberculose, Artério-sclérose,Rhumatisme et goutte aigus.

BAGNOLS (Lozère).

Température : 42°. — Degré de sulfuration : 1 c.c 7 $H_2 S$. — Modes d'emploi : bains, boisson. — Indications : cardiopathies rhumat. Artério-sclérose au début. — Contre-indications : carthiopathies aiguës ou non compensées. Affections vasculaires au début.

CAMBO (B. P.).

Température : 22°. — Modes d'emploi : boisson, bains, irrigation.— Indications : tuberculose torpide. Eczéma sec. — Contre-indications · congestions.

ENGHIEN (S.-et-Oise).

Température : 12 à 15°. — Degré de sulfuration : 0,02 H ^{2} S libre. — Modes d'emploi : boisson, inhalations, douches. — Indications : Aff. respir. chr. : rhumat. et métrite chr. — Contre-indications : Maladies aiguës et fébriles. Pléthore, hémoptysie.

MONTMIRAIL (Vaucluse).

Température : 16'.— Degré de sulfuration : sulfurée calcique. Source purgative 10 gr. sulfate Mg. — Indications : Dysménorrhée, bronchite, Constipation, Congestion cérébrale. — Contre-indications : Maladies aiguës et fébriles, Pléthore, Hémoptysie.

PIERREFONDS (Oise).

Degré de sulfuration : 1 c.c.4 H^2 S libre. — Modes d'emploi : boisson, bain, douches, pulvérisations. — Indications : Laryngite, pharyngite, bronchite chroniques. — Contre-indications : Tuberculose pulm., fébrile ou avec hémoptysie.

ST-HONORÉ (Nièvre).

Température : 22 à 30°. — Degré de sulfuration : 10 c.c. H^2 S libre. 0,004 arséniate de soude.— Modes d'emploi : boisson, bain, douches irrigations. — Indications : aff. pulm. chr., tuberculose pulm. des arthritiques, Métrites, Dermatoses chroniques. — Contre-indications : affections org. du cœur et du foie ou des reins. Tuberculose aiguë ou avancée.

CHLORURÉES SODIQUES

CHAUDES

BALARUC (Hérault).

Température : 19 à 48°. — Teneur : 10 gr. dont 7 Na Cl. — Modes d'emploi : boisson, bains douches. — Indications : Paralysies diverses. Hémiplégie ancienne, Tabès. Rhumatisme, Métrites et annexites chr., Aff. ostéo-articul. chr. — Contre-indications : Congestions. Cardiopathie. Tuberculose. Névropathie.

BOURBON-LANCY (Saône-et-Loire).

Température : 46 à 58°. — Teneur : 2 gr. Na Cl, plus traces d'iode et d'arsenic. — Modes d'emploi : Boisson, bains, douches, pulvérisations. — Indications : Arthritisme, Diarrhée chronique, Affections art. chr. Lésions valvul. récentes, troubles card. fonct. — Contre-indications : Cardiopathies non compensées, Sclérose cardiaque, Angine de poitrine.

BOURBON-L'ARCHAMBAULT (Allier).

Température : 52°. — Teneur : 4 gr. dont 2,2 Na Cl et 1 gr. 3 bicarbonates. — Modes d'emploi : Boissons, surtout bains, douches, irrigations. — Indications : Voir *Balaruc*.

BOURBONNE (Haute-Marne).

Température : 42-65°. — Teneur : 7 gr. 5 dont 5 gr. 2 Na Cl. Brôme en quantité appréciable. — Modes d'emploi : Surtout bains, douches à forte pression ; irrigations. — Indications : Voir *Balaruc*. Surtout névralgies. — Contre-indications : Cardiopathies, Congestion.

CHATEL-GUYON (P.-de-D.).

Température : 13-38°. — Teneur : 8 gr. (CO² libre, Mg Cl et Na Cl 3 gr. et bicarb.). — Modes d'emploi : Boissons. Bains-courants, irrigations. — Indications : Atonie du tube dig., Entéro-colite avec constipation, Métrite chr. — Contre-indications : Crises diarrhéiques, Ulcère de l'estomac, Appendicite chr., Nerveux irritables.

LA MOTTE-LES-BAINS (Isère).

Température : 60°. — Teneur : 8 gr. dont 4 Na Cl. — Modes d'emploi : Boissons, bains, douches, irrigations. — Indications : *Fibrômes utérins*, Vaginisme, Goutte et rhum. chr., Sciatique, Paralysies et névrites. — Contre-indications : Etat général, Lésions incurables.

SALINS-MOUTIERS (Savoie).

Température : 36°. — Teneur : 17 gr. dont 13 Na Cl 400 c.c. CO². — Mode d'emploi : Voir *La Motte-les Bains*. — Indications : Manif. scrofuleuses, oculaires, nasales, auriculaires, Végétations adénoïdes, Fibrômes, Dysménorrhée. — Contre-indications : Congestion, Névroses, Artério-sclérose.

FROIDES

BIARRITZ (B.P.).

Température : 14°. — Teneur : 308 gr. dont 295 de
Na Cl. — Mode d'emploi : Bains coupés d'eau douce.
Douches. Irrigations. — Indications : Manif. locales
scrofulo tub., Métrites avec pertes, Paralysie inf. —
Contre-indications : Néphrites, Névropathies, Car-
diopathies et artério-sclérose,

LA MOUILLÈRE (Doubs).

Teneur : 300 gr. dont 283 Na Cl. Brome et iode. —
Modes d'emploi : Bains gradués. Douches. — Indica-
tions : Voir *Biarritz*. — Contre-indications : Voir
Biarritz.

SALINS (Jura).

Température : 11°. — Teneur : 30 gr. dont 23 Na Cl.
— Modes d'emploi : Bains, Irrigations. Boissons. —
Indications : Voir *Biarritz*. — Contre-indications :
Etats aigus.

SALIES-DE-BÉARN (B.-P.).

Température : 15°. — Teneur : 260 gr. dont 258 Na
Cl. — Modes d'emploi : Bains plus ou moins concentrés. Douches, irrigations. — Indications : Surtout fibrômes utérins et voir *Biarritz*. — Contre-indications : Etats aigus.

SANTENAY (Côte-d'Or).

Température : 18°. — Teneur : 10 gr. dont 5 Na Cl.
0,12 chlorure de lithine. — Modes d'emploi : Boisson.

Bains. — Indications : Cong. hépat., Lithiase rénale et biliaire, Constip. atonique, Uricémie. — Contre-indications : Nervosisme.

URIAGE (Isère).

Température : 27°· — Teneur : 6 gr. Na Cl ; 3 gr. sulfates ; 7 vol. H^2S. — Modes d'emploi : Tous usages externes. — Indications : Manif. lymph. infantiles, Hérédo-syphilis, Métrites, Dermatoses diverses. — Contre-indications . Cardiopathies, Congestions Tub. pulm Lésions des reins,., du foie, de la vessie.

EAUX ALCALINES

BICARBONATÉES SODIQUES PURES

ANDABRE (Aveyron).

Température : 10°. — Teneur ; 2 gr. 7 bicarb. Na 1 litre 10 CO^2. — Modes d'emploi : boisson. — Indications : Dyspepsies par insuffisance, Lithiase biliaire et rénale, Congestion hépatique.

CHATEAUNEUF (P.-de-D.).

Température ; 12 à 38°. — Teneur ; 7 gr. dont 3 bic. Na, 1 gr. bic K. ; 0,03 lithine. — Modes d'emploi : bains, boissons. — Indications : Dyspepsies par insuffisance, Lithiase biliaire et rénale, Congestion hépatique.

DESAIGNES (Ardèche).

Température ; 12°. — Teneur ; 5 gr. 2 dont 4 bic. Na, 1 litre 2 CO^2. — Modes d'emploi ; Boisson. — Indications ; dyspepsies par insuffisance, Lithiase biliaire et rénale, Congestion hépatique.

EVIAN (Hte-Savoie).

Température ; 12°. — Teneur : 0 gr. 42 dont 0,02 bic. Na ; 0,01 CO_2. — Modes d'emploi : Boisson jusqu'à 2 et 3 litres.— Indications ; Dyspepsie par excès. Lithiases, Artério-sclérose au début, Auto-intoxication. Eau de lavage.— Contre-indications : Néphrite. Artério-sclérose avancée, Hypertr. prostatique.

LE BOULOU (P.-O.).

Température ; 16 à 20'. — Teneur : 6 gr. bic. Na 1 litre 2 CO_2. Fer. Modes d'emploi : Boisson. — Indications : Entérite chr., Ictère catarrhal, Hépatite des pays chauds, Paludisme. — Contre-indications ; maladies aiguës.

SAIL SOUS COUZAN (Loire).

Température : 12°. — Teneur ; 3 gr. 6 dont 2 gr. bic. Na, 0 l. 20 CO_2. — Modes d'emploi : boisson, bains. — Indications : Dyspepsies hypo., Lithiases, — Contre-indications ; Congestions.

VALS (Ardèche).

Température : 13 à 16°. — Teneur ; 1 à 9 gr. — Teneur : Boisson, bains, douches. — Indications ; Atonie gastrique, Lithiases, Diabète, Goutte, Congestion hép. — Contre-indications : affections aiguës ou cancéreuses.

VICHY (Allier).

Température : Froides 14 à 22', chaudes 30 à 43'.

—Teneur : 6 à 8 gr. dont 5 bic. Na. — Modes d'emploi : Boisson, bains, douches. — Indications : toutes indications précédentes. — Contre-indications : Hyperchlorhydrie, Cardiopathie, Cancer, Artério-sclérose, Diabète ancien, Tuberculose, Néphrite. Gros calculs.

BICARBONATÉES MIXTES.

ALET (Aude).

Température : 10 à 30°. — Teneur : 0 gr. 6 dont 0,03 bic. chaux. — Modes d'emploi : Boisson. — Indications : Dyspepsie par excès. Congestion hép., Lithiase rénale et biliaire.

CHATELDON (P.-de-D.).

Teneur : 5 gr. dont 1,4 de bic. Ca et 0,6 Na. — Modes d'emploi : Boisson. — Indications (Voir *Alet*).

POUGUES (Nièvre).

Température : 12°. — Teneur : 4 gr. 5 dont 2 bic. Ca ; très gazeuse. — Modes d'emploi : Boisson (500 à 1000 gr.), bains, douches. — Indications : Dyspepsie par insuffisance, Lithiase phosph. et oxal. — Contre-indications : Congestion, Affections respiratoires aiguës.

RENAISON (Loire)

Teneur : 1 gr. 5 dont 0,06 bic. Ca et 0,2 bic. Na. — Mode d'emploi : boisson.

ROYAT (P.-de-D.).

Température : 20 à 35°. — Teneur : 3 à 5 gr. dont

1 gr. 5 à 3 bic. alc., 1 gr. 7 Na Cl. ; 0,35 chlorure de lithium, 1 litre CO_2.—Modes d'emploi : boisson, bains, douches, pulvérisations, inhalations. — Indications : Arthritisme, Goutte, Lithiases, Anémie, Albuminurie, Diabétides. — Contre-indications : Tuberculose, Pléthore, Maladies aiguës.

ST-ALBAN (Loire).

Température ; 17°. — Teneur : 4 gr. 5 dont 1 de bic. Ca et Na ; 0,5 bic. Mg, 0,02 protox. fer. — Modes d'emploi : boisson, bains, douches. —Indications : Dyspepsie hypo., Goutte, Atonie intestinale.

ST-GALMIER (Loire).

Température : 12'. — Teneur : 3 gr. dont 1 bic. Ca 1 litre CO_2. — Modes d'emploi : boisson. — Indications : Voir *St-Alban*.

ST-NECTAIRE (P. de-D.).

Température : 40°. — Teneur : 7 gr. dont 2 gr. 5 bic. Na : 1 gr. bic. Na ; 2 gr. 5 Na Cl ; lithine, fer. — Modes d'emploi : boissons, bains, douches. — Indications : Anémies, Dyspepsie hypo., Albuminurie, diab. ou dig. Très stimulante. —Contre-indications : Tuberculose, Congestion, Cardiopathie.

EAUX ARSENICALES

LA BOURBOULE (P.-de-Dôme).

Température : Froides 10 à 20°. Chaudes 45 à 58°. — Teneur : 0,03 arséniate de soude ; 3 à 5 gr. chlorures ; 1 à 2 gr. bicarbonates. — Modes d'emploi : boisson (100 à 500 gr.). Bains, douches, inhalations. — Indications : Dermatoses chroniques, Scrofulo-tub., Bronchite chr., Asthme, Emphysème, Tuberculose au début. — Contre-indications : Lithiase rénale et hépatique, Hémoptysie. Cardiopathie.

LE MONT-DORE (P. de-Dôme).

Température : 38 à 47°. — Teneur : 2 gr. dont 0,5 bic. Na ; 0,4 bic. Ca ; 0,001 arséniate de soude : 0,03 fer. — Modes d'emploi : Voir *La Bourboule*. — Indications : Aff. respiratoire des arthritiques, Tuberculose apyrétique, congestive ou hémoptoïque. — Contre-indications : Voir *La Bourboule*. Tuberculose fébrile.

EAUX CALCIQUES MAGNÉSIENNES.

AULUS (Ariège).

Température : 12 à 19°. — Teneur : 2 gr. 5 dont 0,80 chaux et strontium et 0,07 Mg. ; acide sulf. 1 gr. et fer 0,006 mg. — Modes d'emploi : boisson. bains .— Indications : Lithiases biliaire et rénale, Gravelle urique ou phosph., Goutte, Auto-intoxications dig., Albuminurie.

BAGNÈRES-DE-BIGORRE (H.-P.).

Température : Sources chaudes et froides. — Teneur : 1 à 3 gr. dont 1 gr. 4 à 2 gr. sulf. chaux ; 0,2 à 0,4 sulf. mg. ; bicarb. divers et arsenic. — Modes d'emploi : Traitement externe sous toutes ses formes et boisson quelquefois. — Indications : Manif. de l'arthritisme, du nervosisme, de l'herpétisme, Anémie. — Contre-indications : Maladies fébriles, Rhumatisme, Cardiopathie non compensée.

BARBOTAN (Gers).

Température : 32 à 38°. — Teneur : Sulfate chaux et barégine. Une source ferrugineuse. — Modes d'emploi : Buvette sulfureuse et ferrugineuse. Bains d'eau et de boue. — Indications : Tous rhumatismes chr.

BRIDES (Savoie).

Température : 35°. — Teneur : 6 gr. dont 2 gr. 4 sulf. Ca, 1 gr. 2 Na Cl et 1 gr. sulfate Na. —Modes d'emploi : Principalement boisson. Douches, bains, irrigations.— Indications : Lithiase biliaire et intest., Entéro-colite, Constip. atonique, Atonie gastrique.

CAPVERN (H. P.).

Température : 21 à 24°. —Teneur : 2 gr. dont 1 sulfate chaux ; 0,4 sulf. Mg. ; bicarb. alc.— Modes d'emploi : Boisson. — Indications : Gravelle urique, Cystites et néphrites légères, Lithiase biliaire, Hémorrhoïdes, Cong. utérines arthr.— Contre-indications : Mauvais état général.

CONTREXÉVILLE (Vosges).

Température : Pavillon, 12°. — Teneur : 2 gr. 4 dont 1 gr. sulf. Ca ; 0,4 bic. Na ; 0,03 sulfate Mg. ; traces de lithine, fer, arsenic.— Indications : Eau de lavage hépatique, intestinal et rénale et de tous les tissus.— Contre-indications : Tension artérielle exagérée, Congestions, Diabète ancien, Poussées aiguës, Cardiopathies, Cancer, Cirrhose.

DAX (Landes).

— Eaux *hyperthermales* : 64°, peu minéralisées :

teneur 0,5 dont 0,17 sulfate Ca et 0,5 sulfate Na.
— Eaux *salées* : 300 gr. chl. Na par litre.
Eaux *mères* : 230 gr. chl. Na et 50 chl. mg.
Eaux *concentrées* : 230 gr. chl. mg. et 40 chl. Na.
Boues végéto-minérales. — Modes d'emploi : Bains
entiers de boue ou applic. locales à 40° environ. Bois-
son. — Indications : Arthrites, Péri-arthr. chr.,
Goutte, Rhumat., Synovite chr., Sclérodermie. —
Contre indications : Congestions, Mal de Bright,
Artériosclérose et cardiopathies, Affections aiguës.

MARTIGNY (Vosges).

Température : 11°. — Teneur : 2 gr. 6 dont 1,5
sulf. Ca ; silicates, lithine.— Modes d'emploi : Boisson, bains, douches. — Indications : Comme *Contrexéville*. —Contre-indications : Voir *Dax*.

MIERS (Lot).

Température : 15°. — Teneur : 5 gr. 4 dont 2,6
sulfate Na ; 1 gr. sulf. Ca et 0,8 Mg. Cl^2. — Modes
d'emploi : Boisson. — Indications : Constip., Cong.
hép., Dyspepsie avec fermentations.

PRÉCHACQ-LES-BAINS (Landes).

Température : 60°: — Teneur : Surtout sulfate de
chaux. — Modes d'emploi : Boisson, Bains de boue,
provenant des alluvions de l'Adour. — Indications :
Usage externe comme à Dax.— Contre-Indications :
Congestions, Cardiopathies, Artério-sclérose.

St-AMAND (Nord).

Température : 26°. — Teneur : 1 gr. 4 dont 0,6
sulfate chaux ; 0,4 chl. et carbonates. — Modes

d'emploi : Boisson, Douches, Bains de boue de 45° à 55° (sulf. et ferrug). — Indications : Gravelle, Cystite. Bains de boue comme à Dax, Douleurs tabétiques, sclérose en plaques ; psoriasis. — Contre-indications : Maladies aigües et hypertension.

St-GERVAIS (Hte-Savoie).

Température : 40°. — Teneur : 5 gr. dont 3 gr. sulfates Na. Ca et Mg. 1 gr.6 Na Cl ; 0,4 bromure et traces lithine. — Modes d'emploi : Boisson et surtout bains. — Indications : Atonie gastr. et entéro-colite, Dermatoses arthritiques. — Contre-indications : Tuberculose pulm., Cardiopathies non compensées, Epuisés.

USSAT (Ariège).

Température : 36°.— Teneur : 1 gr. 2 dont 0,7 carbonate chaux et 0,2 sulf. chaux.— Modes d'emploi : Bains douches. —Indications : Vaginisme, Métrite chr., Prurit vulvaire, Névralgies pelviennes.

VITTEL (Vosges).

Température : 12°. — Teneur : *Grande source* : 1 gr. 8. *Source salée* : 3 gr. — Modes d'emploi : Boisson acc¹, bains ou douches. — Indications : Eau de lavage comme Contrexéville, Constipation. — Contre-Indications : Cardiopathies, Néphrite, Hypertrophie de la prostate.

EAUX FERRUGINEUSES

BUSSANG (Vosges).

Température : 13°. — Teneur : 0,7 bic. Na ; 0,4 bic..

Ca ; 0,03 carb. Mn et 0,001 arséniate de fer. —Modes d'emploi : boisson. — Indications : Dyspepsie, Anémie. — Contre-indications : Pléthore sanguine, Congestions, Hémorrhagies.

FORGES-LES-EAUX (S.-Inf.),

Température : 7°. —Teneur : 0,15 crénate de protoxyde de fer ; 0,15 sels alcalins. Petite quantité Co^2. Modes d'emploi : boisson, bain. —Indications : Dyspepsie, Gravelle.

LA BOUCHE (Savoie).

Température : 11°. — Teneur : 0,05 bic. ferreux ; 0,25 bic. Ca et 0,003 bic. Mn. — Mode d'emploi : Boisson.

LAMALOU (Hérault).

Température : 9 à 37°. — Teneur : Sources alcalines, ferrugineuses, arsenicales. — Modes d'emploi : douches, boisson. — Indications : Tabès (spécialité), Myélites, Chloro-anémie, Rhumatisme, Névralgies.— Contre-indications : toutes congestions.

LUXEUIL (Hte-Saône).

Température : 24 à 52° ; 22 à 30°. — Teneur : Sources salines (0,08 Na Cl ; 0,01, lithine, arsenic, fer); ferrugineuses, 0,01 sesqui-oxyde de fer et 0,005 manganèse).— Modes d'emploi : bains, douches, boisson. — Indications : Nervosisme, Rhumatisme arthritique, Métrite chr. ; Scléroses génitales, Ménopause.

OREZZA (Corse).

Température : 14°. — Teneur : 0,12 carb. de protox. de fer ; 1 litre 2 Co² libre. — Mode d'emploi : boisson. — Indications : Anémie.

RENLAIGUE (P.-de-D.).

Température : 14°. — Teneur : 0,08 bic. fer et 0,6 autres bic. alc. Co² libre. — Mode d'emploi : surtout boissons. — Indications : Dyspepsie, Anémie.

St-CHRISTAU (B.-P.).

Température : 13 à 28°. — Teneur : 0,15 carb. alcalins ; 0,0003 à 0,0005 de carbonate de cuivre qui est l'agent actif. — Modes d'emploi : pulvérisations, bains, boisson acc'. — Indications : Leucoplasie, Affections cutanées et scrofuleuses. — Contre-indications : Affections cutanées-aiguës ou sujets très irritables.

EAUX INDÉTERMINÉES

BAGNOLES DE L'ORNE (Orne).

Température : Grande source 25°. — Teneur : très faible : 0,06 cg. de silicates et mat. org. — Modes d'emploi : bains, douches. — Indications : Affections chr. des veines, Eczéma variqueux, Métrite hémorrhagique, Troubles de la ménopause.

BAINS (Vosges).

Température : 30 à 50°. — Teneur : 0,20 à 0,50 cg. Modes d'emploi : bains, irrigations. — Indications : Métrites, Entérites chroniques.

CHAUDESAIGUES (Cantal).

Température : 82°. — Teneur : 0,50 de bicarb. —

Modes d'emploi : bains, douches, étuve. Source César ; en boisson. — Indications : Rhumatisme, Arthrites. Nerveux excitables.

EVAUX (Creuse).

Température : 48 à 57°. Teneur : 0,70 cg. dont 0,25 bic. alc. et 0,10 sulf. Na. — Modes d'emploi : bains, douches, boisson acc{ielgibility}. — Indications : Rhumat. chr., Sciatique, Neuro-arthritisme, Dysménorrhée.

NÉRIS (Allier).

Température : 52°. — Teneur : 1 gr. 2 dont 0,50 bic. alc. et 0,4 sulfates. — Modes d'emploi : bains, douches, irrigations. — Indications : Toutes névroses centrales ou périphériques. — Contre-indications : Lésion nerveuse organique.

PLOMBIÈRES (Vosges).

Température : 12 à 70°. — Teneur : 0,40 dont 0,15 sulf. alc. ; 0,12 silicates ; 0,06 bic. et 0,0003 arséniate de soude. — Modes d'emploi : bains, douches, irrig. Étuve, boisson. — Indications : Entérocolite avec crises diarrh., Entérite coloniale, Dyspepsie nervo-motrice, Métrites des névropathes. — Contre-indications : Maladies aiguës, Constipation atonique.

SAIL-LES-BAINS (Loire).

Température : 30° environ. — Teneur : 0,50 dont 0,14 silicates Na et K ; 0,05 bic. alc. ; 0,12 bic. terreux et 0,01 lithine. — Modes d'emploi : boisson, bains. — Indications : Albuminuries fonctionnelles, Dermatoses, Rhumatisme.

PRINCIPAUX SANATORIA

Sanatoria Marins (Lymphatisme — Scrofulo-Tuberculose)

LA BAULE (Loire-Inférieure).

Institut Verneuil, 60 lits ; prix : 10 fr. par jour. Siège à Paris : 4, rue du Général Foy.

BANYULS-SUR-MER (Pyrénées-Orientales).

Malades de 3 à 14 ans. Prix : 2 fr. par jour. Siège à Paris : 62, rue Miromesnil.

BERCK-SUR-MER (Pas-de-Calais).

Hôpital privé de Rothschild. Hôpital de l'Assistance publique. Enfants de 4 à 15 ans. Gratuité pour les malades de Paris et de la Seine.

BERCK-PLAGE (Pas-de-Calais).

Hôpital Cazin-Perrochaud. Enfants de 3 à 16 ans. Pension 40 à 50 fr. par mois.

CANNES (Alpes-Maritimes).

Asile Dolfus, ouvert d'octobre à juin. Enfants de 3 à 15 ans. S'adresser à Genève, 6, Boulevard du Théâtre.

CAP-BRETON (Landes).

Asile Sainte-Eugénie. Gratuit pour les enfants de 5 à 15 ans du département ; pour les autres, 1 fr. 80 par jour.

CERBÈRE (Pyrénées-Orientales).

Sanatorium des Frères Saint-Jean de Dieu. Malades de 5 à 7 ans.

CETTE (Hérault).

Sanatorium pour protestants.

LE CROISIC (Loire-Inférieure).

Maison de charité de Saint-Jean-de-Dieu. 2 fr. par jour jusqu'à 14 ans ; 2 fr. 50 de 14 à 18 ans.

GIENS (Var).

Hôpital Renée Sabran, réservé aux enfants de Lyon qui y sont reçus gratuitement ; ceux de la région lyonnaise paient 2 fr. par jour.

HYÈRES (Var).

Sanatorium-Ecole de San-Salvador ; pas de destination particulière. S'adresser à Paris, 35, rue Miromesnil.

MALO-LES-BAINS (Nord).

Pour enfants et adolescents jusqu'à 20 ans : 2 fr. par jour jusqu'à 6 ans ; 3 fr. jusqu'à 12 ans 4 fr. jusqu'à 20 ans.

MOÉLAN (Finistère).

Maison de Kerfany. Jusqu'à 13 ans. Gratuité pour les indigents ; prix variable pour les autres.

MOULLEAU (Gironde).

Sanatorium pour protestants.

NICE (Alpes-Maritimes).

Quartier de Montboron. Seulement pour les filles rachitiques.

PEN BRON (Loire-Inférieure).

Garçons de 4 à 15 ans ; 1 fr. 80 par jour.

PORNIC (Loire-Inférieure).

Pour convalescents et anémiques.

ROSCOFF (Finistère).

Sœurs de St-Vincent de Paul. Garçons de 3 à 14 ans, filles de tout âge. 1 fr. 80 par jour ou 500 francs par an.

ROYAN (Charente-Inférieure).

Pour les convalescents du département ; 65 francs par mois.

SAINT-POL-SUR-MER (Nord).

Garçons jusqu'à 15 ans, filles jusqu'à 18 ; 1 fr. 50 par jour pour les malades indigents à la charge du département ou de la commune ; prix variable pour les autres.

SAINT-TROJAN (Ile d'Oléron).

Enfants de 4 à 14 ans. 1 fr. 70 par jour pour les malades indigents, 2 fr. pour les autres. Secrétariat général : 62, rue Miromesnil, à Paris.

Tuberculose.

ORMESSON ET VILLIERS-SUR-MARNE (Seine-et-Oise).

Garçons de 4 à 16 ans. Traitement gratuit. Admission les lundi, mercredi et vendredi à 9 h., à Paris, 31, rue de la Boëtie.

VILLEPINTE (Seine-et-Oise).

Jeunes filles de 6 à 30 ans. Traitement gratuit ou payant. Admission les mercredi et samedi à 9 h., 17, r. de la Tour d'Auvergne, à Paris.

Sanatoria climatériques et thermaux pour enfants.

ARGÉLÈS (Hautes-Pyrénées).

Pour fillettes prédisposées à la tuberculose pulmonaire 300 fr. par an ; entrée 160 fr.

DAX (Landes).

Pour malades débilités de 5 à 15 ans. 3 fr. 50 à 5 fr. par jour.

HYÈRES (Var).

Sanatorium Alice Faguiez, ouvert du 30 octobre au 1er juillet, aux tuberculeuses au début. Siège à Paris, 25, rue de Maubeuge.

SALIES DU SALAT

Traitement des scrofulo-rachitiques de 4 à 16 ans, par les eaux chlorurées sodiques. 1 fr. 50 pour les malades secourus, 2 fr. 50 à 4 fr. pour les autres.

VIALAS (Lozère).

Ouvert gratuitement du 1er juillet au 1er octobre aux protestants de la Lozère et du Gard.

Sanatoria populaires ou payants pour adultes.

ANGICOURT (Oise).

Pour hommes. S'adresser à l'Assistance publique.

AROSA (Suisse).

1856 mètres d'altitude, climat très pur.

AUBRAC (Aveyron).

1400 mètres d'altitude. 10 fr. par jour.

BEAUREGARD (Suisse).

1520 mètres d'altitude. Climat sec et très ensoleillé.

BLIGNY (Seine-et-Oise).

Pour hommes. S'adresser à Paris, 93, boul. St-Germain.

CANIGOU (Pyrénées-Orientales).

Ouvert toute l'année. 750 mètres d'altitude.

CANNES (Alpes-Maritimes).

Villa Louise Ruel, gratuite : pour employées ou ouvrières parisiennes.

CHÉCY-LOIRET (Loiret).

Pour les malades du département.

CIMIEZ (Nice).

Sanatorium pour israélites, du 15 novembre au 1er avril.

DAVOS (Engadine).

DURTOL (Puy-de-Dôme).

520 m. d'altitude. Exposé en hiver aux brouillards et à la pluie.

EAUX-BONNES (Basses-Pyrénées).

Ouvert du 1er juin au 15 octobre.

GORBIO (Alpes-Maritimes).

250 m. d'altitude. Convient particulièrement aux tuberculeux éréthiques et nerveux.

HAUTEVILLE (Ain).

Tuberculeux des deux sexes, à partir de 16 ans pour les femmes et 18 ans pour les hommes. Admission après certificat médical ou visite passée les 1er et 3e lundis de chaque mois à Lyon, 60, quai de l'Hôpital, à 9 heures du matin. Pension 2 fr. 50 par jour. La ville de Lyon peut y envoyer quelques indigents.

LAY St-CHRISTOPHE (Meurthe-et-Moselle).

Siège à Nancy, 11, rue des Michottes.

LA MOTHE BEUVRON (Loir-et-Cher).

Au milieu des bois de sapin.

LA TISNIÈRE (Basses-Pyrénées).

300 m. d'altitude. Ouvert du 15 octobre au 15 mai.

LEYSIN (Suisse).

1450 m. d'altitude. Très bien protégé contre les vents.

MEUNG-SUR-LOIRE (Loiret).

PESSAC (Gironde).

Pour les tuberculeux indigents de la Gironde.

THÉOULE (Alpes-Maritimes).

Pour les prêtres et les jeunes gens sans famille.

TRESPOEZ (Basses-Pyrénées).

Ouvert d'octobre à mai. Climat froid ; pas de vent.

WIESEN (Engadine).

STATIONS CLIMATÉRIQUES

AJACCIO (Corse).

Ville salubre bâtie sur un terrain siliceux ; la moyenne de la température est d'environ 13° en hiver. Pression atmosphérique régulière ; pluies rares, vents tempérés. Station hivernale à climat tonique et sédatifconvenant à tous les tuberculeux.

ALGER.

Température assez élevée, pression atmosphérique irrégulière, vents fréquents, humidité débilitante en été. Climat à conseiller en hiver aux débiles et aux tuberculeux non éréthiques, à déconseiller pendant la saison chaude.

ARCACHON (Gironde).

Située partie le long du rivage, partie au milieu d'une forêt de sapins. Air pur ; température moyenne et régulière, pluies peu fréquentes. Climat à la fois marin à conseiller aux scrofuleux, aux malades atteints d'affections pulmonaires chroniques, aux tuberculeux fébriles et aux petits coquelucheux — et de forêts indiqué chez les nerveux et dans la tuberculose torpide. Contre indiqué quand l'état général est très touché ou la tuberculose suraiguë.

BEAULIEU-S-MER (Alpes-Maritimes).

Ouverte aux vents de la mer seuls, température régulière, pluies rares. Climat tonique et excitant convenant aux débilités de tout âge, aux lymphatiques, aux tuberculeux lents. Contre indiqué chez les éréthiques, les congestifs et les cardiaques avancés.

BIARRITZ (Basses-Pyrénées).

Humidité moyenne; vents fréquents. Y envoyer en automne les tuberculoses articulaires.

CANNES (Alpes-Maritimes)

Ouverte aux vents de la mer, protégée contre les autres. Température chaude et régulière, air excessivement pur. Climat sec et tonique. Le séjour dans la partie de la ville la plus rapprochée de la mer convient aux lymphatiques, aux rachitiques et aux convalescents; la partie la plus éloignée convient aux tuberculeux en général.

GÉRARDMER (Vosges).

670 mètres d'altitude. Site magnifique, air pur, température fraîche. A conseiller en été aux nerveux et aux anémiques.

HYÈRES (Var).

Protégée contre les vents du Nord. Climat tempéré, tonique et reconstituant à conseiller aux tuberculeux, rhumatisants et brightiques. Les malades congestifs seront tenus un peu éloignés du littoral.

MENTON (Alpes-Maritimes).

Station la plus sèche et la plus chaude du littoral

méditerranéen, convenant aux tuberculeux sans fièvre.

MONACO.

Ville disposée en gradins. Climat en général irrégulier. *La Condamine*, qui est l'endroit le mieux abrité, convient aux convalescents.

NICE (Alpes-Maritimes).

Variations de température et de l'état hygrométrique. Climat tonique et sédatif au voisinage des montagnes (nerveux, congestifs), excitant au bord de la mer (affections pulmonaires chroniques).

PAU (Basses-Pyrénées).

Vents rares, température moyenne et régulière, hivers doux. Climat tonique et sédatif, convenant aux nerveux, aux congestifs, aux neurasthéniques, aux tuberculeux éréthiques. L'arthritisme et ses variétés, le lymphatisme, les états torpides sont des contre-indications.

THORENC (Alpes-Maritimes).

1200 mètres d'altitude. Climat sec, à température régulière, indiqué chez les tuberculeux au début.

TABLE DES PRÉPARATIONS COMPOSÉES

ALCOOLAT OU BAUME DE FIORAVENTI.

Composé de seize substances parmi lesquelles : *térébenthine du mélèze, résine élemi, styrax, galbanum, myrrhe.*

ALCOOLAT DE MÉLISSE COMPOSÉ.

Obtenu en distillant de l'alcool à 80°, sur un mélange de *mélisse fraîche* en fleurs, de *cannelle*, de *girofle, coriandre, muscade, racine d'angélique* et *zestes frais de citron*.

ALCOOLAT VULNÉRAIRE.

Obtenu par distillation d'une macération alcoolique d'*espèces vulnéraires (sauge, absinthe, hysope, romarin, fenouil)*. Un litre contient 1 gr. 52 d'essences épileptogènes.

ALCOOLAT DE GARUS.

Résultat de la distillation d'une macération hydro-alcoolique *d'aloès socotrin, myrrhe, safran, cannelle, girofle* et *noix muscade*.

ELIXIR DE GARUS.

Même liqueur à laquelle on ajoute une faible dose de *safran* et de *vanille*, un tiers de *sirop de capillaire* et un vingtième d'*eau de fleurs d'oranger*.

BAUME DU COMMANDEUR.

Teinture de *racine d'angélique* et de sommités fleuries d'*hypericum*, à laquelle on ajoute du *baume de tolu*, du *benjoin*, de l'*aloès*, de la *myrrhe* et de l'*oliban*.

BAUME OPODELDOCH.

Solution *alcoolique de savon animal*, à laquelle on ajoute par litre 96 gr. de *camphre*, 24 gr. d'*essence de romarin*,8 gr. d'essence de thym et 40 gr.d'ammoniaque.

BAUME TRANQUILLE.

Obtenu en faisant digérer dans 5 kilogr. d'*huile d'olive*, 200 gr. de *feuilles fraîches de belladone, jusquiame, morelle, nicotiane, pavot* et *stramonium* et aromatisant avec cinquante centigr. d'*huile volatile d'absinthe, hysope, marjolaine, menthe, romarin, sauge, thym*.

BOULES DE NANCY.

Mélange de *tartrate de potasse, tartrate ferreux, tartrate ferrique* et *extraits d'espèces aromatiques*.

BAIN DE BARÉGES ARTIFICIEL;

Monosulfure de sodium crist.....	} àà 60 gr.
Chlorure de sodium sec..........	
Carbonate de soude sec..........	30 gr.

BROMIDIA :

Bromure de potassium..........	} àà 24 gr.
Hydrate de chloral.............	
Extrait de chanvre indien........	} àà 0,24 cg.
Extrait de jusquiame...........	
Eau distillée....................	q. s.p. 120 c.c.

Une cuiller à café contient 1 gr. de bromure et de chlo-

ral et un centigr. de chanvre indien et de jusquiame.:
1 à 3 par jour, dans une infusion calmante.

CAUSTIQUE DE FILHOS.

    Potasse à la chaux................ 10 gr.
    Chaux vive pulv................. 2 gr.
Fondre et couler en crayons, employés autrefois pour
l'ouverture des abcès.

CAUSTIQUE DE VIENNE.

    Potasse caustique............... 5 parties
    Chaux vive.................... 6 parties
A délayer avec un peu d'alcool et non d'eau, avant de
l'employer.

CHARBON DE BELLOC. — Obtenu avec du bois de p uplier
    Antidyspeptique et absorbant des gaz (?).

CIGARETTES MÉDICAMENTEUSES.—Chacune contient 1 gr.
de feuille sèche de la plante employée.

DÉCOCTION BLANCHE DE SYDENHAM.

    Phosphate tricalcique............. 10 gr.
    Mie de pain de froment.......... 20 gr.
    Gomme pulvérisée.............. 10 gr.
    Sucre blanc................... 60 gr.
    Eau de fleurs d'oranger......... 10 gr.
    Eau distillée................... q.s.p. un litre
*Faire bouillir un quart d'heure et filtrer. A prendre
en deux ou trois jours.*

DIASCORDIUM.

Electuaire composé d'extrait d'opium et de substances astringentes :

    Un gr.=cinq milligr. d'extrait d'opium.
    2 à 20 gr. comme antidiarrhéique.

EAU D'ALIBOUR

Sulfate de cuivre................	10 gr.
Sulfate de zinc.................	35 gr.
Safran pulv....................	2 gr.
Camphre pulvérisé.............	5 gr.
Eau distillée...................	q. s. p. un litre

EAU BLANCHE. — 20 gr. de *sous-acétate de plomb* liquide ou extrait de Saturne pour un litre d'eau.

EAU D'ANGE.

Eau cosmétique obtenue en distillant les feuilles et les fleurs du *myrte commun*.

EAU BÉNITE DE LA CHARITÉ.

Tartre stibié.....................	0,30 cg.
Eau..............................	240 gr.

EAU DE CHAUX.

Solution contenant par litre une quantité d'*hydrate de chaux* ou chaux éteinte, correspondant à 1 gr.285 de chaux vive.

10 à 100 gr. comme antiacide et antidiarrhéique.

EAU CHLOROFORMÉE. — 100 gr. contiennent 0,90 cg. de chloroforme.

15 à 45 cg. pour une potion calmante.

EAU DE GOULARD.

Eau blanche contenant 80 gr. d'alcoolat vulnéraire par litre.

EAU PHAGEDÉNIQUE.

Employée autrefois en lotions contre les plaques muqueuses.

Bichlorure de mercure..........	1 gr.
Eau de chaux	300 gr.

Formation d'oxyde jaune de Hg.

EAU DE RABEL.

Solution *alcoolique d'acide sulfurique* à 100 pour 300, colorée en rouge par des pétales de coquelicot.

Astringent hémostatique : 1 à 2 gr. par jour, *très dilué.*

EAU SÉDATIVE.

Alcool camphré....................	10 gr.
Ammoniaque liquide.............	60 gr.
Chlorure de sodium	60 gr.
Eau.............................	Un litre

EAU-DE-VIE ALLEMANDE.

Teinture de *jalap*, avec *scammonée* et *turbith*.

10 à 30 gr., comme purgatif drastique.

LIXIR DE GENDRIN

Eau distillée de menthe.........	250 gr.	
Extrait de cascarille.............		
» absinthe.............		àà 5 gr.
» gentiane		
» myrrhe..............		
Fleurs de camomille.............	6 gr.	
Ecorces d'oranges amères........	10 gr.	
Sous carbonate de potasse........	15 gr.	

Une cuillerée à café, comme stomachique, dans un demi-verre d'eau, un quart d'heure avant chaque repas.

ELIXIR DE STOUGHTON.

Composition analogue.

ELIXIR DE LONGUE VIE.

Teinture d'*aloès* composée.

ELIXIR PARÉGORIQUE.

Teinture faible d'*opium*, contenant de l'*acide ben-*

zoïque, de l'essence *d'anis* et du *camphre* : 10 gr. =
0,05 cg. d'extrait thébaïque. 2 à 15 gr. comme antidiarrhéique et antigastralgique, dans une petite infusion chaude.

EMPLATRE ROUGE DE VIDAL.

        Minium............................   5 gr.
        Cinabre...........................   3 gr.
        Emplâtre diachylon.............   52 gr.
    Contre l'impétigo scrofuleux.

EMPLATRE DE VIGO.

Mercure métallique éteint avec un mélange de *matières emplastiques*.
    Résolutif.

ÉPILATOIRE DE PLENCK.

        Sulfure d'arsenic.................   4 gr.
        Amidon desséché...............   40 gr.
        Chaux vive....................   60 gr.
    Pour faire, avec q. s. d'eau, une pâte molle, au moment
        de l'emploi.

ESPÈCES ANTHELMINTHIQUES.

Sommités sèches de *grande absinthe*, de *tanaisie*,
de *camomille*, de *sémen contra*, ââ.
    Espèces aromatiques. — Feuilles et sommités
d'absinthe, *d'hysope*, de *menthe*, *d'origan*, de *romarin*,
de *sauge*, de *serpolet*, de *thym*, ââ.
    Espèces béchiques. — Fleurs sèches de *mauve*, de
guimauve, de *pieds de chat*, de *tussilage*, de *coquelicot*, de *violettes* et de *bouillon blanc*, ââ.
    Espèces carminatives. — Fruits *d'anis*, de *carvi*,
de *coriandre*, de *fenouil*, ââ.
    Espèces diurétiques. — Racines sèches *d'ache*, *d'as-
perges*, de *fenouil*, de *persil* de *petit houx*, ââ.
    Espèces purgatives.

Feuilles de séné....................	2 gr.
Fleurs de sureau................	1 gr.
Fruits d'anis.......................	1 gr.
Fruits de fenouil...................	} àà 0,50 cg.
Bitartrate de potasse.............	

Espèces sudorifiques. — Bois de *gaïac*, racine de *salsepareille*, de *squine*, de *sassafras*, ââ.

Espèces vulnéraires. — Mélange de vingt plantes, parmi lesquelles figurent l'*absinthe*, l'*hysope*, l'*origan*, le *romarin*, la *sauge*, l'*arnica*, etc.

ESPRIT DE MENDERERUS.

Solution officinale contenant 18 °/₀ d'acétate d'ammoniaque sec.

GOUTTES AMÈRES DE BAUMÉ.

Fèves de St-Ignace râpées........	50 gr.
Carbonate de potasse............	0,50 cg.
Suie..............................	0,10 cg.
Alcool à 60°......................	100 gr.

Un gr. ou 53 gouttes=0,009 milligr. d'alcaloïdes (brucine et strychnine). Deux à dix gouttes par jour comme stimulant gastrique, avant le repas.

GOUTTES BLANCHES.

Un gr. ou 20 gouttes=0,025 milligr. d'extrait d'opium.

GOUTTES NOIRES ANGLAISES.

Macération d'un mélange d'*opium*, d'*acide acétique*, de *safran*, de *muscade*, de *sucre* et d'eau distillée.

Un gr. ou 37 gouttes=0,25 d'extrait d'opium ; une goutte=0,006.

Deux à dix gouttes, dans une potion à prendre en 24 h.

GOUTTES DE HARLEM.

Espèce d'*huile de cade* (?) vantée contre la goutte, la lithiase biliaire et la gravelle par certains auteurs.

X à XXX gouttes, en capsules.

GRANULES DE DIOSCORIDE.

Chacun renferme *un milligr.* d'acide arsénieux.

Un à six par jour aux repas.

HUILE GRISE.

Mercure métallique.............	19 gr. 50
Pommade mercurielle...........	1 gr.
Vaseline solide...................	9 gr. 50
Huile de vaseline...............	20 gr.

Cette huile contient 40 % de mercure ; un dixième de seringue de Pravaz renferme 0,05 cg. de mercure (un c.c. pesant 1 gr. 25). La seringue de Barthélemy, dont chaque division correspond à 1 cg. de mercure, est plus pratique.

Dans un cas de syphilis d'intensité moyenne, Balzer conseille une injection de 0,07 cg. puis une injection de 0,05 à 0,07 cg. dix jours après. Selon l'effet produit, troisième injection quinze jours après et quatrième, après le même temps.

HUILE DE HARLEM. — V. goutte de Harlem.

LAUDANUM DE SYDENHAM. — Un gr. ou 33 gouttes= 0,06 cg. d'extrait d'opium.

Six à trente gouttes en 24 heures.

LAUDANUM DE ROUSSEAU. — Un gr. ou 35 gouttes= 0,125 milligr. d'extrait d'opium.

Dose moitié moindre.

LAVEMENT PURGATIF DU CODEX.

Feuilles de séné................	} àà 15 gr.
Sulfate de soude................	
Eau bouillante..................	500 gr .

LIMONADE PURGATIVE.

Carbonate de magnésie..........	18 gr.
Acide citrique..................	30 gr.

Eau gazeuse........ .... 500 gr.
=50 gr. de citrate de magnésie.

LINIMENT OLÉOCALCAIRE.
Huile d'amandes douces............ 1 partie
Eau de chaux............................ 9 parties

LINIMENT DE ROSEN.
Beurre de muscade............... 10 gr.
Essence de girofle............... 10 gr.
Alcoolat de genièvre............. 160 gr.
Pour frictions à volonté.

LIQUEUR AMMONIACALE ANISÉE.
Essence d'anis.................... 1 gr.
Ammoniaque...................... 5 gr.
Alcool à 90°...................... 24 gr.
2 gr. par jour, en potion, comme stimulant diaphoréti-
que.

LIQUEUR DE BOUDIN.
Solution aqueuse d'*acide arsénieux au millième*.
2 à 6 gr. par jour, dans un peu d'eau au moment des
repas.

LIQUEUR DE FOWLER.
Solution d'*arseniate de potasse au centième*.
Vingt gouttes ou un gr.=*0,008 milligr. d'acide arsé-
nieux.*
Cinq à quinze gouttes par jour.

LIQUEUR D'HOFFMANN.
Mélange à parties égales d'éther officinal et d'alcool à 90°.
2 à 8 gr. en potion, comme excitant diffusible.

LIQUEUR DE LABARRAQUE.
Mélange d'*hypochlorite de soude* et de *chlorure
de sodium* en solution.

Dilution à 50 gr. pour 1000, employée en irrigations dans l'angine diphtérique.

LIQUEUR DE PEARSON.

Arséniate de soude............ ....   1 gr.
Eau distillée..... ....   600 gr.
20 gouttes ou un gr. = 0,0016 d'arséniate de soude.
Un à 3 gr. par jour.

LIQUEUR DE VAN SWIETEN.

Bichlorure de mercure...........   1 gr.
Eau distillée.....................   900 gr.
Alcool à 80°.....................   100 gr.
Employée pure ou étendue d'eau, en lavages de courte durée.

A l'intérieur, une demi-cuillerée à bouche, matin et soir, dans une tasse de lait, chez l'adulte ; on peut aller jusqu'à deux cuillerées.

LIQUEUR DE VILLATE.

Sous acétate de plomb liquide:...   30 gr.
Sulfate de cuivre...............· }
Sulfate de zinc..................· } ââ 15 gr.
Vinaigre de vin blanc...........   200 gr.
Employée autrefois en injection dans les abcès fistuleux ou osseux :

LOOCH BLANC.

Amandes douces mondées........   30 gr.
Amandes amères................   2 gr.
Sucre blanc....................   30 gr.
Gomme adragante pulv...........   0,50 cg.
Eau distillée de fleurs d'oranger.. 10 gr.
Eau distillée.................... 120 gr.

LOOCH HUILEUX.

Huile d'amandes douces.......... }
Gomme arabique pulv........... } ââ 15 gr.

Solution de gomme..............	30 gr.
Eau distillée....................	100 gr.
Eau de fleurs d'oranger.........	15 gr.

LOTION EXCITANTE DE St-LOUIS.

Ammoniaque liquide.............	5 gr.
Essence de térébenthine..........	25 gr.
Alcool camphré..................	125 gr.

Contre la pelade.

LOTION PARASITICIDE DE ST-LOUIS :

Sublimé corrosif	0,60 cg.
Glycérine.......................	100 gr.
Essence de térébenthine.........	80 gr.
Alcool camphré.................	420 gr.

(HALLOPEAU).

LOTION SOUFRÉE DE ST-LOUIS :

Soufre précipité................	7 gr.
Glycérine.......................	8 gr.
Alcool camphré.................	25 gr.
Eau de roses...................	100 gr.

Contre l'acné.

MÉDECINE NOIRE DU CODEX.

Potion purgative résultant de l'infusion et de la solution de 10 gr. de *follicules de séné*, 5 gr. de *rhubarbe*, 60 gr. de *manne en sorte* et 15 gr. de *sulfate de soude*, dans 100 gr. d'eau bouillante.

A prendre en une ou deux fois, le matin, à jeun.

MIXTURE DE DURANDE.

Essence de térébenthine.........	15 gr.
Ether sulfurique................	30 gr.

2 à 4 gr. par jour, en potion, contre les coliques hépatiques.

MIXTURE DE GAUCHER.

Acide tartrique cristallisé........   1 gr.

Acide phénique cristallisé........   5 gr.

Alcool à 90'.....................   10 gr.

Huile de ricin...................   15 gr.

Camphre.........................   20 gr.

En badigeonnages, toutes les 3 ou 4 heures, contre les fausses membranes de l'angine diphtérique.

MOUCHE DE MILAN.

Masse emplastique vésicante, à base de cantharide et de térébenthine.

ONGUENT GRIS OU POMMADE MERCURIELLE FAIBLE.

Onguent napolitain...............   1 partie

Axonge..........................   3 parties

En onctions, comme parasiticide.

ONGUENT NAPOLITAIN OU POMMADE MERCURIELLE A PARTIES ÉGALES :

Mercure métallique................ }

Axonge........................... } ââ

2 à 4 gr. en friction, comme antisyphilitique.

ONGUENT POPULEUM.

Obtenu en faisant digérer sur le feu un mélange de 400 parties d'*axone*, avec 50 parties ââ de feuilles hachées de *morelle, belladone, jusquiame* et *pavots.*

ONGUENT CITRIN.

A base d'*azotate mercurique.*

Antisyphilitique externe.

PATE DE CANQUOIN.

Chlorure de zinc.................   32 gr.

Eau distillée...................   4 gr.

Farine de Froment............... 28 gr.
Oxyde de zinc................... 8 gr.

Pour une pâte qu'on étend et qu'on sèche à l'étuve.
Vantée jadis comme caustique.

PATE DE ZINC DE UNNA.

Ceyssatite tamisée (1)............ 2 gr.
Oxyde de zinc................... 10 gr.
Axonge benzoïnée............... 28 gr.

Contre l'eczéma suintant.

PATE EXFOLIANTE DE UNNA.

Résorcine......................... }
Pâte de zinc de Unna............ } àà P. E.

PATE DE LASSAR.

Oxyde de zinc................... }
Amidon .... }
Lanoline......................... } àà 10 gr.
Vaseline......................... }

Contre les dermites eczémateuses.

PHÉNOSALYL.

Acide salicylique............... 1 gr.
Acide lactique.................. 2 gr.
Acide phénique.................. 9 gr.
Menthol......................... 0,10 cg.
Essence d'eucalyptus .... 0,50 cg.

Plus antiseptique et moins toxique que l'acide phénique.
Employé en lavages, injections ou pansements à 2 %
(une cuillerée à soupe pour un litre d'eau distillée).

PIERRE DIVINE.

Produit obtenu, en coulant sur une plaque, après
fusion aqueuse, un mélange de :

(1) Terre d'infusoires ou poudre siliceuse.

Sulfate de cuivre...................)
Azotate de potasse.................. } ââ 10 gr.
Sulfate d'alumine et de potasse...)
Camphre pulv......................... 0,50 cg.

S'emploie comme collyre astringent, à la dose de 0,40
pour 10 d'eau.

PIERRE INFERNALE.

Nitrate d'argent fondu et coulé en crayon.

PILULES D'ANDERSON OU ÉCOSSAISES.

Aloès pulvérisé,..................... 2 gr.
Gomme gutte pulv................. 2 gr.
Essence d'anis....................... 0, 20 cg.
Miel blanc........................... q. s.

Pour 20 pilules. Une pilule = 0,10 cg. d'aloès et gomme gutte.

Deux à quatre par jour, au début du repas ou le soir.

PILULES ANTE-CIBUM.

Aloès pulvérisé..................... 2 gr.
Extrait de quinquina gris........,... 1 gr.
Cannelle pulv...................... 0,40 cg.
Miel blanc......................... q. s.

Pour 20 pilules. Une pilule = 0,10 cg. d'aloès et 0,05
quinquina.

PILULES ASIATIQUES.

Chacune contient *cinq milligr. d'acide arsénieux* et
cinq centigr. de poivre noir.

Une à deux par jour, aux repas.

PILULES DE BARBEROUSSE.

A base de *mercure métallique.*

PILULES DE BELLOSTE.

0,05 cg. de *mercure métallique* par pilule, avec aloès,
rhubarbe et scammonée.

Une à deux par jour, comme purgatif.

PILULES DE BLANCARD.

0,05 cg. d'iodure de fer. Deux à six par jour.

PILULES DE BLAUD.

Renferment du *carbonate ferreux*, du *sulfate de potasse* et du *carbonate de potasse*.

Deux à six par jour, dans l'anémie, aux repas.

PILULES BLEUES.

Comme les pilules de Belloste.

PILULES DE BONTIUS.

Aloès pulvérisé....................	⎞
Gomme gutte pulv...............	⎬ àà 1 gr.
Gomme ammoniaque......	⎠
Vinaigre blanc...................	6 gr.

Pour 20 pilules, dont chacune contient 0,05 cg. de médicament actif.

Deux à six par jour, aux repas.

PILULES DE CYNOGLOSE.

Chacune contient *deux centigr.* d'*extrait d'opium* et *deux cent.* de poudre de semences de jusquiame.

PILULES DE DUPUYTREN.

Chlorure mercurique............	0,20 cg.
Extrait d'opium..................	0,40 cg.
Extrait de bois de gaïac.........	0,80 cg.

Pour 20 pilules, dont chacune contient 0,01 de sublimé et 0,02 d'extrait d'opium. Inconvénient de durcir rapidement, à cause de l'extrait de gaïac.

Deux à trois par jour, aux repas.

PILULES ÉCOSSAISES. — V. Pilules d'Anderson.

PILULES D'HELVÉTIUS.

Chacune contient 0,10 cg. de *poudre d'alun*.

Deux à dix par jour, contre les hémorrhagies intestinales.

PILULES DE MÉGLIN.

Chacune contient *cinq cent.* d'*oxyde de zinc*, obtenu par voie sèche, d'*extrait alcoolique de jusquiame* et d'*extrait de valériane.*

Une à deux par jour comme antispasmodique.

PILULES DE RABUTEAU.

A 0,10 cg. de *protochlorure de fer.*

Deux à quatre par jour, aux repas.

PILULES DE RICORD.

Chacune renferme 0,05 cg. de *protoiodure de mercure* et 0,02 cg. d'*extrait thébaïque.*

Une à deux par jour, aux repas.

PILULES DE SÉDILLOT.

Préparées avec de la pommade mercurielle et de la poudre de savon. Renferment chacune *cinq cent.* de mercure.

Deux à trois par jour.

PILULES SAVONNEUSES.

A base d'*aloès* et de savon médicinal.

Deux à six par jour.

PILULES DE SEGOND.

Ipéca en poudre	0,80 cg.
Calomel.	0,40 cg.
Extrait d'opium....	0,10 cg.
Extrait de rhubarbe............	q. s.

Pour 12 pilules. Une toutes les deux heures, contre la dysenterie avec hépatite.

PILULES DE VALLET.

Au *carbonate ferreux*.

Deux à dix par jour, aux repas.

POMMADE ÉPIGASTRIQUE JAUNE.

A base de *cantharides concassées* et d'*axonge*.

POMMADE ÉPISPASTIQUE VERTE.

A base de *cantharides en poudre*, d'o nguent po-puleum, et de *cire blanche*.

Trois fois plus faible que la précédente·

POMMADE D'AUTENRIETH :

Tartre stibié...................,.......	10 gr.
Axonge benzoïné.·....:..:.........	30 gr.

Comme révulsif.

POMMADE DE DESAULT.

A base de *précipité rouge*.

POMMADE DE DUPUYTREN·

Acétate de plomb...,.............	4 gr.
Baume du Pérou...................	8 gr.
Alcool à 21'.... ,..................	30 gr.
Teinture de cantharides..........	1 gr. 20
Teinture de girofle............. }	àà 0,75 cg.
Teinture de cannellle .... }	
Moëlle de bœuf......:.....•..... }	àà 125 gr.
Pommade à la rose............... }	
Huile d'olives....................	q. s.

Contre l'alopécie.

POMMADE DE GONDRET

Ammoniaque liquide.............	20 gr.
Suif de mouton...............• }	àà 10 gr.
Axonge.......................• }	

Comme vésicant, au bout de cinq à dix minutes ; au bout d'un quart d'heure, formation d'une eschare.

POMMADE DE HARDY

Minium pulvérisé................ }
Cinabre pulvérisé (1)............ } àà 2 gr.
Vaseline........................   30 gr.

Contre les ulcères variqueux.

POMMADE D'HELMERICH

Soufre sublimé...................   20 g r.
Carbonate de potasse............ }
Eau distillée................... } àà 10 gr.
Huile d'amandes douces.......... }
Axonge..........................   70 gr.

Contre la gale.

POMMADE DE LUCAS-CHAMPIONNIÈRE

Essence de géranium............ }
—   de verveine............ }
—   de thym................ } àà XV gouttes
—   d'origan............... }
Microcidine (2)................   0,30 cg.
Vaseline blanche stérilisée........ 100 gr.

Excellent toxique contre les brûlures.

POMMADE DE LYON

Oxyde rouge de mercure........,   1 gr.
Vaseline........................   15 gr.

Contre blépharite et kératite.

(1) Sulfure de mercure rouge.
(2) Produit obtenu en faisant chauffer le naphtol B avec moitié de son poids de-soude caustique. Renferme 75 % de naphtolate de soude et 25 % de produits d'oxydation du naphtol.

POMMADE DU RÉGENT

Même pommade à 1/18, contenant en plus 1 gr. d'acétate de plomb, et 0,10 de camphre pur.

Mêmes applications.

POMMADE DE RECLUS

Sublimé corrosif.................	0,03 cg.
Acide phénique neigeux.........	0,30 cg.
Salol...........................	1 gr.
Iodoforme pulvérisé.............	0,50 cg.
Antipyrine pulvérisée..........	} àà 5 gr.
Acide borique porphyrisé........	
Vaseline stérilisée.............	40 gr.

Contre les plaies et les brûlures.

POTION DE CHOPART.

A base de *copahu* et d'*alcool*, à juste titre abandonnée.

POTION DE GUBLER

Alcool rectifié à 85°.............	
Eau..............................	} àà 50 gr.
Sirop de sucre	

POTION DE RIVIÈRE

N° 1

— Bicarbonate de soude............	2 gr.
Eau..............................	50 gr.
Sirop de sucre...................	15 gr.

N° 2

— Acide citrique	2 gr.
Eau..............................	50 gr.
Sirop de citron..................	15 gr.

Donner une cuillerée à café de la potion n° 1, puis une cuillerée à café de la potion n° 2, contre les vomissements.

POTION DE TODD

Teinture de cannelle................	5 gr.
Eau distillée......................	75 gr.
Sirop de sucre....................	30 gr.
Eau-de-vie vieille................	40 gr.

POUDRE DES CHARTREUX

Kermès minéral.

POUDRE DE DOWER

Poudre d'opium..................	
Poudre d'ipéca..................	} āā 0,10 cg.
Nitrate de potasse	
Sulfate de potasse..............	} āā 0,40 cg.

Cinquante centigr. à un gramme.

POUDRE DES JÉSUITES

Poudre de quinquina.

POUDRE DES VOYAGEURS

Poudre de gomme arabique......	60 gr.
Nitrate de potasse,..............	
Guimauve pulv.	} āā 10 gr.
Réglisse pur	20 gr.
Sucre de lait....................	60 gr.

Dix grammes par jour dans un litre d'eau, comme diurétique, au début de la blennorrhagie.

POUDRE DU FRÈRE COME....

Acide arsénieux..................	1 gr.
Cinabre..........................	5 gr.
Eponge calcinée.	2 gr.

Comme escharétique.

POUDRE DE LUCAS-CHAMPIONNIÈRE

(Absorbante et antiseptique).

Essence d'eucalyptus.............	1 gr. 50

Poudre d'iodoforme .... ⎫
  —   de quinquina gris......... ⎪
  —   de benjoin.............. ⎬ àà 10 gr.
  —   de carbonate de magnésie ⎭

POUDRE DE PISTOIA

Poudre de bulbes de colchique...   20 gr.
  —   de raçines de bryone..... ⎫
  —   de racines de gentiane... ⎬ àà 10 gr.
  —   de camomille .... ⎭
  —   de bétoine ....   50 gr.

En paquets de 2 gr. ; un à deux par jour, pendant
plusieurs mois, dans la goutte chronique.

POUDRE DE VIENNE

Potasse à la chaux..............   5 parties
Chaux vive.....................   6 parties

A délayer dans l'alcool. au moment de l'emploi et étendre sur un morceau de diachylon. Escharétique.

SAVON AMYGDALIN

Produit de l'action de la lessive de soude sur
l'huile d'amandes douces ; mélange d'oléate et de
palmitate de soude et de glycérine.

Employé à l'intérieur pour lier les masses pilu-
laires.

SAVON ANIMAL

Obtenu en faisant agir la soude caustique sur la
graisse de veau à chaud. Mélange de stéarate, oléate
et palmitate de soude sans glycérine.

SAVON DE PLOMB

Emplâtre simple (litharge, axonge, huile d'olives et
eau).

SAVON MOU

A base de potasse, pour l'usage externe.

SELS ANGLAIS

Sulfate de potasse, imprégné d'*acide acétique*.

SÉRUMS

Voir Sérothérapie.

SIROP DE BOUTIGNY

Voir Sirop de Gibert.

SIROP DE DESESSARTZ

Sirop d'ipéca composé.

20 à 60 gr. dans la bronchite.

SIROP DE CHICORÉE

Purgatif infantile ; une à deux cuillers à café par jour.

SIROP DIACODE

20 gr. = 0,01 cg. d'extrait d'opium.
20 à 100 gr. par jour.

SIROP DE GIBERT

Biiodure de mercure.............. 0,10 cg.
Iodure de potassium.............. } ãã 5 gr.
Eau distillée........... ....
Sirop du sucre.................. 200 gr.

Une cuillerée à soupe = 0,01 cg. de biiodure et 0,50 d'iodure.

SIROP DE HOUDÉ

Sulfate de spartéine........... ... 0,30 cg.
Sirop d'éc. d'or. am............. 300 gr.

Une cuillerée à soupe = 0,02 cg. de spartéine.
Deux à cinq par jour comme tonique cardiaque.

SIROP D'OPIUM OU THÉBAIQUE

Une cuillerée à soupe = 0,04 cg. d'extrait thébaïque.
Dix à quarante grammes par jour.

SIROP DE KARABÉ

Sirop d'opium, contenant 5 gr. de teinture de succin par litre.

SOLUTION DE CZERNY.

Orthoforme...................... } àà 1 gr.
Acide arsénieux................ }
Alcool à 90°..................... } àà 75 gr.
Eau distillée.................... }

Employée en badigeonnages contre l'épithélioma cutané superficiel.

SOLUTION DE GRAM.

Iode........................... } àà 1 gr.
Iodure de potassium............. }
Eau distillée.................... 100 gr.

THÉ PURGATIF.

A base de séné.

TISANE PURGATIVE DE HARDY.

Séné.... .... } àà 8 gr.
Pensées sauvages................ }

Infuser pendant une heure dans un litre d'eau bouillante.

Un grand verre, le matin à jeun.

TRAUMATICINE.

Gutta percha purifiée .... 1 gr.
Chloroforme...................... 9 gr.

Préparation adhésive, à étendre au moyen d'un pinceau.

VIN DE LA CHARITÉ OU VIN DE SCILLE COMPOSÉ.

Vingt grammes = 0, 07 cg. de feuilles de *scille*.
50 à 250 gr., comme diurétique.

VIN DE L'HOTEL DIEU OU DE DIGITALE COMPOSÉ.

Une cuillerée à soupe renferme 0,80 d'acétate de potasse
et les principes solubles de *huit centigr. de feuilles de
digitale* et douze centigr. de scille.
Une à deux cuillerées à bouche par jour.

VIN DE TROUSSEAU.

La formule primitive contenait une *dose double de digitale*.

VINAIGRE ANGLAIS.

Acide acétique...................	10 gr.
Camphre........................	1 gr.
Essence de cannelle.............	} àà 0,02 cg.
Essence de girofle...............	
Essence de lavande..............	0,01 cg.

Pour inhalations.

VINAIGRE ANTISEPTIQUE.

Acide salicylique.................	1 gr.
Acide acétique crist.	10 gr.
Essence d'eucalyptus.............	0,50 gr.
Eau de Cologne..................	90 gr.

VINAIGRE DE TOILETTE.

Teinture de benjoin	10 gr.
Acide acétique crist..............	50 gr.
Eau de Cologne..................	q. s. p. 1 litre

VINAIGRE AROMATIQUE.

Alcoolat vulnéraire	125 gr.
Vinaigre blanc...................	q. s. p. 1 litre

Pour frictions.

PRINCIPALES INCOMPATIBILITÉS

SUBSTANCES	INCOMPATIBILITÉS	RÉSULTAT
Acétate d'ammoniaque	Acalis ; acides.	Décomposition.
Acétate de plomb (Sous-).	Laudanum ; préparations opiacées (us. ext.). . . .	Précipitation alcaloïde.
—	Sulfate de cuivre : alun. .	Précipité.
Acide arsénieux. .	Eau de chaux ; sels de magnésie ; astringents . . .	—
— cyanhydrique .	Calomel ; sels métalliques.	Cyanure toxique.
— —	Antipyrine (en solution). .	Mélange coloré.
— chromique. . .	Alcool ; glycérine	Mélange explosif.
— phosphorique .	Eau de chaux ; sels de fer	Précipité.
— picrique. . . .	Alcaloïdes.	—
— pyrogallique. .	(Voir Pyrogallol)	
— salicylique. . .	Chlorate de potasse	Mélange explosif.
— — . . .	Emplâtre simple.	Décomposition.
Albumine.	Sublimé ; sels de fer : alcool	Précipité.
Alcalis	Alun ; calomel.	—
Alcaloïdes	Acide picrique ; tanin ; astringents ; borate et phosphate de soude	Précipité insoluble
—	Charbon végétal.	Absorption de l'alcaloïde.
— (chlorhydrates)	Azotate d'argent	Précipité.
—	Permanganate de potasse.	Décomposition.
Alcool	Albumine ; gommes	Précipité.
—	Permanganate de potasse .	
—	Acide chromique	Mélange explosif.
	Bichromate de potasse. . .	Réduction.
Alun	Alcalis ; carbonates alcalins ; sels de mercure ; eau de chaux ; émétique ; astringents ; borate de soude ; acétate de plomb ; liquides albumineux, . .	Précipité.

SUBSTANCES	INCOMPATIBILITÉS	RÉSULTAT
Analgésine (anti-pyrine).	Hydrate de chloral ; naphtol ; salicylate de soude (en cachets)	Corps déliquescent
—	Tanin ; astringents ; phénol ; hydrate de chloral ; sublimé ; résorcine (en solution aqueuse)	Précipité.
—	Astringents en solution alcoolique.	—
—	Sirops astringents.	—
—	Eau de laurier-cerise ; sulfate de fer ; sirop d'iodure de fer	Mélanges colorés.
Arséniate de soude	Eau de chaux ; eau commune ; magnésie et sels ; sels de fer ; kermès. . .	Précipité.
Aspirine	Bicarbonate de soude . . .	Pâte noire.
Azotate d'argent .	Chlorures ; bromures, iodures alcalins ; sulfates ; phosphates ; chlorhydrate de cocaïne et chlorhydrates d'alcaloïdes, matières organiques.	Réduction.
—	Aristol ; iodol ; iodoforme et glycérine.	Mélanges très caustiques.
Aristol.	Azotate d'argent.	—
—	Calomel (sous forme de pommade ou poudre) . .	Iodure de mercure.
Astringents	Acide arsénieux ; alcaloïdes ; alun ; analgésine ; sublimé ; émétique ; fer et ses sels.	Précipité.
Benzoate de soude.	Acides ; préparations acides ; sels acides.	Décomposition.
	Caféine (en cachet)	Mélange déliquescent.
Beurre de cacao .	Glycérine	Non miscibles.
Bicarbonates alcalins.	(Voir Carbonates.)	
Bichlorure de mercure	(Voir Chlorure mercurique)	
Bichromate de potasse	(Voir Acide chromique.)	

SUBSTANCES	INCOMPATIBILITÉS	ÉSULTAT
Biiodure de mercure.	(Voir Iodure mercurique.)	
Bitartrate de potasse	(Voir Tartrate acide.)	
Borate de soude .	Sels de magnésie ; alun . .	Précipité.
—	Chlorhydrate de cocaïne et tous les alcaloïdes. . . .	—
Bromure de potassium	Acides ; préparations acides ; sels acides ; sels de mercure ; chlorhydrate de morphine.	Décomposition.
		Composé toxique.
—	Chloral en solution alcoolique.	Non miscible .
Brom. de sodium.	(Voir Bromure de potassium.)	
Calomel.	(Voir Chlorure mercureux.)	
Camphre	Hydrate de chloral ; naphtol ; salol ; phénols en général (sous forme de cachets, paquets)	Mélanges déliquescents.
Caféine.	Benzoate de soude ; salicylate de soude (sous forme de cachets)	—
Carbonates alcalins	Acides ; préparat. acides .	Décomposition.
—	Sels de mercure ; magnésie de fer, de chaux ; émétique ; infusés végétaux ; alun ; préparations opiacées ; aspirine.	Précipité.
Charbon végétal .	Chlorate de potasse	Mélange explosif.
—	Alcaloïdes ; digitaline . . .	Absorption de l'alcaloïde.
Chloral .(Hydrate de)	Analgésine ; camphre (en cachets.).	Mélange déliquescent.
—	Analgésine (en solution). .	Précipité.
—	Alcalis.	Décomposition.
—	Bromures de potassium et de sodium en solution alcoolique	Solutions non miscibles.

SUBSTANCES	INCOMPATIBILITÉS	RÉSULTAT
Chlorate de potasse	Charbon végétal ; poudres végétales ; soufre ; crème de tartre ; magnésie ; acide salicylique ; salicylate de soude ; phénol ; salol ; thymol ; hypophosphite de chaux ; azotates ; lactate de fer ; oxalate de potasse (sous toutes les formes.	Mélanges explosifs
Chlorate de soude.	(Voir Chlorate de potasse).	
Chlor. mercureux.	Acides ; alcalis ; bromures ; iodures solubles ; acide cyanhydrique ; eau de laurier-cerise ; looch blanc ; sirop d'orgeat ; chlorhydrate de pilocarpine.	Formation de produit toxique.
—	Bromure ; iodure de potassium	--
—	Aristol ; iodoforme (sous forme de pommade ou paquet)	Formation d'iodure de mercure.
Chlorure mercurique.	Eau de chaux ; alcalisbromures ; iodures ; carbonates ; tanin ; astringents ; émétique ; albumine ; analgésine	Précipité.
—	Chlorate de potasse	Mélange explosif.
Citrate de fer. . .	(Voir Sels de fer).	
Cocaïne (chlorhydrate).	Borate de soude ; phosphate de soude ; azotate d'argent	Précipité.
—	Permanganate de potasse (voir Alcaloïdes).	Décomposition.
Créosote.	Eau albumineuse	Précipité.
Chrysarobine . . .	Emplâtre simple.	Décomposition.
Crème de tartre .	(Voir Tartrate acide.) . . .	
Digitaline.	Charbon.	Absorption du glucoside.
Eau de chaux. . .	Acides arsénieux, phosphorique ; alun ; arsé-	

SUBSTANCES	INCOMPATIBILITÉS	RÉSULTAT
	niate de soude ; émétique ; sublimé	Précipité insoluble
Eau de laurier-cer.	(Voir Acide cyanhydrique)	
Emétique	Acides ; préparations acides ; alcalis ; carbonates alcalins ; sulfates alcalins ; tanin ; astringents ; eau de chaux ; alun ; sublimé	Précipité.
Essences	Essence de thym en particulier et iode.	Mélange détonant.
Essence de térébenthine	(Voir Essences.)	
Éther.	Glycérine	Non miscible.
Fer (sels de) . . .	Carbonates alcalins.	
— . . .	Tanin ; astringents ; vin de Bordeaux ; vin de quinquina ; albumine ; acide phosphorique; arséniate de soude.	Précipité.
— . . .	Analgésine : phénol.	Mélange coloré.
— . . .	Chlorate de potasse.	Mélange explosif.
Gaïacol.	Glycérine emplâtre, simple ;	Non miscible.
	Julep gommeux.	Oxydation du gaïacol.
Glycérine.	Permanganate de potasse. acide chromique ; bichromate de potasse.	Mélanges explosifs
—	Gaïacol.	Précipité.
Gomme , ...	Alcool, iode.	—
Hypochlorites. . .	(Voir Liqueur de Labarraque.)	
Hyposulfites. . . .	Iode ; iodure ; acides. . . .	Réduction.
Hypophosphites. .	Chlorate de potasse	Mélange explosif.
Iode.	Essences, essence de térébenthine.	—
—	Hyposulfites	Réduction.
—	Gomme amidon	Précipitation.
Iodoforme.	Azotate d'argent et glycérine.	Mélange très caustique.
—	Calomel	Iodure de mercure.

SUBSTANCES	INCOMPATIBILITÉS	RÉSULTAT
Iodure de potass.	Azotate d'argent ; acides ; préparations acides ; graisse rance.	Réduction.
—	Calomel et sublimé	Corps toxique.
—	Chlorate de potasse.	
Iodure de sodium.	(Voir Iodure de potassium.)	
Julep gommeux. .	Gaïacol ; naphtol.	Oxydation.
Kermès	Acides ; sulfates ; chlorures solubles	Précipité.
Laudanum	Acétate de plomb	Précipitation.
Liqueur de Boudin	(Voir Acide arsénieux.)	
— de Labarraque.	Acides	Décomposition.
Liqueur de Pearson	(Voir Arséniate de soude.)	
Looch.	(Voir Acide cyanhydrique).	
Magnésie et sels. .	Carbonates alcalins ; acide arsénieux ; borate de soude ; chlorate de potasse.	Précipité ou Mélange explosif.
Morphine (chlorhydrate).	Bromure de potassium (Voir Alcaloïdes.)	
Naphtol.	Camphre ; analgésine . . .	Mélange déliquescent.
—	Julep gommeux.	Oxydation.
Oxalate de potasse	Chlorate de potasse	Mélange explosif.
Oxyde blanc d'antimoine.	Chlorures solubles ; acides.	Corps toxique.
Oxyde jaune de mercure	Iodol.	—
Permanganate de potasse.	Alcaloïdes	Décomposition.
—	Glycérine ; alcool	Mélange explosif.
Phénol	Chlorate de potasse	—
—	Camphre.	Mélange déliquescent.
—	Sels de fer	Mélange coloré.
—	Analgésine en solution. . .	Précipité.
Pilocarpine (chlorhydrate . , . .	Calomel	Composé toxique.
Phosphate de soude	Tous les alcaloïdes	Précipité.
—	Eau de chaux	—
—	Sirop de nerprun	Mélange vert.

SUBSTANCES	INCOMPATIBILITÉS	RÉSULTAT
Poudres végétales.	Chlorate de potasse	Mélange explosif.
Préparations opia-cées.	Acétate de plomb (en usage externe) ; tanin ; alcalis ; carbonates alcalins ; solution iodo-iodurée.	Précipité.
Salicylate de soude	Chlorate de potasse	Mélange explosif.
—	Caféine (sous forme de cachet).	Mélange déliquescent.
—	Limonades ; acides minéraux.	Précipité.
—	Analgésine (en cachet). . .	Mélange déliquescent.
Salol	Camphre.	Mélange déliquescent.
—	Chlorate de potasse	Mélange explosif.
Sirop d'orgeat. . .	(Voir Acide cyanhydrique).	
Sublimé	(Voir Chlorure mercurique)	
Sulfate de cuivre .	Acétate de plomb	Précipité.
Sulfate de fer. . .	(Voir Fer et sels).	
Tanin.	Alcaloïdes ; analgésine ; sublimé ; émétique ; fer et ses sels ; préparations opiacées	Précipité. .
Tartrate acide. . .	Chlorate de potasse	Mélange explosif.
Teinture de Jalap.	(Voir Eau-de-vie allemande)	
Teintures résineuses	Eau, liqueurs aqueuses . .	Précipité.
Teintures.	Mélange de teintures de degré alcoolique différent	Précipité.
Thymol.	Chlorate de potasse . . .	Mélange explosif.
Vaseline.	Glycérine ; eaux et liquides aqueux.	Non miscible.
Vin de quinquina.	(Voir astringents).	

POSOLOGIE DES PRINCIPAUX MÉDICAMENTS

MÉDICAMENTS	DOSE MAXIMA pour une prise d'adulte	DOSE MAXIMA par jour
Acétanilide	*vingt Cg.*	0 gr. 60
Acétate d'ammoniaque liquide. .	2 gr.	20 gr.
Acide arsénieux	*deux M.*	*dix M.*
— benzoïque	*vingt Cg.*	2 gr.
— chlorhydrique officinal . .	XV gouttes.	2 gr.
— gallique	*cinquante Cg.*	2 gr.
— lactique	2 gr.	10 gr.
— oxalique.	*cinquante Cg.*	1 gr.
— phosphorique officinal . .	X gouttes.	3 gr.
— salicylique	1 gr.	4 gr.
Aconitine cristallisée et ses sels .	*1/10 Mg.*	*4/10 Mg.*
Adonidine	*deux Mg.*	*un Cg.*
Alun	*cinquante Cg.*	2 gr.
Ammoniaque liquide.	X gouttes.	XX gouttes.
Analgésine (antipyrine) . . .	1 gr.	4 gr.
Apiol.	*vingt-cinq Cg.*	1 gr.
Apomorphine et ses sels. . .	*un M. à 1/2 Cg.*	*un Cg.*
Arséniate de fer	*cinq M.*	*cinq Cg.*
— de soude	*trois M.*	*un Cg.*
Atropine et ses sels	*un quart M.*	*un M.*
Azotate d'argent	*un Cg.*	*cinq Cg.*
— de bismuth (sous-). . .	1 gr.	15 gr.
— de potasse	1 gr.	5 gr.
— de pilocarpine	*un Cg.*	*trois Cg.*
Benzoate de soude.	2 gr.	15 gr.
Benzonaphtol	*cinquante Cg.*	5 gr.
Bétol	*cinquante Cg.*	4 gr.
Bicarbonate de soude. . . .	1 gr.	20 gr.
Borate de soude	1 gr.	5 gr.
Bromoforme	X gouttes.	XXX gouttes.
Bromure d'ammonium . . .	1 gr.	5 gr.
— de camphre. . . .	*cinquante Cg.*	2 gr.
— de fer.	*dix C.*	1 gr.
— de potassium . . .	1 gr.	10 gr.
— de sodium	1 gr.	10 gr.
— de strontium . . .	1 gr.	10 gr.

MÉDICAMENTS	DOSE MAXIMA pour une prise d'adulte	DOSE MAXIMA par jour
Brucine	*un M*.	*un Cg*.
Caféine et ses sels.	*quarante Cg*	1 gr. 50
Calomel	»	1 gr.
Carbonate de chaux	2 gr.	16 gr.
— de fer (sous-). . .	*dix Cg*.	*vingt-cinq Cg*.
— de gaïacol (voir Gaïacol)		
— de lithine	*vingt Cg*.	1 gr.
— de magnésie (hydro-) .	1 gr.	10 gr.
— de soude (bi-). . . .	1 gr.	20 gr.
Chloral (hydrate)	1 gr.	6 gr.
Chloralamide	1 gr.	3 gr.
Chloral ammonium	0 gr. 50	1 gr. 50
Chloralimide	1 gr.	5 gr.
Chloralose	*vingt Cg*.	*cinquante Cg*.
Chlorate de potasse	1 gr.	6 gr.
— de soude	1 gr.	10 gr.
Chlorhydrate d'apomorphine . .	*un M à 1/2 Cg*.	*un Cg*.
— de cocaïne. . . .	*deux Cg*.	*dix Cg*.
— de morphine . . .	*deux Cg*.	*cinq Cg*.
— de pilocarpine . .	*un Cg*.	*trois Cg*.
— de quinine . . .	*cinquante Cg*.	2 gr.
Chloroforme.	XXV gouttes	2 gr.
Chlorure ferreux	*trois Cg*.	*vingt Cg*.
Chlorure mercureux (voir Calomel)		
Cinchonine	*dix Cg*.	0 gr. 50
Citrate de fer ammoniacal . . .	*vingt-cinq Cg*.	1 gr.
— de magnésie	40 gr.	60 gr.
Cocaïne et ses sels.	*deux Cg*.	*dix Cg*.
Colchicine	*1/2 M*.	*deux Cg*.
Codéine.	*trois Cg*.	*six Cg*.
Convallamarine	*deux Cg*.	*dix Cg*.
Crème de tartre (voir Tartrate acide de potasse).		
Crème de tartre soluble (voir Tartrate boricopotassique).		
Créosotal.	1 gr.	5 gr.
Créosote de hêtre	*vingt Cg*.	1 gr.
Croton-chloral	*cinquante Cg*.	2 gr.
Cyanure de mercure.	*un Cg*.	*cinq Cg*.
Digitaline amorphe chloroformique du Codex.	*un dixième à un quart de M.*	*un M.*
Digitaline cristallisée chloroformique du Codex		

MÉDICAMENTS	DOSE MAXIMA pour une prise d'adulte	DOSE MAXIMA par jour
Émétique	dix Cg.	quinze C.
Ergotinine	un quart M.	un M.
Esérine	un M.	deux M.
Ether sulfurique	2 gr.	5 gr.
Eucaïne	deux C.	vingt-cinq C.
Eucalyptol	XX gouttes.	2 gr.
Euquinine	1 gr.	4 gr.
Exalgine	vingt C.	quatre-ving C.
Fer réduit	dix C.	trente C.
Gaïacol	vingt-cinq C.	2 gr.
Gallate mercureux	cinq C.	vingt C.
Glycérine	20 gr.	100 gr.
Glycérophosphates	cinquante C.	2 gr.
Homatropine	un quart M.	un M.
Hydrastine	cinq Cg.	vingt-cingt Cg.
Hypnal	cinquante Cg.	2 gr.
Hypnone	II gouttes.	X gouttes.
Hypophosphite de chaux	dix Cg.	soixante Cg.
— de soude	dix Cg.	soixante Cg.
Hyposulfite de soude	1 gr.	10 gr.
Ichtyol	dix Cg.	cinquante Cg.
Iodoforme	dix Cg.	soixante Cg.
Iodol	cinq Cg.	quinze Cg.
Iodure de fer	dix Cg.	cinquante Cg.
— mercureux (proto-)	cinq Cg.	quinze Cg.
— mercurique (bi-)	un C.	quatre Cg.
— de potassium	1 gr.	10 gr.
— de sodium	1 gr.	10 gr.
Kermès	dix Cg.	0 gr. 40
Lactate de fer	dix Cg.	1 gr.
— de quinine	vingt Cg.	2 gr.
Lactose	15 gr.	100 gr.
Lycétol	cinquante Cg.	3 gr.
Lysidine	cinquante Cg.	3 gr.
Magnésie calcinée	4 gr.	0 gr.
Menthol	vingt C.	1 gr.
Morphine	un C.	trois C.
Naphtol	cinquante Cg.	4 gr.
Narcéine (Chlorhydrate)	un C.	cinq Cg.
Nitrite d'amyle	V gouttes.	XX gouttes.
Oxyde de blanc d'antimoine	1 gr.	5 gr.
Paraldéhyde	1 gr.	4 gr.
Pelletiérine	vingt-cinq Cg.	vingt-cinq Cg.

MÉDICAMENTS	DOSE MAXIMA pour une prise d'adulte	DOSE MAXIMA par jour
Phénacétine	cinquante Cg.	2 gr.
Phosphate bicalcique	1 gr.	4 gr.
— disodique	40 gr.	40 gr.
— monocalcique . . .	1 gr.	4 gr.
— tricalcique	1 gr.	10 gr.
— de gaïacol	vingt-cinq Cg.	2 gr.
Phosphite de gaïacol	vingt-cinq Cg.	2 gr.
Phosphore	un M.	cinq M.
Phosphure de zinc	cinq M.	quatre Cg.
Picrotoxine	un M.	trois M.
Pilocarpine (voir Azotate et Chlor-hydrate de pilocarpine) .		
Pipérazine	dix Cg.	1 gr.
Protoïodure de mercure (voir Io-dure mercureux) .		
Pyramidon	1 gr.	3 gr.
Pyrophosphate de fer citro-ammo-niacal	vingt Cg.	1 gr.
Quassine cristallisée	cinq M.	deux Cg.
Quinine	cinquante Cg.	2 gr.
Saccharine	cinq Cg.	cinquante Cg.
Safran apéritif de Mars (voir Car-bonate de fer, sous-) .		
Salicine	1 gr.	10 gr.
Salicylate d'antipyrine . . .	1 gr.	4 gr.
— de bismuth . . .	1 gr.	4 gr.
— d'ésérine . . .	un M.	trois M.
— de lithine . . .	1 gr.	4 gr.
— de mercure . . .	un Cg.	six Cg.
— de naphtol . . .	cinquante Cg.	4 gr.
— de quinine . . .	cinquante Cg.	2 gr.
— de soude . . .	1 gr.	12 gr.
Salipyrine	1 gr.	4 gr.
Salol	cinquante Cg.	5 gr.
Salophène	1 gr.	6 gr.
Santonine	cinq Cg.	vingt Cg.
Soufre lavé	2 gr.	10 gr.
Spartéine	0,05 Cg.	0,15 Cg.
Strophantine	un dixième M.	quatre dixièmes M.
Strychnine et ses sels . . .	deux M.	un Cg.
Sublimé	un Cg.	cinq Cg.
Succinimide de mercure . . .	un M.	deux M.

MÉDICAMENTS	DOSE MAXIMA pour une prise d'adulte	DOSE MAXIMA par jour
Sulfate de fer	*cinq Cg.*	*vingt Cg.*
— de magnésie	40 gr.	60 gr.
— de manganèse	*cinq Cg.*	*cinquante Cg.*
— de quinine	*cinquante Cg.*	2 gr.
— de soude	40 gr.	60 gr.
— de spartéine	*deux C.*	*quinze Cg.*
— de zinc	*trente Cg.*	*soixante Cg.*
Sulfonal	*cinquante Cg.*	2 gr.
Tanin	*cinquante Cg.*	4 gr.
Tartrate acide de potasse	15 gr.	30 gr.
— borico-potassique	15 gr.	30 gr.
— ferrico-potassique	*dix C.*	*cinquante Cg.*
— neutre de potasse	15 gr.	30 gr.
— de potasse et d'antimoine (voir Émétique).		
Tartre stibié (voir Émétique).		
Térébenthine (essence de)	*cinquante Cg.*	8 gr.
Terpine	*cinquante Cg.*	3 gr.
Terpinol	*vingt Cg.*	1 gr.
Théobromine	*cinquante Cg.*	2 gr.
Thymol	*cinquante Cg.*	4 gr.
Trinitrine (solution officinale)	III gouttes.	V gouttes.
Trional	1 gr.	2 gr.
Tétronal	*cinquante Cg.*	1 gr.
Tussol	*cinquante Cg.*	2 gr.
Urée	1 gr.	20 gr.
Uréthane	3 gr.	4 gr.
Urotropine	*cinquante Cg.*	2 gr.
Valérianate d'ammoniaque liquide	*cinquante Cg.*	2 gr.
— de zinc	*deux Cg.*	*quinze Cg.*
Vératrine	*Un M.*	*cinq M.*

POSOLOGIE DES PRINCIPALES RÉPARATIONS GALÉNIQUES

NOMS DES SUBSTANCES	DOSE MAXIMA pour une prise d'adulte	DOSE MAXIMA par jour
Alcoolature d'aconit (feuilles)	1 gr.	3 gr.
— — (racines)	V gouttes.	XXV gouttes.
— de belladone (feuilles)	XX gouttes.	L gouttes.
— de ciguë (feuilles)	V gouttes.	XXV gouttes.
— de colchique (bulbes)	1 gr.	5 gr.
— — (fleurs)	1 gr.	5 gr.
— de jusquiame (feuilles)	X gouttes.	L gouttes.
— de stramoine (feuilles)	XX gouttes.	LX gouttes.
— de valériane	1 gr.	5 gr.
Diascordium	2 gr.	10 gr.
Eau distillée de laurier-cerise	5 gr.	20 gr.
— de valériane	10 gr.	100 gr.
— de Rabel	1 gr.	4 gr.
Eau-de-vie allemande	15 gr.	30 gr.
Elixir de Garus	15 gr.	30 gr.
— parégorique	5 gr.	20 gr.
Ergotine Bonjean	1 gr.	4 gr.
— Yvon	un cent. cube	trois cent. cubes.
Evonymine	cinq C.	quinze C.
Extrait alcoolique d'aconit (racines)	cinq M.	deux C.
— de belladone (racines)	un C.	cinq C.
— — (feuillles)	un C.	dix C.
— de cascara	vingt C.	1 gr.
— de chanvre indien	dix C.	vingt-cinq C.
— de ciguë (semences)	cinq C.	dix C.
— de coca	cinquante C.	1 gr.
— de colombo	vingt C.	1 gr.
— de datura	deux C.	dix C.
— de digitale	cinq C.	vingt C.
— de fèves de Calabar	deux M.	un C.
— de fèves de Saint-Ignace	cinq M.	un C.
— d'hydrastis	cinquante C.	2 gr.
— d'ipéca	dix C.	trente C.

NOMS DES SUBSTANCES	DOSE MAXIMA pour une prise d'adulte	DOSE MAXIMA par jour
Extrait alcoolique de jaborandi .	*vingt C.*	*soixante C.*
— de jusquiame (semences).	*dix C.*	*trente G.*
— de kola	1 gr.	6 gr.
— de noix vomique .	*deux C.*	*cinq C*
— de quinquina gris. .	1 gr.	4 gr.
— — jaune .	1 gr.	4 gr.
— de salsepareille . .	*vingt C.*	3 gr.
— de scille. . . .	*deux C.*	*quinze C.*
— de strophantus. . .	*un M.*	*quatre M.*
Extrait aqueux d'aconit (feuilles).	*un C.*	*cinq C.*
— de colchique (bulbes)..	*un C.*	*quinze C.*
— — (semences).	*un C.*	*dix C.*
— de digitale	*cinq C.*	*quinze C.*
— de gentiane. . . .	*vingt C.*	2 gr.
— de muguet	*cinquante C.*	3 gr.
— de noyer (feuilles) ..	*cinquante C.*	4 gr.
— d'opium	*deux C.*	*vingt C.*
— de quinquina gris. .	1 gr.	6 gr.
— de rhubarbe	*vingt-cinq C.*	1 gr.
Extrait éthéré de fougère mâle ..	5 à 6 gr.	»
Extrait fluide de cascara	*cinquante C.*	4 gr.
— de coca	1 gr.	2 gr.
— d'hydrastis	1 gr.	5 gr.
— de kola	1 gr.	5 gr.
— hydroalcoolique d'agaric .	*cinq C.*	*vingt C.*
— — de condurango .	*vingt C.*	1 gr.
— — de chanvre indien ..	*dix C.*	*vingt-cinq C*
— — de noyer. ..	*vingt C.*	4 gr.
— — de valériane.	*cinquante C.*	2 gr.
— gras de chanvre indien .	*cinq C.*	*dix C.*
— sec de quinquina jaune .	*cinquante C.*	3 gr.
— de suc de belladone (feuil.)	*deux C.*	*dix C.*
— de suc de ciguë. . .	*cinq C.*	*vingt-cinq C*
— de suc de jusquiame .	*cinq C.*	*vingt C.*
— de suc de muguet . .	*cinquante C.*	3 gr.
— de suc de datura . .	*deux C.*	*vingt C.*
Gouttes amères de Baumé . .	II gouttes..	X gouttes.
— noires anglaises. . .	I goutte..	X gouttes.
Huile éthérée de fougère mâle.	5 à 6 gr.	»
— de ricin	30 gr.	60 gr.

NOMS DES SUBSTANCES	DOSE MAXIMA pour une prise d'adulte	DOSE MAXIMA par jour
Huile de croton	I goutte.	I goutte.
Laudanum de Rousseau. . . .	X gouttes.	XX gouttes.
— de Sydenham . . .	XX gouttes.	VL gouttes.
Liqueur de Boudin	XL gouttes.	10 gr.
— de Fowler	V gouttes.	XX gouttes.
— d'Hoffmann	2 gr.	6 gr.
— de Pearson	XX gouttes.	6 gr.
— de van Swieten. . . .	10 gr.	40 gr.
Oxymel scillitique.	5 gr.	30 gr.
Podophyllin.	deux C.	cinq C.
Poudre d'agaric	cinquante C.	1 gr.
— d'aloès	vingt C.	cinquante C.
— de belladone (racines) . .	deux C.	dix C.
— — (feuilles) . .	cinq C.	vingt C.
— de cascara	cinquante C.	2 gr.
— de coca	2 gr.	6 gr.
— de colombo	1 gr.	5 gr.
— de digitale	vingt C.	1 gr.
— de Dower.	vingt C.	1 gr.
— d'ergot.	cinquante C.	4 gr.
— de gentiane	cinquante C.	5 gr.
— d'ipéca.	cinquante C.	2 gr.
— de noix vomique . . .	cinq C.	vingt C.
— d'opium	cinq C.	trente C.
— de podophylle . . .	vingt C.	1 gr.
— de quinquina jaune. . .	2 gr.	12 gr.
— de quinquina rouge . .	2 gr.	12 gr.
— de rhubarbe	cinquante C.	4 gr.
— de scille	dix C.	quatre vingt C.
— de semen contra. . .	1 gr.	5 gr.
— de valériane	1 gr.	20 gr.
Sirop d'aconit (racines) . . .	5 gr.	20 gr.
— antiscorbutique . . .	20 gr.	60 gr.
— de belladone	5 gr.	20 gr.
— de Dessessarts	10 gr.	30 gr.
— diacode	20 gr.	200 gr.
— d'éther	20 gr.	100 gr.
— de Gibert	20 gr.	40 gr.
— d'ipéca	10 gr.	30 gr.
— de karabé	5 gr.	50 gr.
— de jaborandi	5 gr.	20 gr.
— de nerprun	15 gr.	30 gr.

NOMS DES SUBSTANCES	DOSE MAXIMA pour une prise d'adulte	DOSE MAXIMA par jour
Sirop d'opium	5 gr.	50 gr.
— de polygala.	20 gr.	60 gr.
— de quinquina	20 gr.	100 gr.
— de rhubarde	20 gr.	50 gr.
— de salseparcille	20 gr.	50 gr.
— de térébenthine	20 gr.	50 gr.
— thébaïque	10 gr.	50 gr.
— de raifort	20 gr.	60 gr.
— de raifort iodé.	20 gr.	40 gr.
Teinture alcoolique d'aconit (racin.)	X gouttes.	XXX gouttes.
— d'aconit (feuilles)	1 gr.	3 gr.
— d'aloès	XX gouttes.	2 gr.
— de badiane. . .	2 gr.	10 gr.
— de belladone . .	XX gouttes.	L gouttes.
— de ciguë (feuilles)	X gouttes.	L gouttes.
— de coca	2 gr.	20 gr.
— de colchique (bulbes)	1 gr.	8 gr.
— de colchique (semences). . .	1 gr.	5 gr.
— de colombo . .	5 gr.	15 gr.
— de condurango .	2 gr.	30 gr.
— de digitale. . .	X gouttes.	L gouttes.
— de gentiane . .	2 gr.	50 gr.
— d'hydrastis. . .	1 gr.	5 gr.
— d'iode	V gouttes.	XX gouttes.
— de jaborandi . .	XX gouttes.	4 gr.
— de jusquiame (feuilles) . .	XX gouttes.	4 gr.
— de kola. . . .	1 gr.	5 gr.
— de lobélie . . .	1 gr.	5 gr.
— de mars tartarisé	1 gr.	6 gr.
— de noix vomique.	XV gouttes.	1 gr. 50
— d'opium. . . .	V gouttes.	XXX gouttes.
— de polygala . .	1 gr.	8 gr.
— de quinquina gris	5 gr.	20 gr.
— de quinq. jaune .	5 gr.	20 gr.
— de rhubarbe . .	5 gr.	15 gr.
— de scille . . .	1 gr.	4 gr.
— de stramoine (feuilles) . .	X gouttes.	L gouttes.
— de strophantus. .	I goutte.	VI gouttes.
— de valériane . .	2 gr.	10 gr.

NOMS DES SUBSTANCES	DOSE MAXIMA pour une prise d'adulte	DOSE MAXIMA par jour
Teinture éthérée de belladone (feuilles)	XX gouttes.	L gouttes.
Teinture éthérée de valériane . .	1 gr.	5 gr.
Vin de la Charité	50 gr.	250 gr.
— de coca.	20 gr.	100 gr.
— de colchique (bulbes) . .	5 gr.	10 gr.
— — (semences) . .	5 gr.	10 gr.
— de colombo	50 gr.	100 gr.
— de condurango	20 gr.	50 gr.
— de digitale (composé) . .	20 gr.	50 gr.
— de gentiane	40 gr.	120 gr.
— de l'Hôtel-Dieu	20 gr.	50 gr.
— de kola.	20 gr.	150 gr.
— de pepsine.	15 gr.	45 gr.
— de quinquina gris . . .	50 gr.	100 gr.
— de quinquina jaune . . .	50 gr.	100 gr.
— de rhubarbe	10 gr.	50 gr.
— de scille	5 gr.	20 gr.
— de scille composé . . .	50 gr.	250 gr.
— scillitique	5 gr.	20 gr.
— de Trousseau	10 gr.	25 gr.
Vulnéraire	10 gr.	20 gr.

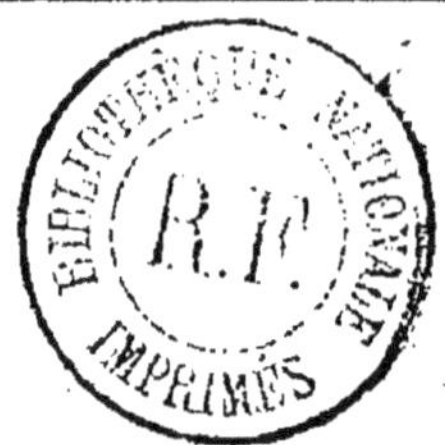
BIBLIOTHÈQUE NATIONALE R. F. IMPRIMÉS

TABLE ALPHABÉTIQUE

DES MATIÈRES [1]

(1) Chercher les sels à la base.

M

T

U

BIBLIOTHÈQUE NATIONALE R.F. IMPRIMÉS

Angoulême. — Imprimerie L. COQUEMARD & Cie

ERRATA

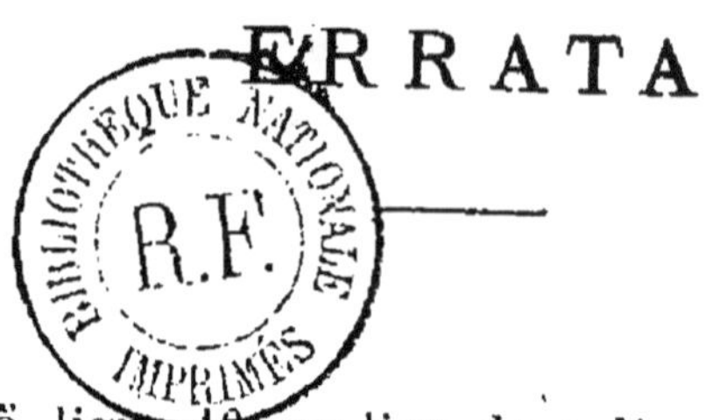

Page   5, ligne 10, au lieu de *salive*, lire *sabine*.

Page 105, ligne 22,   —   *lainine*, lire *lanoline*.

Page 127, ligne 16,   —   *1/200*, lire *1/2000*.

Page 373, ligne 22,   —   *100 gr.*, lire *10 gr.*

Page 414, ligne 28,   —   *0,20 cg.*, lire *0,02 cg.*

Page 573, ligne 29,   —   *colchicine deux cg.*, lire *deux milligr.*

www.ingramcontent.com/pod-product-compliance
Lightning Source LLC
LaVergne TN
LVHW050121060726
842524LV00001B/55